Walter A. Schelling

20 f Thanatologie: Totem u. Tabu, Motiv der Kästchenwahl
29 „Zeitgemäßes über Krieg und Tod"
38 Tod-[illegible] / 39 / 41
43 f 49 / 84 / 85 / 90 / 97 / 98 /

188 Roswell Park (Thanatologie, 1912)

189 Tod – biologisch [illegible]

197 f ~~Ph~~ Tod – biologisches Problem.

213 Orthothanasie, 220 f !!!

227 Rilke

229 Idee eines individuellen Todes

92 f. Heilung 'Krankheit'

93 f. Grundanliegen

94 f Gottfried Keller

95 f neue Ethik

91 Tolstoi: Der Tod des Iwan Iljitsch

217 Nietzsche

Meine Besprechung:
NZZ Nr. 72 (1979), S. 35

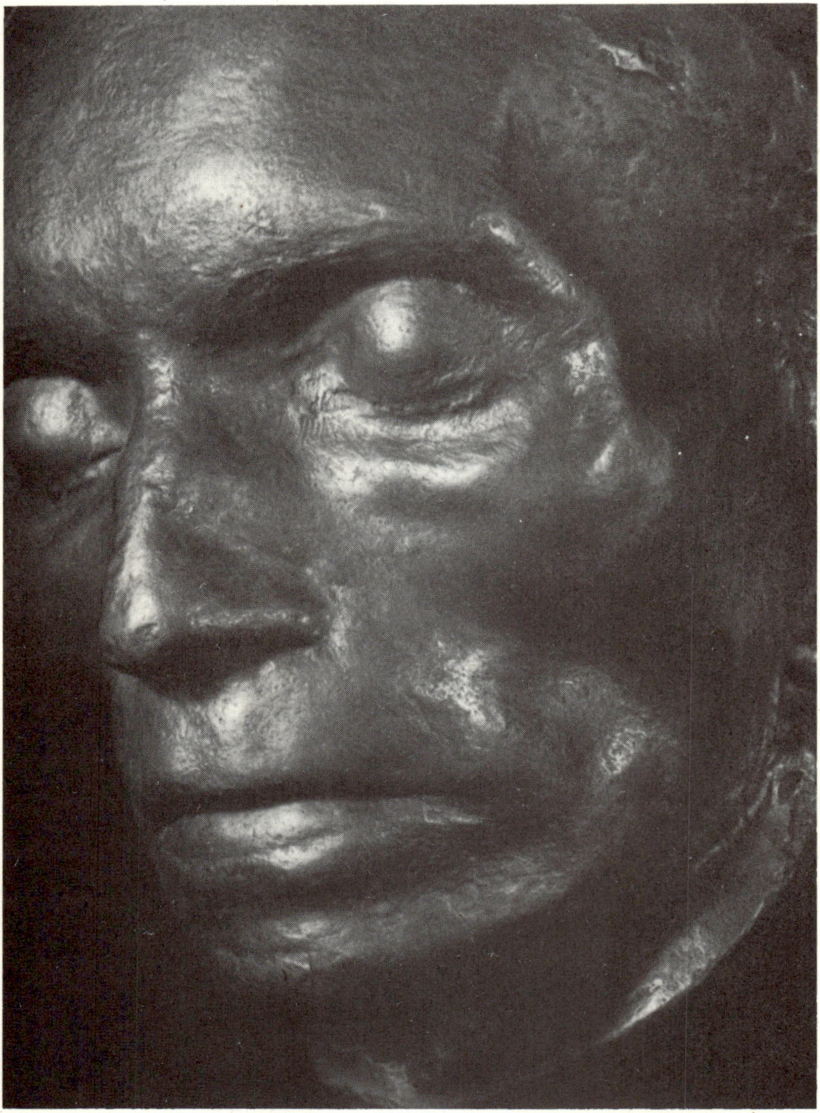

Abguß von Willy Kauer *Photo: Trude Fleischmann*

Totenmaske Ludwig van Beethovens

K. R. Eissler
Der sterbende Patient
Zur Psychologie des Todes

problemata
frommann-holzboog 61

Herausgeber der Reihe „problemata“: Günther Holzboog

Der vorliegende Band erscheint auf Rat von Friedrich-Wilhelm Eickhoff, Tübingen

Die amerikanische Originalausgabe „The Psychiatrist and the Dying Patient“ erschien 1955 bei International Universities Press (New York).

Die deutsche Übersetzung besorgte Hans Lobner, Wien

CIP-Kurztitelaufnahme der Deutschen Bibliothek

Eissler, K. R.
Der sterbende Patient: zur Psychologie d. Todes.
1. Aufl. — Stuttgart - Bad Cannstatt:
frommann-holzboog, 1978.
(problemata ; 61)

Einheitssacht.: The psychiatrist and the dying patient ⟨dt.⟩

ISBN 3-7728-0633-3 (Br)
ISBN 3-7728-0632-5 (Ln)

© Friedrich Frommann Verlag Günther Holzboog GmbH & Co.
Stuttgart - Bad Cannstatt 1978
Gesamtherstellung: Verlagsdruckerei Otto Zluhan, Bietigheim

K. R. Eissler absolvierte seine ärztliche und psychoanalytische Ausbildung in Wien; seit 1938 lebt er als Psychoanalytiker in New York. Seine zahlreichen Publikationen behandeln theoretische und klinische Themen sowie Anwendungsgebiete der Psychoanalyse, z. B. Kriminalistik, Biographik, Kunst- und Literaturinterpretation.
Im ersten Teil des Werkes bearbeitet Eissler den Fragenkomplex: Welche psychische Bedeutung hat der Tod für den Sterbenden, für seine Umgebung und die Gesellschaft — für uns alle, die wir wissen, daß wir sterblich sind? Welche metapsychologischen Vorgänge laufen bei Todgeweihten ab? Wie stellt sich unsere Kultur und Ethik zu diesem anstößigen Bereich an der Grenze des Daseins? In siebzehn Essays behandelt der Autor unter kulturgeschichtlichen psychoanalytischen und sozialpsychologischen Aspekten dieses Problemfeld. Er liefert zahlreiche Ansätze zu einer Thanatologie, Facetten einer Wissenschaft vom Tod.
Im zweiten Teil schildert der Autor drei klinische Fälle mit jener Eindringlichkeit und literarischen Darstellungsgabe, die seit Freud in der Literatur selten geblieben ist. Gemeinsam ist diesen Fällen der Versuch eines Psychoanalytikers, seelisches Leid auf dem letzten Wegstück des Lebens zu lindern und dem Sterbenden bei der Entfaltung noch ungelebter Möglichkeiten seelischer Erfahrung Beistand zu leisten. Dabei zeichnet sich in Umrissen ein spezielles technisches Rüstzeug für die Bewältigung dieser Aufgaben ab.

K. R. Eissler completed his medical and psychoanalytical training in Vienna and has been working as a psychoanalyst in New York since 1938. His numerous publications cover theoretical and clinical topics as well as fields in which psychoanalysis may be applied, e. g. criminology, biographical research and the interpretation of art and literature.
In the first part of the book, Eissler takes up the question of the psychic meaning of death for the dying person, for his or her environment and for society — i. e. for us all, who know that we are bound to die. What metapsychological processes take place in someone who is conscious of impending death? What is the response of our culture and ethics to this offensive area on the frontiers of existence? In seventeen essays, the author investigates these problems, taking into account cultural, psychoanalytical and social-psychological aspects. In doing so, he sketches the beginnings of a thanatology and illuminates facets of a science of death.
In the second part, the author depicts three clinical cases with an urgency and a gift for literary presentation which has seldom been found in psychoanalytical literature since Freud. The common feature of these cases is the attempt of the psychoanalyst to alleviate psychic suffering during the last

days of the patient's life and to support the dying person in the attempt to realize previously unlived possibilities of psychic experience. In the description of these cases, the outlines of a specific technique for the accomplishment of these tasks become visible.

Inhalt

III. Schlußbemerkungen

Verzeichnis der Abbildungen

Danksagung

Der Verfasser dankt Herrn Willy Kauer (Wien) für die Erlaubnis, seinen Abguß der Totenmaske Beethovens wiederzugeben, und Frau Trude Fleischmann für die Genehmigung, ihr Foto des Abgusses zu reproduzieren; dem Kunsthistorischen Museum (Wien) für die Erlaubnis zweier Teilwiedergaben von Velasquez' Portrait des Infanten Philipp Prosper; dem Städelschen Kunstinstitut in Frankfurt a. M. für die Reproduktionsgenehmigung von Rembrandts „Samsons Gefangennahme und Blendung durch die Philister"; Frau Dr. Eleanor Nichols für ihre hervorragende editorische Hilfe; den Herren Dr. Paul Kramer, Dr. Arnold Rubinstein und Dr. Joseph P. Weinmann für die Durchsicht des Manuskripts und ihre wertvollen Anregungen. Nicht zuletzt gilt mein Dank Herrn Dr. A. S. Kagan, dem Verleger, und Fräulein Lottie M. Maury für ihre Geduld und konstruktive Hilfe.

Vorwort

Die vorliegende Studie über die Beziehung zwischen dem Psychiater und dem sterbenden Patienten besteht aus drei Teilen: einer Serie von Essays, in denen ich einige Probleme des Todes unter verschiedenen psychologischen Gesichtspunkten zu diskutieren versuche; darauf folgen drei Fallstudien, in denen ich hauptsächlich auf einige psychotherapeutisch-technische Probleme bei Patienten eingehe, die sich dem Tode nähern; und schließlich folgen Bemerkungen, deren Absicht die Schaffung einer psychologischen Grundlage für eine „Orthothanasie" ist, das heißt, eine richtige, wahre oder angemessene Art des Sterbens.

Da eine Bestandsaufnahme im Hinblick auf eine Psychologie des Todes — eine Thanatologie im engeren Sinn — so wenig Wissen ergibt, fühlte ich mich frei, in impressionistischer Manier einer Reihe von Ideen und Ansichten nachzugehen, die man nicht streng wissenschaftlich nennen kann. Die Lektüre der Essays zur Einleitung ist jedoch keine Voraussetzung für das Verständnis des klinischen Teils, so daß der Leser auch bei den Fallstudien beginnen kann, wenn er will.

I. Essays zur Einführung

1. Die drei Thanatologien der Zwanzigerjahre

Jahrhunderte hindurch blieb die im Abendland vorherrschende Vorstellung vom Tode so bestehen, wie die Antike sie durch das Bild der Parzen ausdrückte, besonders durch Atropos, die mit der Schere über den Todeszeitpunkt der Menschen herrscht. Dieses Bild hat sich bis heute erhalten, so in der Redewendung vom „Abschneiden des Lebensfadens" oder in der Darstellung des Todes als Sensenmann. Nach dieser Vorstellung bildet der Tod das plötzliche Ende von Aktion und Kontinuität, ein punktuelles Ereignis am Schluß des Lebens. Für mehr als ein Jahrtausend intensiver Beschäftigung mit dem Tod in allen Bereichen der Kultur und Kunst war diese Vorstellung in den abendländischen Gesellschaften maßgebend.

Dann aber, im dritten Jahrzehnt des zwanzigsten Jahrhunderts, stellten drei Denker den Tod in den Mittelpunkt ihrer Ideologien, ein Metaphysiker, ein Biologe und ein Psychologe — Heidegger, Ehrenberg und Freud. Jeder von ihnen erblickte im Tod die Vorbedingung und den Schlüssel zum Verständnis des Lebens. Diese drei Ideologien könnte man als den Beginn einer neuen Ära abendländischer Todesbetrachtung auffassen — oder auch, anders gesehen, als Abschluß einer solchen Epoche. Aber so reizvoll es auch wäre, den Versuch eines historischen Abrisses der europäischen Thanatologie in diese Einleitung aufzunehmen und darzustellen, wie diese drei Denker in das Gesamtbild der Philosophie oder Psychologie des Todes passen, welche Probleme ihre neuen Theorien erledigten und welche sie aufwarfen — ich muß auf ein solches Unterfangen verzichten und mich mit der Feststellung begnügen, daß in den ersten Jahrzehnten dieses Jahrhunderts eine Abkehr von der Vorstellung des Todes als eines plötzlichen und zufallsbestimmten Ereignisses stattfand.

Eine wichtige Rolle für diesen Vorstellungswandel spielt Georg Simmel, der schon 1910 einige grundlegende Ideen formuliert (und 1918, im Jahr seines Todes, nochmals überarbeitet) hatte. Diese Ideen kehrten als Charakteristika der verschiedenen Thanatologien des folgenden Jahrzehnts wieder in Erscheinung. Nach Simmel soll man mit dem Tode nicht nur in der letzten Stunde des Lebens rechnen; er stellt vielmehr eine formale Qualität des Lebens dar, die die Klangfarbe der Lebensmelodie bestimmt. Der Drang nach mehr Leben ist zugleich Flucht vor dem Tode; angesichts des Todes wird das Leben damit verbracht, ihm zu entgehen; das heißt, ohne den Tod würde das Leben in seinem Wesen verändert sein und ganz anders verlaufen — auf eine Weise, die sich der Vorstellung entzieht. Simmel glaubte, er könne die ineinander verwobenen Fäden von Leben und Tod im menschlichen Handeln per se aufspüren. Nach seiner Darstellung (1918) liegt im Wissen des Menschen um die Tatsache, *daß* er sterben wird — im Gegensatz zu seiner Unwissenheit darüber, *wann* das geschehen wird — eine grundlegende Antinomie, die implizit in der Struktur menschlichen Handelns enthalten ist. Diese Formulierung erinnert uns an Jaspers' Begriff des Bewußtseins der antinomischen Struktur der Welt (1919).

Der Eckpfeiler von Heideggers Daseinsanalyse (1927) ist die Gegenwart des Todes, und dieses „donnée des Todes" ist von jeder Kenntnis des Todes unabhängig. Heidegger geht über Biologie und Psychologie hinaus und bezieht den Standpunkt, die Existenzanalyse erweise, daß Existenz in jedem Fall — ob der Tod beobachtet oder als künftiges Ereignis antizipiert wird, ob er aus irgendwelchen Gründen Inhalt des Bewußtseins ist oder nicht — ein Existieren auf den Tod hin, ein „Sein zum Tode" ist. Eine ontologische Analyse der Existenz muß die „Ganzheit des Daseins" umschließen, die durch den Umstand gekennzeichnet wird, daß ein Teil von ihr noch nicht da ist.

Dieser noch nicht existierende Teil der Existenz — sozusagen ihr offener Rest — ist für eine Analyse der Existenz in ihrer Totalität wesentlich. Zum offenen Rest gehört aber auch das Ende, und deswegen muß eine Analyse der Existenz auch das Ende umfassen.

Die ontologische Analyse ergibt jedoch, daß der Begriff eines Endes verschiedene Bedeutungsinhalte haben kann. Welcher Begriffsinhalt dem „Ende" des Lebens, der Existenz, angemessen sei, ist eine Grundfrage der ontologischen Analyse. Nach Heidegger verschwindet der offene Rest dann, wenn der Zahlungsrückstand ausgeglichen wird. Wenn eine Frucht reif wird, erwacht eine neue Form noch nicht existierender Existenz zum Leben, und zwar nicht durch Hinzufügung neuer Teile, sondern durch organische Verwandlung der Frucht. Aber das Stadium der Reife ist nicht ein Ende in dem Sinne, in welchem der Tod das Ende eines offenen Restes an Existenz darstellt. Der Tod entzieht der Existenz ihre spezifischen Möglichkeiten, während die Reife eben diese Möglichkeiten erfüllt.

Wenn ein Weg zu Ende geht, hat er mit diesem Ende seine Funktion als Weg erfüllt. Der letzte Pinselstrich beendet das Gemälde, gibt ihm also seine totale Existenz. Der Tod ist eine ganz andere Art von Ende. Existenz kann nicht einfach verschwinden, vollendet oder in einen Zustand gebracht werden, in dem sie zuhanden ist oder abhanden kommt. An dieser Stelle zieht Heidegger eine Schlußfolgerung, die schwer zu verarbeiten, aber von zwingender Logik ist. So wie die Existenz, solange sie existiert, auch den offenen Rest — das heißt, das, was noch nicht wurde — enthält, ist sie auch immer ihr eigenes Ende, denn das Ende ist ja ein Teil des offenen Restes an Existenz. Dieser Sachverhalt wird durch den schönen Satz eines Epos aus dem fünfzehnten Jahrhundert, „Der Ackermann aus Böhmen“, ausgedrückt: „Sobald ein Mensch ins Leben tritt, gleich ist er alt genug zum Sterben.“ Im ontologischen System Heideggers bedeutet also das Sterben nicht, daß die Existenz ihr Ende erreicht hat, sondern der Tod ist eine Form des Seins, die die Existenz annimmt, sobald sie begonnen hat.

Ich möchte mich hier nicht auf alle Konsequenzen aus diesem Schritt der Existenzanalyse einlassen. Der wichtigste Gesichtspunkt ist, daß Heidegger die Existenz — und damit das Leben — nicht analysiert, indem er das Leben an den Anfang und die Lebensbedingungen beim Sterben an das Ende stellt, sondern daß seine ganze Daseinsanalyse auf der retrograden Projektion des Endes auf den Anfang beruht. Auf diese Weise wird die Daseinsanalyse sozusagen von der Existenz des Todes noch vor der Existenz des Lebens bestimmt. Ob man mit Heidegger übereinstimmt oder nicht, man muß die unbarmherzige Logik anerkennen und vielleicht bewundern, mit der er die Schritte und Abläufe gewohnter Gedankengänge umgekehrt hat.

Es ist schwierig, die Ontologie des Existenzialismus darzustellen, ganz zu schweigen von ihrer Verarbeitung; im Gegensatz dazu ist es verhältnismäßig leicht, einem exakten Naturwissenschaftler zu folgen, auch wenn er zu fast denselben Ergebnissen gelangt wie Heidegger. Ich meine damit den Biologen Rudolf Ehrenberg, der seinen Standpunkt ganz am Anfang seines Lehrbuchs (1923) festlegt. Er nennt das Grundgesetz, auf dem seine biologische Theorie aufgebaut ist, das „Gesetz von der Notwendigkeit des Todes“ (I. l. c., S. 5). Auch Ehrenberg kehrt vertraute Gedankengänge um, wenn er an Stelle der gemeinverständlichen Aussage „kein Leben ohne Tod“ den Satz „ohne Tod kein Leben“ aufstellt.

Ehrenberg sieht das Wesen aller Lebensvorgänge in ihrer Tendenz zur Ausbildung von Strukturen. Soweit die Strukturen irreversibel sind, vermindern sie das Lebenspotential. Der Tod tritt ein, wenn das Ausmaß oder die Quantität der Strukturierung einen Grenzwert erreicht, der die Lebensprozesse unterbindet. Dieses Endergebnis ist lediglich die Summe von Effekten, die unzählige male in den einfachen, atomistisch verstandenen Einheiten der Lebensprozesse aufgetreten sind. Der Tod ist demnach weder ein Betriebsunfall, noch ist er durch die Unfähigkeit des Organismus zur

Ausscheidung von Stoffwechselprodukten bedingt, sondern er tritt dann ein, wenn das Leben seine Aufgabe erfüllt hat, das Formlose in Strukturen umzuwandeln.

Der Tod ist also nicht als notwendige Folge morphologischer oder physiologischer Merkmale von Zellen oder Organismen in das Leben eingetreten, sondern er ist ein Wesensausdruck des Lebens. Der isolierte biologische Prozeß wird im Kontext des übergeordneten Systems der Person betrachtet. Eine ausführliche Diskussion der biologischen Theorien Ehrenbergs ist hier nicht möglich, aber ich kann nicht umhin, kurz auf einen Aspekt einzugehen, der für eine Psychiatrie, die sich dem Studium der Individualität widmet, von größter Bedeutung ist. In Ehrenbergs Theoriegebäude wird das Alter des Menschen nicht daran gemessen, wie weit er von seiner Geburt entfernt ist, sondern am Abstand von seinem Tode. Die Frage würde also nicht lauten, wie lange er gelebt *hat*, sondern wie lange er leben *kann*. Es ist augenfällig, wie glücklich diese Art der Fragestellung ist. Den Menschen interessiert nicht — oder sollte zumindest nicht interessieren —, wieviel von seinem Leben vorüber ist, sondern nur, wieviel er noch zu durchleben hat. Auf den menschlichen Lebenslauf übertragen, bedeutet das: zu welchem Ausmaß an Strukturierung ist dieser Mensch noch fähig? Denn die Ausbildung von Strukturen als Tendenz des Lebens wird auf der psychischen Ebene ebenso wirksam wie auf der biologischen. Diese Betrachtungsweise des Gesamtorganismus ist auch auf die einzelne Zelle anwendbar. Das Alter der Einzelzelle wird nicht an der Anzahl stattgehabter Zellteilungen gemessen, sondern daran, in welchem Grade sie zum Träger des Schicksals des Gesamtorganismus wurde, von dem sie ein Teil ist. Die sich unaufhörlich teilende Zelle ist schicksalslos; eine Zelle dagegen, die zunehmend ihre Wachstumsfähigkeit verliert, weil sie im Gefüge eines Organismus entstanden ist, nimmt an der Geschichte des wachsenden Einzelorganismus teil. Diese Gedankengänge sind höchst bedeutsam für das Verhältnis zwischen Wachstum und Tod, das später noch erörtert wird.

Die früheste unter den drei Thanatologien, die das dritte Jahrzehnt des zwanzigsten Jahrhunderts auszeichneten, war Freuds „Jenseits des Lustprinzips" (1920). In dieser Arbeit führte Freud die letzte Fassung seiner Trieblehre ein, deren Geschichte vier gut abgrenzbare Stufen umfaßt (Bibring 1936), von denen jede ein noch umfangreicheres Material an beobachtbaren Daten integriert. Von allen Arbeiten Freuds hat diese den am weitesten gespannten Rahmen und bringt die organische Evolution und sogar kosmologische Faktoren (Sterba 1932) unter einen psychobiologischen Gesichtspunkt.

Vorallem auf diese Arbeit Freuds werde ich Bezug nehmen, wenn ich von Freuds Thanatologie spreche, weil Freud darin das Problem und die Bedeutung des Todes in der extremsten — man möchte sagen, radikalsten — Form, die er jemals dafür fand, darstellte. Der Tod als Folge eines Todestriebs beruht auf einer lebensbeherrschenden Macht und wird als Endziel des Lebens entdeckt. An dieser Stelle möchte ich eine kurze Bemerkung über die Beziehung der drei Thanatologien zueinander machen. Ohne den Anspruch auf tatsächliche historische Querverbindungen zu erheben, kann man sagen, daß Ehrenbergs Biologie im allgemeinen wie ein Text gelesen werden kann, der im Rahmen dieser Disziplin die Verifikation von Freuds Grundprinzip bezweckt (Bernfeld und Feitelberg 1930). Nur in einem Punkt, und zwar in der Stellung von Anabolismus und Katabolismus in den beiden Theorien, besteht ein Unterschied. Während Freud (1923) Anabolismus und Katabolismus als die physiologischen Äquivalente des Lebens- und Todestriebs betrachtet, faßt Ehrenberg sie als Lebensprozesse auf; dagegen hält er die katabolischen Produkte, die unverändert innerhalb der biologischen Einheit verbleiben, für tot. Meine Sachkenntnis reicht nicht aus, um die Bedeutung dieses Unterschiedes zu beurteilen; ich glaube aber nicht, daß Freuds Theorie mit seiner Bewertung dieser zwei Grundtypen biologischer Abläufe steht oder fällt. Ebenso verhält es sich mit Heideggers Ontologie: So weit ich ihre Bedeutung für das Problem des Todes erfassen konnte (jeder Leser von „Sein und Zeit" wird die Schwierigkeit bezeugen, in Heideggers metaphysisches Gedankengebäude einzudringen [Wach 1934]), wirkt sie wie ein Diskurs zu dem Zweck, die Philosophie auf die Denkweise Freuds abzustimmen. Da die vorliegenden Essays vorwiegend unter dem Einfluß von Freuds psychoanalytischer Psychologie stehen, will ich einer Darstellung der Hauptpunkte von Freuds Thanatologie den Versuch voranstellen, ihre historische Entwicklung nachzuzeichnen.

2. Zur Geschichte der Thanatologie Sigmund Freuds

Ich habe einige der für die großen Thanatologien relevanten Ideen skizziert, die in jenem schicksalsschweren Jahrzehnt auftraten, in dem so vieles sich ankündigte, das bald danach seinen unwiderruflichen Bann über die Zukunft Europas werfen sollte. Man könnte Spekulationen darüber anstellen, wie weit diese plötzliche Häufung von Thanatologien mit dem Ersten Weltkrieg und den ihm folgenden Zerstörungen in der europäischen Wirtschaft

und Gesellschaft in Zusammenhang stehen mag. Wenn solche Verknüpfungen überhaupt zulässig sind, kann man sich im Rückblick aus der vorteilhaften Entfernung von drei weiteren Jahrzehnten historischer Entwicklung immerhin die Frage stellen, ob es nicht ein Vorgefühl künftiger Ereignisse war, das den Begriff des Todes in den Mittelpunkt der Aufmerksamkeit rückte.
Das Massensterben des Ersten Weltkriegs hinterließ in manchen Thanatologien seine spezifischen Spuren. So beginnt Rosenzweigs „Der Stern der Erlösung" (1921) mit den Worten:

> „Vom Tode, von der Furcht des Todes, hebt alles Erkennen des All an. Die Angst des Irdischen abzuwerfen, dem Tod seinen Giftstachel, dem Hades seinen Pesthauch zu nehmen, des vermißt sich die Philosophie. Alles Sterbliche lebt in dieser Angst des Todes, jede neue Geburt mehrt die Angst um einen neuen Grund, denn sie mehrt das Sterbliche. Ohne Aufhören gebiert Neues der Schoß der unermüdlichen Erde, und ein jedes ist dem Tode verfallen, jedes wartet mit Furcht und Zittern auf den Tag seiner Fahrt ins Dunkel."

Es ist eine historische Tatsache (Rosenzweig 1953), daß diese Zeilen im Schützengraben des Ersten Weltkriegs zu Papier gebracht wurden. So lag es auch nicht fern, die Frage einer spezifischen Beeinflussung bei der Thanatologie Freuds aufzuwerfen. Brun (1953) nimmt in seiner kritischen Untersuchung von Freuds Todestriebhypothese an, daß der Erste Weltkrieg dabei eine gewisse Rolle spielte, und versichert ferner, daß die ersten Anzeichen der tödlichen Erkrankung Freuds seine Vertiefung in das Todesproblem veranlaßt hätten. Obwohl Pfister diese Annahme bestätigte, trifft sie wahrscheinlich nicht zu: Freuds erster systematischer Beitrag zur Thanatologie erschien 1920, drei Jahre *vor* dem ersten von vielen chirurgischen Eingriffen, denen er sich unterziehen mußte. Die Art seiner Erkrankung schließt die Möglichkeit praktisch aus, daß zu dieser Zeit bereits irgendwelche Krankheitssymptome bemerkbar waren. Brun und die meisten anderen Autoren behandeln Freuds Interesse am Tod, speziell die Aufnahme des Todestriebs in seine Triebtheorie, wie einen Fremdkörper in seinem Theoriegebäude — wie einen unerwarteten und daher höchst überraschenden Schritt, für den ein persönliches Motiv außerhalb des Bereichs wissenschaftlicher Erfordernisse verantwortlich zu machen sei. Ich halte das für falsch. Erstens gibt es auch dann maßgebende persönliche Motive, wenn ein Forscher *nicht* Theorien entwickelt, die überraschende und unerwartete Wendungen nehmen, und zweitens glaube ich, eine ins Detail gehende Untersuchung von Freuds Werk wird nachweisen, daß sich dieser letzte Teil seiner Theorien organisch an sein vorangehendes Werk fügt.
Überprüft man Freuds Schriften unter diesem Gesichtspunkt, so ergibt sich,

daß er schon in der Zeit vor 1920 Erscheinungen zur Kenntnis nahm, für die sein theoretisches Bezugssystem keinen entsprechenden Platz vorsah, und daß diese Erscheinungen eine Revision seiner Theorien erforderten — wobei es durchaus möglich ist, daß weitere Beobachtungen und Erfahrungen einen zusätzlichen Druck ausübten. Man kann beobachten, daß die Erklärung und Deutung *klinischer* Daten im Zusammenhang mit dem Tod (im allgemeinsten Sinn des Wortes) bis 1920 von der systematischen Bearbeitung analoger Daten aus anderen Quellen getrennt blieb.

Bis 1920 war das Problem des Todes im klinischen Bereich hauptsächlich in Form der Todeswünsche des Kindes gegenüber geliebten Personen aufgetreten (Freud 1900). In diesem Zusammenhang postulierte Freud, daß im Unbewußten keine Vorstellung des Todes existiere, und hielt daran fest, daß die einzige Vorstellung über dieses Thema in der Phantasie des Kindes auf der Gleichsetzung von Tod und Abwesenheit beruhe. Diese Auffassung wurde durch nichtanalytische Untersuchungen bestätigt (Anthony 1940). Ferner wurden klinische Probleme wie Feindseligkeit, Zerstörungslust und Grausamkeit als Manifestationen des Sadismus aufgefaßt und alle entsprechenden Erscheinungen dieser Komponente der Sexualtriebe zugeschrieben. Obwohl diese Darstellung nur kursorisch ist, mag sie an dieser Stelle genügen. Unabhängig von der klinischen Forschung findet man in Studien und Arbeiten auf dem Gebiet der sogenannten „angewandten" Psychoanalyse weitere Gedanken über den Tod.

Ein Vergleich von Freuds „Drei Abhandlungen zur Sexualtheorie" mit seinem Buch „Der Witz und seine Beziehung zum Unbewußten", die beide 1905 erschienen sind, wird diese Doppelgleisigkeit verdeutlichen. In den „Drei Abhandlungen" erscheint die Feindseligkeit fast ausschließlich als Manifestation des Sadismus. Gewiß, Freud spricht auch von einem „Bemächtigungstrieb", läßt aber die Stellung dieses Triebes unter den anderen offen; er tritt plötzlich — mehr oder weniger wie ein Fremdkörper — in der Diskussion auf.

Wenn Freud hingegen in seinem Buch über den Witz zur Diskussion der Tendenzen des Witzes gelangt, unterscheidet er deutlich zwischen Sexualität und Feindseligkeit. Der Witz (wenn er nicht harmlos ist) zeigt entweder Feindseligkeit — im Dienst von Aggression, Satire und Abwehr — oder Obszönität — im Dienst der Entblößung. Zwar sind offenbar beide Tendenzen unfreundlich, aber die eine dient einem sexuellen und die andere einem aggressiven Zweck. Außerdem ergibt ein genaues Textstudium, daß diese Unterscheidung nicht lediglich aus Gründen der Klassifikation getroffen wird.

Freud geht ausführlich auf die Frage des Ursprungs und Schicksals menschlicher Feindseligkeit ein. Obwohl er Frustration als Hauptquelle feindseliger Gefühle anführt, berücksichtigt er auch die Triebausstattung des Kindes im Sinn einer starken feindseligen Veranlagung. Der Begriff der konstitutionellen oder angeborenen Feindseligkeit wird zwar nur en passant erwähnt, tritt aber bereits in Erscheinung. Die Mechanismen, die Freud aus seiner klinischen Arbeit — von der Untersuchung der Schicksale der Sexualtriebe her — so gut bekannt waren, werden auch als Werkzeuge zur Abwehr feindseliger Regungen erwähnt. So schreibt Freud:

> „Seitdem wir auf den Ausdruck der Feindseligkeit durch die Tat verzichten mußten [...], haben wir ganz ähnlich wie bei der sexuellen Aggression eine neue Technik der Schmähung ausgebildet" (S. 112).

Unter den vielen äußeren Gründen für Feindseligkeit — die inmitten der lautstarken Bezichtigungen der Soziokulturisten, daß Freud den kulturellen Faktor übersehen habe, eine seltsame Lektüre bilden — erwähnt Freud auch die Verkürzung der Lebensdauer, wie wenn er die Hoffnung gehegt hätte, eine Verlängerung der Lebensdauer des Menschen könnte einmal die Intensität oder das Ausmaß der Feindseligkeit reduzieren. So weit Freud im Jahre 1905 von einer präzisen Formulierung seiner späteren Theorie des Todestriebes noch entfernt gewesen sein mag, ihr Umriß zeichnet sich, wenn auch noch unscharf, bereits ab.

Als nächsten Schritt in der Entwicklung einer Thanatologie Freuds sollte ich vielleicht sein Buch „Totem und Tabu" (1912/13) aufgreifen, in dem er so viel über Aggression und Tod schrieb. Läßt man unberücksichtigt, daß dieses außergewöhnliche Werk, das von den meisten Soziologen und Historikern noch immer unterschätzt wird, vielleicht nicht in seiner vollen Bedeutung verstanden wurde, so bin ich noch immer nicht sicher, daß es hinsichtlich des Todes einen neuen Gesichtspunkt einführte. Auffallend ist jedoch die Bedeutung, die Freud der Ambivalenz als Motor der gesellschaftlichen Entwicklung beimaß; man hat den Eindruck, daß die psychoanalytische Theorie jener Zeit das anscheindend unvermeidliche Übermaß an Ambivalenz während der gesamten Menschheitsentwicklung nicht zureichend erklärt hat. Es ist bemerkenswert, daß die Ambivalenz, die man als ausschließlich psychopathologisches Phänomen eingestuft hatte, hier eine insofern entscheidende und konstruktive Rolle spielt, als ohne sie — nach der Rekonstruktion Freuds — das Gemeinschaftsleben ewig in einer archaischen Form stecken geblieben wäre. Die Funktion, die Freud in „Totem und Tabu" der Ambivalenz zuweist, sollte später durch den Kampf zwischen

> „Eros und Tod, Lebenstrieb und Destruktionstrieb" (1930, S. 481)

ersetzt werden. Freud erkannte 1913 selbst, daß seine Theorie unvollständig war, da sie nichts über den Ursprung der Ambivalenz sagte. Damals beschränkten sich die Erklärungsmöglichkeiten darauf, Ambivalenz entweder als „Grundphänomen unseres Gefühlslebens“ oder als eine sekundäre Erwerbung anzusehen, die aus der Eltern-Kind-Beziehung stammt; Ambivalenz war also entweder konstitutionell oder reaktiv. Obwohl es den Anschein hat, daß Freud, als er „Totem und Tabu“ schrieb, eher zur zweiten Alternative neigte, sieht man, daß er offenbar schon damals die Möglichkeit jener Lösung vorhersah, die er später vorschlagen sollte. Wie dem auch sei, ein tieferes Verständnis von „Totem und Tabu“, als es mir zu Gebote steht, könnte darin einen noch bedeutsameren Schritt zur Endfassung der Freudschen Theorie der destruktiven Triebe entdecken.

Wenn man Freuds Aufsatz über „Das Motiv der Kästchenwahl“ (1913) mit einem Blick auf seine endgültige Thanatologie wiederliest, findet man darin eine ausgeprägte Konstellation. Freud versucht in der Arbeit, den unbewußten Sinngehalt eines Themas zu deuten, das fast universell im Folklore und in der Literatur auftritt, nämlich das Thema eines Mannes, der zwischen drei Frauen oder ihren symbolischen Stellvertretern seine Wahl treffen muß. Freuds Analyse ergab überraschenderweise, daß die dritte Frau — auf die die Wahl regelmäßig fällt — den Tod repräsentiert. Dieses Resultat ist eine echte Überraschung, denn eine Überprüfung von Freuds theoretischem Standort um 1913 ergibt keine Rechtfertigung für einen derartigen Befund.

Und warum, so könnte man fragen, sollte ein Dichter dieses Thema so maskieren, daß es außergewöhnlichen analytischen Scharfsinns bedarf, um es wieder zu entdecken? Im Theoriegebäude der Psychoanalyse von 1913 findet sich kein zureichender Grund für die Annahme eines unbewußten Motives, das die Verdrängung und die symbolische Einkleidung dieses Themas erforderlich machen würde. Freud hatte daher eine ad hoc-Theorie einzufügen, um seine Deutung plausibel zu machen. Er vertrat die Auffassung, die Einsicht in die Notwendigkeit des Todes werde durch Transformation zur Phantasie von der freien Wahl des Liebenswertesten. Das würde also bedeuten, daß die Verkehrung von zwei Elementen der ursprünglichen Feststellung „ich muß sterben“ in ihr Gegenteil zu einer Reaktionsbildung führt, die einen besonders heftigen Abscheu des Ichs anzeigt. (Es hat den Anschein, daß die Verkehrung zweier Elemente ins Gegenteil signifikant für die Abwehr der Todesvorstellung ist. Das Allerseelenfest wird durch die Verkehrung von Trauer in Fröhlichkeit und den Ersatz der Versorbenen durch Kinder zum Halloween-Tag [Sterba 1948].)

Ich muß nochmals betonen, daß sich ein Widerspruch zur psychoanalytischen Theorie von 1913 ergeben würde, wenn man annimmt, daß ein Autor wie Shakespeare — der relativ freimütig die ödipale und prägenitale

Sexualität darstellte — zu so tiefgreifenden Substitutionen Zuflucht nehmen mußte, um die Notwendigkeit des Todes zu verschleiern.
Wie dem auch sei, an dieser Stelle werden einige ergänzende Bemerkungen über die zwei Hauptquellen notwendig, aus denen Freud seine Deutung ableitete: Shakespeares „Der Kaufmann von Venedig“ und „König Lear“.

3. Ergänzende Bemerkungen über „Das Motiv der Kästchenwahl“

Es mag seltsam erscheinen, daß Freud eine Identität zwischen zwei Stücken herstellt, die so extreme Verschiedenheiten zeigen wie „Der Kaufmann von Venedig“ und „König Lear“. Anderseits sahen auch Autoren wie Goddard (1951) in Shylock einen Vorläufer König Lears. Der manifeste Unterschied zwischen Shylock und Lear ist noch größer, als ein zeitgenössischer Zuschauer ermessen kann, weil Shylock für uns unvermeidlich eine tragische Gestalt darstellt. Zur Zeit Shakespeares war das Stück noch eine Komödie mit einem höchst erwünschten happy end, der Bekehrung Shylocks zum Christentum; trotz gegenteiliger Behauptungen von Shakespeare-Experten möchte ich an dieser Auffassung festhalten (vgl. Sir Arthur Quiller-Couch 1926). Nichtsdestoweniger ist das Bezugssystem im Hintergrund beider Stücke identisch, obwohl es oberflächlich um gegensätzliche Themen zu gehen scheint. Ich würde verallgemeinernd formulieren, das Problem des „Kaufmann von Venedig“ sei das der blockierten Handlung. das Problem des „König Lear“ das der ungebundenen Handlung. Mit besonderer Schärfe treten diese Extreme zutage, wenn man die Handlung unter dem Aspekt der aufeinanderfolgenden Generationen mit ihren widerstreitenden Interessen betrachtet.
Im „Kaufmann von Venedig“ ist Antonio durch eine Depression behindert, Portia durch ihres Vaters letzten Willen, Jessica durch die Religion ihres Vaters, Bassanio durch seine Armut, und der alte Gobbo durch körperliche Beeinträchtigung. Nur Shylock scheint über eine Handlungsfreiheit zu verfügen, der aber durch seine Glaubenstreue Schranken gesetzt sind; diese Schranken drückt er durch die Worte aus, daß er mit den Heiden (bzw. Christen) Käufe und Verkäufe tätigen, Gespräche führen und Ausgänge unternehmen wolle, nicht aber essen, trinken und beten (I/3, 35).
Im „König Lear“ besitzen oder gewinnen die Hauptgestalten schon zu Beginn des Stückes ihre Handlungsfreiheit. Im Besitz unumschränkter Macht

verteilt der König sein Reich nach Gutdünken unter seine Nachkommen, denen somit in den Schoß fällt, worum sonst die Jungen mit den Alten so oft ringen müssen. Vergleicht man den „Kaufmann von Venedig“ mit „König Lear“, so könnte man mit einer gewissen Berechtigung sagen, daß die Ausgangssituation des „Kaufmann von Venedig“ zur Tragödie neigt, während sich aus der des „König Lear“ eine Komödie ergeben könnte.
Im „Kaufmann von Venedig“ ist es eine Bagatelle, die die blockierte Handlung in Gang setzt und zu einem Wirbelsturm führt, der manchmal ans Tragische grenzt, aber immer wieder in den Bereich des Komischen zurückfindet, zumindest in den Augen Shakespeares und seiner Zeitgenossen. Bassanio borgt sich Geld und verwickelt dadurch Antonio in die Geschäfte Shylocks, der mit Christen tafelt und dabei Jessica die Gelegenheit zum Davonlaufen bietet. Bassanio gewinnt Portia und ermöglicht es, daß Antonio gerettet und Shylock von seinem Schicksal ereilt wird.
Im „König Lear“ ist die Richtung des Handlungsablaufs umgekehrt. Trotz voller Handlungsfreiheit werden alle Absichten zunichte. Lear verliert die wohlverdiente Muße seiner alten Tage; sowohl Goneril wie Regan verlieren Liebhaber, Königreich und Leben; Edmund verliert das Leben, seine Ehre und seine Geliebten; Cordelia, scheinbar frei von Ambivalenz und getreu dem Ruf des Herzens und der Pflicht, verursacht ihres Vaters Tod und den Untergang eines Königreichs.
Sie alle folgen kompromißlos und mit hemmungsloser Leidenschaft ihren dämonischen Absichten, und keiner von ihnen kann sein Ziel erreichen. Dem armen Gloucester gelingt nicht einmal der Selbstmord, den man das letzte und unveräußerliche Recht des Menschen nennen könnte. (Ich übergehe die endgültige Lösung: die Wiedervereinigung von Lear mit Cordelia und ihren gemeinsamen Tod, die Bestrafung der Schuldigen und den Beginn einer friedfertigen Herrschaft.) Der einzigartig tragische Effekt des Stückes rührt meiner Meinung nach von der enormen Diskrepanz zwischen extremer Handlungsfreiheit (bedingt durch den Mangel an innerer Hemmung bei den meisten Hauptgestalten, sowie auch durch die äußeren Umstände) und der äußersten Vergeblichkeit jeder Anstrengung her.
Diese Idee läßt sich auch im „Kaufmann von Venedig“ aufspüren, obgleich sie hier aus ästhetischen Gründen (es handelt sich um eine Komödie) tief verschleiert ist.
In diesem Stück ist, wie schon erwähnt, die Handlung zu Beginn blockiert — aus äußeren Gründen und auch, weil die Hauptgestalten bestimmten Prinzipien gehorchen müssen. Shylock zum Beispiel akzeptiert die Religionsvorschriften als verbindliches Bezugssystem; ähnlich akzeptiert Portia den letzten Willen ihres Vaters. Es ist bemerkenswert, daß fast alle Haupt-

personen, obwohl sie als Gestalten mit ausgeprägten Grundsätzen gezeichnet sind, ihre Überzeugung zumindest einmal im Verlauf der Handlung verraten. Antonio ist willens, mit einer Gewohnheit zu brechen (I/3, 65), um Geld aufzutreiben; Shylock verleiht Geld, ohne nach den Zinsen zu fragen, und geht mit Bassanio essen; Bassanio nimmt Portias Ring und gibt ihn einem scheinbar Fremden. Sogar Portia wird sich untreu; wie Rank (1911) in seiner Analyse eines Versprechens von Portia zeigte, deutet der Dichter auch bei ihr einen Prinzipienbruch an. (Würde man die analytische Untersuchung erweitern, so könnte man zeigen, daß der Verrat an ihrer Überzeugung eigentlich noch schwerwiegender war, obwohl er nach den ästhetischen Regeln der Komödie in ein harmloses Versprechen umgewandelt wurde.) Manche Autoren — und ich neige zur Übereinstimmung mit ihrer Ansicht — meinen, daß das Lied vor der Wahl Bassanios bereits das Geheimnis des richtigen Kästchens verrät (Sir Arthur Quiller-Couch 1926); andere haben einer derartigen Deutung widersprochen (Parrot 1949).

Wenn wir von der Handlung alles abstrahieren, was durch die Form des Stückes als Komödie bedingt ist, finden wir ein ähnliches Ergebnis wie im „König Lear", nämlich, daß das Handeln keinen Erfolg zeitigt. Als Bassanio ohne Portias Ring zu Belmont zurückkehrt, sagt sie, sie wolle sich ihm für alle Zeit verweigern, bis sie den Ring wiedersehe. Da Bassanio vor dem Vollzug der Ehe abreisen mußte, bedeutet das, daß er trotz der Wahl des richtigen Kästchens nicht mehr als die früheren Verehrer erreichen wird, die von Portia lächerlich gemacht und mit fröhlichem Spott davongeschickt wurden.

Die Komödie gibt diese Möglichkeit eines tragischen Ausgangs sehr bald auf, aber das sollte uns nicht an der Anerkennung des verborgenen Sinns hindern, besonders wenn wir daran denken, daß Bassanio den Ring auf Verlangen Antonios weggegeben hatte. Offensichtlich rächte sich Antonio damit für alle ihm auferlegte Unbill im Dienst an Bissanios Streben nach Lust (ich verfolge dabei die homosexuellen Implikationen nicht weiter). Im Falle Shylocks wird die Vergeblichkeit des Handelns offen zur Schau gestellt. Bradley (1904) sieht sich allerdings außerstande, Shylocks Resignation in der Niederlage Glauben zu schenken; aber ebensogut können wir uns weigern, der Versöhnlichkeit einer Ehefrau zu trauen, deren Gatte seinen Ring weggibt, als er sie zum ersten mal verläßt. Shylock ist keine tragische Figur, aber wir können mühelos rekonstruieren, was geschehen würde, wenn es so wäre: Er würde entweder seine Rache vollziehen und auf seinem Pfund Fleisch bestehen, wohl wissend, daß er damit seine Hinrichtung herbeiführte, oder er würde sich umbringen. An einer Stelle deutet er an, daß er ein Todesurteil den Bedingungen seiner Begnadigung vorziehe. Hinter der glitzernden Oberfläche der Komödie finden wir also dieselbe pessimistische Einschätzung menschlichen Handelns, die im König Lear so deutlich zum Ausdruck kommt.

In beiden Stücken tritt eine komische Gestalt auf, für die die eisernen Gesetze aufgehoben scheinen, unter denen die Hauptdarsteller stehen. Launcelot im „Kaufmann von Venedig“ hat sich seine Handlungsfreiheit bewahrt. Seine heiteren Worte enthalten den Kern der Sache: sein Gewissen rät ihm, bei seinem Herrn zu bleiben, aber am Ellbogen zupft ihn der Versucher. Er beschließt, der Versuchung nachzugeben und demonstriert damit, was der menschlichen Untätigkeit zugrunde liegt.

Die analoge Gestalt in „König Lear“ ist der Narr. Er ist der einzige, der nicht im Strom des Geschehens mitschwimmt, sondern sich auf Meditation und Gespräch beschränkt. Ich möchte Bradley widersprechen, wenn er meint, daß „die Ungewißheit über das Schicksal des Narren, der wir überlassen bleiben“, durch Shakespeares Verkürzung des Stückes bedingt ist. Der Narr hat kein Schicksal und keine Bestimmung nach der Art Shakespearescher Helden. In der Tat, wir wissen über ihn persönlich — woher er kommt oder wer er ist — gar nichts. Daß er sich dann in Luft auflöst, paßt zu seiner Stellung außerhalb der Handlung, wie sie der Chor in der antiken Tragödie hatte.

Sobald man Launcelot und den Narren als homologe Charaktere erkannt hat, die beide ein Prinzip verkörpern, das im Gegensatz zum Verhalten der Hauptpersonen steht, bemerkt man weitere Parallelen in den beiden Stücken. Launcelot läßt seinen Herrn im Stich; der Narr ist der treueste Diener seines Herrn. Launcelot hilft der Tochter seines Herrn, ihren Vater zu verlassen; der Narr empfindet tiefes Bedauern für die Enterbung Cordelias. Lear repräsentiert eine Zitadelle der Willkür und unabhängigen Macht; Shylock ist ein Ausgestoßener, ein Opfer der Launen derer, die ihn verachten.

Shylock gewinnt zumindest zeitweilig die Macht über Leben und Tod seines Hauptwidersachers; König Lear verliert allen Einfluß und wird ein jämmerlich Verstoßener. Portia und Cordelia gehorchen ganz dem Willen ihres Vaters; Jessica gleicht den bösen Töchtern. Die Parallele wird noch auffälliger, wenn wir berücksichtigen, daß in Portia hinsichtlich Shylocks zwei Frauengestalten verschmolzen sind. Wenn sie die Rolle des jungen Rechtsgelehrten aus Rom spielt, ergreift sie vorerst die Partei Shylocks und zeigt gespieltes Interesse daran, daß Shylock zu seinem Recht kommt. Sie führt ihn sogar in die Versuchung, auf der buchstabengetreuen Erfüllung seines Vertrages zu bestehen, und warnt ihn nicht vor den Folgen, obwohl sie es tun müßte, wenn ihre Menschenliebe so stark wäre wie jene, die sie von Shylock forderte. Kaum hat sie scheinbar zu seinen Gunsten geurteilt, wendet sie sich gegen ihn und vernichtet ihn. Ihre erste Funktion macht sie Cordelia vergleichbar, die zweite aber Regan oder Goneril. Wir sehen also, daß auch Shylock es gewissermaßen mit drei Töchtern zu tun hat, den zwei Portias und Jessica.

Freud hat gezeigt, daß die drei Kästchen im „Kaufmann von Venedig" den drei Töchtern im „König Lear" entsprechen und wies damit auf eine wichtige Übereinstimmung im scheinbar so verschiedenartigen Schicksal der beiden Protagonisten hin. Der Dichter scheint zu sagen: Gleichgültig, ob ein Mann ohnmächtig und hilflos ist oder auf dem Gipfel der Macht steht, immer wird er an weiblicher List oder Grausamkeit zunichte. Diese Aussage würde jedoch keiner symbolischen Verhüllung oder Substitution bedürfen. Das Bild eines Mannes im vergeblichen Kampf gegen Frauen wird erst dann anstößig, wenn wir statt „Frau" den Begriff „Tod" verwenden und „Sehnsucht" durch „Abwehrkampf" ersetzen. Wenn Cordelia wirklich für den Tod steht, wie Freud 1913 glaubte, dann lautet die zwingende Schlußfolgerung, daß im Mittelpunkt der Tragödie ein Konflikt zwischen der Abwehr der Todesvorstellung und der geheimen Sehnsucht nach dem Tode steht. Indem Shylock Portia sein Vertrauen schenkt, bringt er diesen Zusammenhang fast unmittelbar zum Ausdruck. Besonders an einer bestimmten Stelle kann man sehen, wie weit Freuds Denken sich damals bereits seiner späteren Theorie näherte. Freud meint in den drei Frauen, zwischen denen ein Mann wählen muß, die drei antiken Schicksalsgöttinnen, die Parzen, zu erkennen. Bei der Beschreibung ihrer Funktionen greift er auf psychoanalytische Grundvorstellungen zurück. Klotho, die erste der Parzen, verkörpere die schicksalhaften Tendenzen, die jeder von uns in die Welt mitbringt, und Lachesis, die zweite, unsere Erfahrungen im Laufe des Lebens. Konstitution und Umwelterfahrung sind zugleich aber auch die zwei Quellen, von denen die Freudsche Neurosentheorie ausgeht. Die dritte Göttin hingegen, Atropos, die das Unvermeidliche, das heißt, den Tod, verkörpert, stand damals noch abseits der Hauptströmung der psychoanalytischen Theorie.

Wenn meine Deutung der zwei Dramen Shakespeares zutrifft, so würde das bedeuten, daß Freuds Interpretation der drei Kästchen und der drei Töchter Lears sich nicht auf Einzelheiten bezog, sondern auf den in den beiden Stücken verborgenen tiefsten Sinngehalt.

Die Vergeblichkeit der Rebellion des Menschen gegen den Tod — die geheimen Pfade, auf denen er von seinem Dämon gerade durch jene Handlungen, die das gefürchtete Ende hinausschieben sollen, näher an den Tod herangeführt wird — diese Elemente sind in dem Thema enthalten, von dem sich Freud bei der Analyse der beiden Stücke angesprochen fühlte. Der Zusammenhang zwischen der menschlichen Zerstörungslust und der biologischen Notwendigkeit des Todes, der später in Freuds Theorien so bedeutungsvoll wurde, kündigt sich bereits in der Bemerkung an, daß Lear durch die Zurückweisung Cordelias — und somit des Todes — seinen eigenen und den allgemeinen Untergang heraufbeschwor.

Auch hier beobachten wir — wie schon in dem Buch über den Witz —, daß Freud in einer nicht-klinischen Arbeit über ein literarisches Thema den ersten Schritt zur Formulierung einer neuen Theorie vollzog; die Folgerungen aus dem klinischen Material hinkten hinter den entsprechenden Einsichten aus der angewandten Psychoanalyse nach. Meine Vermutung ist nicht geeignet, das Vertrauen des Klinikers zur Theorie des Todestriebes zu festigen; kein Biologe würde die Dramen Shakespeares als Quelle einer biologischen Theorie gelten lassen. Dennoch glaube ich, daß meine Annahme — wenn sie Bestätigung findet — nur einen Beweis für die Unabhängigkeit Freudscher Beobachtung von den Vorurteilen darstellen würde, die sich der Wissenschaftler auf Grund seiner Lehrmeinung gewohnheitsmäßig bildet.

Muir (1952) hat die psychoanalytische Deutung der Werke Shakespeares diskutiert und dabei eine scharfsinnige, wenn auch auf den Spezialfall Freuds nicht anwendbare Bemerkung gemacht: er warnt vor dem vorbehaltlosen Akzeptieren von Shakespeare-Deutungen Freuds, Adlers oder Jungs, *weil* sie „mit den allgemeinen Theorien ihrer Urheber in Einklang stehen". Er beobachtete richtig, daß der Deuter literarischer Gestalten meist gleichsam im Garten der Poesie nur jene Ostereier findet, die er vorher (auf der Grundlage seines allgemeinen psychologischen Begriffssystems) selbst darin versteckt hat.

Ich glaube aber gezeigt zu haben, daß Freud zumindest in seiner Deutung des „Motivs der Kästchenwahl" weit über den damals gegebenen Rahmen seiner Theorie hinausgegangen ist und Einsichten gewann, zu denen er innerhalb der Grenzen klinischer Beobachtung anscheinend keinen Zugang fand.

Vorausgesetzt, daß ich die Geschichte der Theorie des Todestriebes richtig sehe, gibt es auch tatsächlich einen guten Grund dafür. Das Genie kann einen Aspekt der Wirklichkeit zum Vorschein bringen, der tief verborgen und deshalb der direkten Beobachtung kaum zugänglich ist; die Analyse großer literarischer Schöpfungen kann also den Stoff für eine richtige Deutung liefern, die leicht übersehen werden könnte, wenn die intuitive Kraft des Künstlers nicht verdeutlicht hätte, was üblicherweise unbewußt bleibt.

Es scheint passend, an dieser Stelle eine Bemerkung von Georg Simmel

(1918, p. 100) über die Gestalten Shakespeares zu zitieren, die die historische Verknüpfung von Shakespeares Helden mit Freuds Thanatologie erklärt. „An den großen tragischen Gestalten Shakespeares spüren wir fast von ihren ersten Worten an die Unentrinnbarkeit ihres Endes, nicht aber als eine Unlösbarkeit verwickelter Schicksalfäden oder als ein drohendes Fatum, sondern als eine tiefe Notwendigkeit, ich möchte lieber sagen: Beschaffenheit ihrer ganzen inneren Lebensbreite, die in dem dramatischen, schließlich tödlichen Geschehen nur kanalisiert ist, nur eine auch logisch begreifliche, auch dem Weltlauf gemäße Ausgestaltung gewinnt. Der Tod gehört zu den apriorischen Bestimmungen ihres Lebens und des diesem gesetzten Weltverhältnisses. Dagegen, Nebenfiguren in diesen Tragödien sterben, wie es der äußere Geschehensverlauf gerade mit sich bringt; sie werden nur irgendwie umgebracht, gleichgültig gegen das Wann und gegen das Ob überhaupt. Nur jene haben es dazu, von innen her zu sterben; das Reifwerden ihres Schicksals als Lebensausdruck ist an sich selbst das Reifwerden ihres Todes."

Ich glaube, Simmel hat recht, wenn er diesen Aspekt der tragischen Gestalten Shakespeares charakterisiert. Es handelt sich um einen Aspekt, der — trotz seiner Gültigkeit für das menschliche Leben im allgemeinen — im klinischen Bereich, speziell in der Psychoanalyse, nur selten oder gar nicht zur Beobachtung gelangt. Wessen Stirn vom Tod gezeichnet ist, der geht nicht zum Analytiker, und man kann sich daher leicht vorstellen, daß Freud zur Theorie des Todestriebes erst dann inspiriert wurde, als er sich in das Schicksal eines Shylock oder König Lear vertiefte. Den Hinweis aus den Tragödien Shakespeares in der klinischen Wirklichkeit weiterzuverfolgen, könnte dann der nächste Schritt gewesen sein. Es muß wohl nicht eigens betont werden, daß diese Entwicklung nicht die Wege des bewußten Denkens beschritten haben muß.

Der nächste Schritt führte Freud jedoch noch nicht zu einer klinischen Arbeit im engeren Sinn des Wortes, sondern er griff das Problem des Todes im Zusammenhang mit psychologischen Beobachtungen im soziokulturellen Bereich wieder auf. Ich meine den Aufsatz „Zeitgemäßes über Krieg und Tod" (Freud 1915a), der so manchem Kritiker dazu Anlaß gab, in Freuds Theorie des Todestriebes eine persönliche Reaktion auf die Schrecken des Ersten Weltkriegs zu sehen. Obwohl ich den genauen Zeitpunkt der Niederschrift nicht feststellen konnte, vermute ich, daß Freud diese Arbeit Ende 1914 oder Anfang 1915 geschrieben haben muß. Sie erschien im ersten Heft von Band IV der Imago (1915), aber dieses Impressum ist nicht so zuverlässig, wie es den Anschein hat; das Erscheinen von Druckschriften verzögerte sich damals oft wegen der Kriegsverhältnisse. Es steht aber fest, daß die Arbeit nicht erst nach dem Miterleben von Jahren der Verzweiflung und des Grauens entstand, sondern eine ziemlich rasche Reaktion auf die ganz auf der Hand liegende Tatsache war (die natürlich schon bei den ersten ernstlichen Kriegshandlungen beobachtbar wurde), daß in den Menschen mehr Aggression steckt, als man aus ihrem Benehmen in Friedenszeiten erwarten könnte, und daß die Einstellung zum Tod in der Regel so lange vom Mechanismus der Verleugnung beherrscht wird, bis der Mensch mit der Realität eines Todes konfrontiert wird, der ihn oder seinen Nächsten im nächsten Augenblick ereilen kann.

Berücksichtigt man die früheren Arbeiten Freuds über den Tod, so kommt man zu dem Ergebnis, daß in seinem Aufsatz „Zeitgemäßes über Krieg und Tod" Gedankengänge formuliert werden, die schon seit unbestimmter Zeit bereit lagen und sich nun, da die Wirklichkeit den Funken erzeugte, der vorbewußte Inhalte in bewußte verwandelt, plötzlich kristallisierten. Die Arbeit ist mit solcher Sicherheit niedergeschrieben, ohne Anzeichen eines Zögerns oder tastenden Versuchens, daß man nicht annehmen kann, hier sei eine ad hoc-Theorie zur Erklärung einer neuen überraschenden Beobachtung konstruiert worden. Außerdem werden die Andeutungen im Aufsatz über „Das Motiv der Kästchenwahl" jetzt ausführlich formuliert, wobei neue Schlußfolgerungen hinzukommen, die sich organisch aus älteren entwickeln.

Sogar in ihrem Aufbau trägt die Arbeit das Signum einer allmählichen Entwicklung der Gedankengänge. So wird dem Kapitel über den Tod, der den Gegenstand der älteren Arbeit gebildet hatte, ein Kapitel über die menschliche Zerstörungslust vorangestellt, die im „Motiv der Kästchenwahl" nur am Rande erwähnt wurde. Nichtsdestoweniger stehen die beiden Kapitel einzeln da und scheinen nur aus dem äußeren Grund aneinandergereiht zu sein, daß sie zur Zeit des Krieges geschrieben wurden. Erst fünf Jahre später gelang die Synthese der beiden anscheinend zusammenhanglosen Themen zu einer umfassenden Theorie. Über die Verknüpfung durch Freud im zweiten Teil der Arbeit hinaus besteht Grund zur Annahme, daß der tiefe und sinnträchtige Zusammenhang zwischen Zerstörungslust und Todesproblem 1915 latent schon hergestellt war, während die explizite Darstellung der Wechselbeziehung vorerst nur die äußere Form einer additiven Aneinanderreihung annehmen konnte.

Der Gedanke, der im ersten Teil indirekt zum Ausdruck kam und auch mit steigender Dringlichkeit eine theoretische Klarstellung gebot, behandelt das Gegenstück zu den sexuellen Trieben, das Freud unter den Begriff der Selbsterhaltungs- oder Ich-Triebe subsumiert hatte. Nun zeigte sich, daß diese Triebe weit über die Erfordernisse der Selbsterhaltung oder der sexuellen Befriedigung hinaus auf Zerstörung gerichtet waren. Ihr Ziel lag anscheinend jenseits des Sadismus oder anderer sexueller Faktoren. An einer Stelle bemerkte Freud, daß sie ihm älter zu sein schienen als die Kräfte der Liebe. Zumindest finden wir im zweiten Teil von „Zeitgemäßes über Krieg und Tod" den halb zweifelnden und halb bekräftigenden Satz: „[...] denn die Liebe kann nicht um vieles jünger sein als die Mordlust." (8a 346) Es wäre wiederum falsch, in den Eindrücken des Krieges und seiner Exzesse das Motiv hinter einer so extremen Äußerung zu suchen.

In einer metapsychologischen Abhandlung desselben Jahres (Freud 1915b), die aber wahrscheinlich vor dem Aufsatz über Krieg und Tod entstand, finden wir den Satz: „Der Haß ist als Relation zum Objekt älter als die Liebe [...]" (S. 231). Aber in diesem frühen Stadium bezog sich die Definition des Hasses auf die Ablehnung der Welt und die Abwehr der Reizüberflutung durch das Kleinkind. Im Aufsatz über Krieg und Tod geht Freud einen organischen Schritt weiter und stellt die Frage, ob das aktive Verlangen nach Zerstörung älter als die Liebe sei. Er erhebt auch die Frage, wie der Mensch solche archaischen Impulse angesichts ihrer Intensität und ihrer Urgewalt überhaupt bewältigen kann. Die Antwort lautet: Diese egoistischen Triebe — wie Freud sie oft nannte — werden durch die Beimischung erotischer Komponenten sozialisiert. An dieser Stelle wurden also die Begriffe der Triebmischung und -entmischung eingeführt, die später so wichtig werden sollten.

Der Fortschritt in diesem Teil von Freuds Aufsatz über Krieg und Tod gegenüber der Arbeit „Das Motiv der Kästchenwahl" besteht in der Einführung eines neuen, definierten Gebietes der Psychopathologie: Das realitätsangepaßte Zusammenwirken der verschiedenen Ichfunktionen wird nicht nur von unbeherrschten sexuellen Impulsen bedroht, sondern auch von den Selbsterhaltungs- (egoistischen, Ich-)-Trieben, die in der Entwicklung nachhinken und in ihrer unkultivierten, archaischen Gestalt erhalten bleiben können.

Unter Bedingungen, die ein Durchbrechen dieser archaischen Triebe begünstigen, wird das menschliche Verhalten ebenso gründlich verändert wie durch eine Entdifferenzierung der archaischen Sexualtriebe. Die Psychopathologie der beiden Triebgruppen ist jedoch unterschiedlich: Bei den Sexualtrieben kann der kulturelle Einfluß zur Neurosenbildung führen, bei den egoistischen zu Deformationen des Charakters. Außerdem ist die zweite Gruppe dadurch gekennzeichnet, daß sie nach entsprechender Provokation von außen wieder in ihrer ursprünglichen Form auftritt.

Im zweiten Teil des Aufsatzes über Krieg und Tod erweitert Freud einen Gedanken, der im „Motiv der Kästchenwahl" auf einen ganz speziellen Bereich beschränkt war, zu einer umfassenden Betrachtungsweise: die Einstellung zum Tod wirkt sich auf jede Handlung aus. Freud trifft eine Unterscheidung zwischen dem Erlebnis des Todes als Unfall und der Bedeutung, die er gewinnt, wenn er als Notwendigkeit empfunden wird. Selbst wenn der Mensch sich mit dem Tod als Unfall abfindet, versucht er weiterhin, die volle Notwendigkeit der Beendigung des Lebens durch den Tod zu verleugnen. 1915 sieht Freud drei Grundsituationen, in denen der Mensch mit dem Tod fertig werden muß: seinen eigenen Tod, den Tod einer geliebten Person und den Tod eines Feindes. Der erste Fall ist für das Unbewußte inakzeptabel; der zweite bewirkt eine ambivalente Reaktion; der dritte ist erwünscht. Das Verlangen nach der Vernichtung des Feindes ist der Punkt, an dem die Probleme Tod und Feindseligkeit für immer verknüpft sind.

Die zwangsläufig ambivalente Reaktion auf den Verlust einer geliebten Person war (und ist wahrscheinlich für jede neue Generation) die Kernsituation, die die Vorstellung einer Trennung von Körper und Seele in unser Denken einführt — der erste Schritt zur Leugnung der Realität des Todes, aber auch die Ursituation für die Geburt der Psychologie.

Wenn es im Unbewußten keine Vorstellung vom eigenen Tode gibt — sei dies nun ein Zeichen größter Schwäche oder besonderer Großartigkeit in der Konstruktion des psychischen Apparates —, so muß daraus geschlossen werden, daß wir keine triebhafte Neigung haben, an den eigenen Tod zu glauben. Diese Aussage Freuds ist von größter Tragweite und ging meiner Meinung nach in der späteren Argumentation gegen Freuds Theorie des Todestriebes fast völlig unter.

Im Aufsatz „Zeitgemäßes über Krieg und Tod“ beschreibt Freud 1915 ein neues Beziehungsmuster zwischen Haß und Liebe, das der endgültigen Formulierung der Theorie des Todestriebes bereits sehr nahe kommt. *Ein* solches Beziehungsmuster war schon beschrieben worden: Die egoistischen Triebe werden durch Beimischung von Liebe sozialisiert. Freud traf nun eine weitere Feststellung: Durch die Bildung eines Gegensatzpaares von Liebe und Haß, das sich fast immer simultan am selben Objekt betätigt, hält sich die Liebe stets wachsam und frisch und schützt sich gegen den im Hintergrund lauernden Haß; so kann die intensivste Entfaltung der Liebe als Reaktion gegen die immer wachen Impulse des Hasses auftreten.

Es ist merkwürdig, daß man diesen Aufsatz pessimistisch genannt hat; er zeigt doch in Wirklichkeit, wie der Mensch den scheinbar unlösbaren Widerspruch, den die Natur seinem biologischen Unterbau in die Wiege gelegt hat, in Harmonie verwandeln kann. Genausowenig Pessimismus enthält Freuds Aufruf zu einer Revision der modernen Gepflogenheit, den Tod zu verleugnen, der mit dem alten Ratschlag schließt: Si vis vitam, para mortem.

Ich habe den Eindruck, daß Freud das nicht als Apothegma gemeint hat, sondern im Gewande einer Maxime den Gedanken der unentwirrbaren Verflechtung von Leben und Tod ausdrücken wollte. Und doch, dieser Reichtum an neuen Gedanken — aus Beobachtungen abgeleitet, prägnant formuliert und den altehrwürdigen Methoden der Verifizierung zugänglich — war irgendwie noch nicht in das allgemeine Theoriegebäude der Psychoanalyse integriert.

4. Freuds Thanatologie

Mit „Jenseits des Lustprinzips“ (1920a) glückte Freud eine Synthese der scheinbaren Divergenzen. Diese erste umfassende Abhandlung kann man ungeachtet späterer Revisionen und Zusätze (Freud 1923, 1924b, 1932) mit Recht den Eckpfeiler von Freuds thanatologischem System nennen. Die meisten vorher einzeln gesponnenen Fäden werden nun zu einer fundierten biologischen Theorie verwoben; spätere Zusätze und die Einführung des strukturellen Gesichtspunktes (Freud 1923) erbauten auf diesem biologischen Fundament eine umfassende Theorie der menschlichen Persönlichkeit.

Im Theoriesystem Freuds steht bei zwei Begriffen, dem Todestrieb und dem Wiederholungszwang, der Tod im Mittelpunkt (Bibring 1943). Freud fand, daß ein bestimmter Aspekt der Triebe noch nicht in die Psychoanalyse integriert war, nämlich ihre Tendenz zur Wiederherstellung von früheren Zuständen, deren Äquilibrium gestört worden war. Aufgabe der Triebe wäre es demnach, eine Gewähr dafür zu bieten, daß keine biologische Abweichung zur Dauereinrichtung wird und alles Lebendige an seinen Ausgangspunkt zurückkehrt. Nietzsche (1881/82) hatte einen ähnlichen Gedanken in folgende Worte gekleidet:

> „Aus der Bewußtheit stammen unzählige Fehlgriffe, welche machen, daß ein Thier, ein Mensch zu Grunde geht, früher als es nötig wäre — ... Wäre nicht der erhaltende Verband der Instinkte so überaus viel mächtiger, diente er nicht im Ganzen als Regulator: an ihren verkehrten Urtheilen und Phantasiren mit offenen Augen, an ihrer Ungründlichkeit und Leichtgläubigkeit, kurz eben an ihrer Bewußtheit müßte die Menschheit zu Grunde gehen...“
> (Die fröhliche Wissenschaft; I. Buch.)

Bei der Beschreibung des konservativen Aspektes der Triebe war auch Nietzsche mit dem Problem des Wiederholungszwangs beschäftigt, wie schon der Titel eines Aufsatzes zeigt, an dem er arbeitete, als das obenstehende Zitat entstand: „Die ewige Wiederkunft."

Es ist unschwer zu erkennen, daß nach einer Störung die Wiederherstellung des früheren Zustands das Hauptziel unserer Triebe darstellt. Der Hunger unterwirft uns der Notwendigkeit der Nahrungsaufnahme, die ihrerseits zur Ergänzung von Stoffwechselprodukten im Gewebe führt, die zuvor durch die Aktivität der Zellen verlorengegangen waren. So schützt sich der Organismus gegen Zerstörung. Die automatische und zwingende Wirkung der Triebe ist ein unentbehrlicher Beitrag zur Erhaltung des Lebens. Aber wenn man dem Hauptsatz der modernen Biologie zustimmt, daß das Leben aus einem anorganischen Zustand entstanden ist, so stellt das Leben selbst die stärkste vorstellbare Abweichung von einem früheren Zustand dar. Das Problem lautet für Freud, ob es einen Trieb gibt, der auch die Rückkehr des Organismus zum primären anorganischen Zustand garantiert, in dem das Leben seinen Ursprung hat. Darauf gab Freud eine positive Antwort und glaubte, diesen Trieb in Gestalt des Todestriebes entdeckt zu haben. Die Triebe, die für die Erhaltung des Lebens so unentbehrlich sind, es begünstigen und beschützen, sind niemals imstande, das Endergebnis der stillen Arbeit des Todestriebs zu verhüten. Zwischen den Trieben im Dienste der Lebenserhaltung und jenen, die das Leben einschränken, bis es zu seinem Ursprung zurückkehrt, herrscht fortwährender Kampf.

Ich glaube jedoch, man könnte im Panorama des Triebgeschehens ebenso auch eine geheime Zusammenarbeit zwischen den beiden Triebgruppen sehen, wie auch Freud es an einer Stelle getan hat. Ohne Lebenstriebe würden die Todestriebe ihr Ziel nach Art eines Kurzschlusses erreichen; das Leben würde so abrupt zum Stillstand kommen wie eine Uhr, deren Feder zerbricht. Erst in den Lebenstrieben finden — wenn das Bild annehmbar scheint — die Todestriebe ein angemessenes Widerlager, das ihnen ihr unvermindertes und unbeirrbares Voranschreiten gestattet. Während Freuds Triebtheorie bis dahin von einzelnen Funktionen ausgegangen war, beruhte diese Neufassung auf größeren Einheiten, etwa auf der Gesamtfunktion von Zellgruppen. Schon vor Freud war das Interesse der Biologen durch das unterschiedliche Schicksal von Somazellen und Keimzellen geweckt worden; Körperzellen müssen sterben, während in den Keimzellen potentiell die Ewigkeit steckt. Von diesem biologischen Aspekt, dem Endschicksal der beiden Zellgruppen, machte Freud Gebrauch und glaubte, in ihnen die Wirksamkeit zweier unterscheidbarer biologischer Kräfte von Triebcharakter zu erkennen: den Todestrieb, der den Organismus unbarmherzig zurück in den Urzustand führt, und den Eros, der immer wieder neues Leben schafft. Freud sah also den Tod als ein Hauptziel des Organismus an, das vom Anfang des Lebens an bestehe. Definitionsgemäß enthalte das Leben schließlich seine eigene Aufhebung, so wie es Heidegger wenige Jahre später postulierte.

Freuds Theorie war zweifellos ein gewaltiger Fortschritt. Sie erweiterte den Bereich der Phänomene, die von den Theorien der Psychoanalyse berücksichtigt wurden, und stellte den Menschen in den größeren Zusammenhang der Entwicklung des Lebens. Sie beruhte auf Annahmen über den Ursprung des Lebens, die von der späteren Forschung bestätigt und plausibel gemacht wurden (Oparin 1936). Aber sie schien unter einem Nachteil zu leiden.

Der Todestrieb ist eine biologische Macht, die still auf ihr Ziel hinarbeitet und in ihren psychologischen Auswirkungen anscheinend nicht beobachtet werden kann. War diese Konstruktion für die psychologische Forschung nicht überflüssig? — Keineswegs. Freud entdeckte die Auswirkungen des Todestriebes auf einem unerwarteten, klinisch höchst wichtigen Gebiet, nämlich bei jenen Erscheinungen, die mit den Begriffen Aggression, Feindseligkeit und Zerstörungslust bezeichnet werden.

Während Freud vorher fast alle Erscheinungsformen von Zerstörungslust und Feindseligkeit zur Sexualität gezählt hatte (Sadismus), wies er nun diese Erscheinungen dem Todestrieb zu, der in ihnen zum Vorschein komme. Nach dieser Theorie kann und muß der Todestrieb, der still an der Rückverwandlung des Organismus in einen anorganischen Zustand arbeitet, teilweise von seinem primären Ziel abgelenkt und gegen die Umwelt des Organismus gerichtet werden. Aber sein Ziel der Lebenszerstörung bleibt auch nach dieser Richtungsänderung aufrecht und besteht zwar nicht mehr in der Vernichtung des Organismus, der ihn beherbergt, aber doch in der Zerstörung anderer Organismen. Der Trieb erweckt den Anschein, als würde es ihn nicht kümmern, *was* er zerstört, solange er nur überhaupt zerstören kann (Freud 1930). In dieser Hinsicht benimmt sich der Todestrieb nicht anders als die Liebestriebe, für die es ebenfalls keinen Unterschied macht, ob sie in direktem Kontakt mit Objekten der Außenwelt befriedigt werden oder ob sie den Organismus selbst zu ihrem Objekt machen.

Nach dieser letzten Theorie Freuds ergibt sich die Mannigfaltigkeit der triebhaften Erscheinungen und ihrer Abkömmlinge aus dem Zusammenspiel der beiden Triebmächte. Sie sind kaum je in reiner Form zu beobachten, aber alle Triebphänomene beruhen auf ihrem Zusammenspiel in unterschiedlichen Mischungsverhältnissen. Das Studium ihrer Mischung und Entmischung, ihrer Zusammenarbeit, ihrer Neutralisierung und ihrer meist dramatischen Konflikte ist die wichtigste Aufgabe einer dynamisch und genetisch orientierten Triebpsychologie.

Um einen falschen Eindruck zu vermeiden, wie ein mit der psychoanalytischen Literatur nicht vertrauter Leser ihn gewinnen könnte, muß ich an dieser Stelle anmerken, daß Freuds Theorie des Todestriebes von den meisten seiner Anhänger abgelehnt wurde. Brun (1953) hat die Zahl der Arbeiten, die für oder gegen diese Theorie Stellung nehmen, statistisch ermittelt; das Ergebnis ist für Freud höchst unvorteilhaft. Ein Buch wie jenes von Nunberg (1932), in dem Freuds Theorie des Todestriebes bei der Darstellung der Ich-Entwicklung voll berücksichtigt wird, blieb ein Einzelfall.

In neuerer Zeit hat Szasz (1952) im Detail zu zeigen versucht, daß die Theorie einer angemessenen biologischen Fundierung entbehrt. Ich möchte nicht auf die vielen Argumente eingehen, die im Laufe der Zeit vorgebracht wurden, sondern nur einen Dichter zitieren. In einem späten Gedicht, in dem Rilke (1925) einer geliebten Frau das Herannahen seines Todes ankündigte, schrieb er:

„Das Ich versagt am Es."

Hier ist Freuds Theorie zusammengefaßt und in eine einzige Zeile verdichtet. Die vorangehenden Verse zeigen, daß Rilke Freud gut verstanden hatte. Er beschreibt, wie er von den alten Ansprüchen längst verschollener Generationen erreicht worden sei, Ansprüchen, denen er so vieles abgerungen hatte, indem er gegen ihre Unbeugsamkeit ankämpfte und doch von ihrer Kraft getragen wurde.

So scheint also Freud abermals nicht bei den Ärzten, sondern bei den Dichtern das tiefere Verständnis gefunden zu haben.

„Sagt es niemand, nur den Weisen,
Weil die Menge gleich verhöhnet:
Das Lebendige will ich preisen,
Das nach Flammentod sich sehnet."
(Goethe am 31. Juli 1814: „Selige Sehnsucht"
im West-Östlichen Divan/Buch des Sängers.)

5. Zur Problematik der Freudschen Thanatologie

Die Neueinstufung der destruktiven Erscheinungen und ihre Erhebung zu einer von den sexuell-erotischen Phänomenen unabhängigen Stellung durch Freud wurde allgemein akzeptiert; die meisten Analytiker schenken den destruktiven Erscheinungen sogar größere Aufmerksamkeit als ihrem Gegenstück, den libidinösen. Aber während Freud die destruktiven Phänomene als unvermeidliche und für den Lebenskampf unerläßliche Manifestationen des Organismus betrachtete und beschrieb, haben die meisten Analytiker die destruktiven Äußerungen als Reaktion auf Versagungen angesehen. Ihr Auftreten oder Verschwinden würde nach ihrer Ansicht ganz davon abhängen, ob der Organismus seiner Umwelt Triebbefriedigung abgewinnt oder ob sie ihm vorenthalten bleibt. Ich glaube, man kann dieses Argument leicht widerlegen; die klinische Beobachtung läßt es als sicher erscheinen, daß Auftreten und Heftigkeit von Aggressionen nicht mit Umweltbedingungen korreliert werden können (Freud 1930). Sicher ist Frustration einer der Faktoren, die die Ablenkung des Todestriebes vom Organismus auf Objekte der Außenwelt stimulieren. Es ist bekannt, daß biologisch erzwungene Vorgänge durch Anregung von außen verstärkt oder abgeschwächt werden können. Sie können sogar — zum Schaden des Organismus — auf ein Minimum reduziert oder überstimuliert werden.

Aus der Theorie Freuds ergeben sich natürlich zahlreiche Probleme, die er selbst nicht mehr in Angriff nehmen konnte. Wenn der Organismus sich vom gefährlichen Todestrieb befreien kann, indem er ihn in Form von Feindseligkeit gegen die Außenwelt lenkt, so würde man eine regelmäßig wohltätige Wirkung dieser Ablenkung erwarten. Es ist denkbar, daß in der Frühzeit jene Individuen, die ein Höchstmaß an Zerstörungsenergie durch solche Verschiebung ableiteten, die besten Überlebenschancen hatten. In geschichtlicher Zeit ist die Lage ganz anders, da Individuen, die über die Grenzen von Recht und Brauch hinaus aggressiv sind, ihre eigene Existenz in Gefahr bringen, indem sie das Einschreiten der Gruppe provozieren. Außerdem hat es den Anschein — und es bestätigt sich bei der klinischen Untersuchung der Psychosen —, daß ein zu starkes Abströmen von Aggression in die Außenwelt die Ichfunktion schädigt. Es hat mit anderen Worten den Anschein, daß jene Funktionen, mittels derer die Persönlichkeit mit der Realität in Verbindung — im weitesten Sinn des Wortes — bleibt, geschädigt werden, wenn sie mit destruktiver Energie überlastet werden (Heinz Hartmann 1953). Der psychische Apparat selbst ist anscheinend so gebaut, daß er die überstarke Abfuhr destruktiver Energie nicht verträgt. Zu erwägen bleibt noch die Frage, ob diese schädliche Wirkung allein vom Überich ausgeht, oder ob eine nicht vom Überich behinderte Persönlichkeit ohne Selbstgefährdung fähig wäre, große Mengen destruktiver Energie zu entladen.

Noch schwieriger ist zu verstehen, daß ein Trieb von entscheidender Bedeutung ein Ziel verfolgen sollte, das im menschlichen Unbewußten nicht repräsentiert ist. Ich glaube, daß Freuds Theorie des Todestriebes keinen Widerspruch zu seiner älteren Feststellung (Bernfeld und Feitelberg 1930) enthält, daß es im Menschen nichts Triebhaftes gäbe, das ihn geneigt machen würde, an seinen eigenen Tod zu glauben (Freud 1915a). Bleibt man bei dieser Ansicht (und ich kenne keine Alternative dazu), so müssen in den Verallgemeinerungen und Definitionen der psychoanalytischen Trieblehre einige folgenschwere Veränderungen vorgenommen werden. Aber das ist hier ein Randproblem.

Freuds Auffassung, daß die Aggression zur *condition humaine* gehöre und nicht nur eine Reaktion auf Versagungen darstelle, ist pessimistisch genannt worden. Die Gründe für diese Beurteilung sind unklar. So weit man den Schriften Freuds entnehmen kann, scheint er nicht bestritten zu haben, daß die Aggression dem Kulturprozeß unterworfen und ihrem ursprünglichen Ziel entfremdet werden kann. Er sagte nur, daß die menschliche Aggression keine sekundäre Bildung infolge von Umweltfaktoren, sondern eine biologische Notwendigkeit darstelle, die den Zivilisationsprozeß besonders belaste. Ebenso unklar ist, warum man von der Idee eines Todestriebes auf eine pessimistische Lebensanschauung geschlossen hat, als hätte Freud die Hoffnung auf die ewige Dauer des individuellen Lebens zerstört. Soweit mir bekannt ist, wurde der organische Tod des Individuums schon seit dem Aufdämmern der Zivilisation als Notwendigkeit akzeptiert. Freuds Ergänzung war die Theorie, daß das Individuum von Triebmächten auf dieses Ereignis zugetrieben wird. Manche scheinen auch in Freuds Theorie eine besondere Todessehnsucht, ein Todesverlangen hineingelesen zu haben. Gewiß, im Anschluß an Freuds Veröffentlichung wurden gewisse Erscheinungen sorgfältiger und detaillierter geprüft und die masochistischen Phänomene als viel ausgeprägter erkannt, als man ursprünglich angenommen hatte (Menninger 1938). Diese Neigung zur Selbstzerstörung wird uns in einem anderen Zusammenhang noch beschäftigen; ich möchte hier nur erwähnen, daß Freuds allgemeine Theorie keine selbstzerstörerischen Kräfte im Menschen annimmt, die außerhalb des biologischen Bereichs liegen. Das heißt, die Todestriebtheorie an sich setzt keineswegs einen unentrinnbaren (bewußten oder unbewußten) Wunsch nach dem eigenen Tod voraus. Sie erfordert jedoch die Annahme eines Wunsches, zu töten. Die inneren biologischen Kräfte sind notwendig und unvermeidlich, also auch jene, die auf die äußere Realität abgelenkt werden.

Wieviel Wahrheit in Freuds letzter Triebtheorie auch enthalten sein mag, man muß zugeben, daß sie eines der umfassendsten Ideengebäude darstellt, die jemals errichtet wurden. Die Tendenz zur Wiederherstellung früherer Verhältnisse und zur Aufhebung von Störungen des Gleichgewichtes ist auch in der physikalischen Welt zu beobachten. Freud hat also ein Bezugssystem geschaffen, das zu einem widerspruchsfreien und einheitlichen Bild des gesamten Universums führen könnte; damit wäre — im Kampf um eine Orientierung in der verwirrenden Mannigfaltigkeit und scheinbaren Widersprüchlichkeit der Erscheinungswelt — die Verwirklichung eines Menschheitstraums möglich.

6. Hindernisse bei der Entwicklung einer Thanatologie

Da Freud den Tod zu einem Zentralbegriff seines psychologischen Systems gemacht hat, hätte man erwarten können, daß die Psychoanalytiker sich stärker um das Studium des Todes selbst bemühen würden. Merkwürdigerweise geschah das nicht; im allgemeinen wird der Tod, wenn er nicht bewußt oder unbewußt vom Menschen selbst herbeigeführt wird, weiterhin als rein biologisches Phänomen betrachtet. Aber die Wissenschaft der Biologie hat zum Phänomen des Todes nicht viel zu bieten. Seit Tolstoi sich über diesen Gegenstand informieren wollte und zu seiner Verzweiflung feststellen mußte, daß die Gelehrten über den Tod nicht viel zu sagen hatten (Walker 1943), haben die Zeiten sich kaum geändert. Der Tod wird meist als ein durch Funktionsstörungen verursachter Defekt angesehen, obwohl er den notwendigen und logischen Abschluß einer Episode darstellt.

Klinisch auffällige Tatsachen haben jedem Erklärungsversuch getrotzt. Der Pathologe beeilt sich, den Tod zu erklären, indem er von gewissen Zellveränderungen in einem oder mehreren Organen spricht, ignoriert aber dabei die Tatsache, daß in anderen Fällen das Leben erst zu Ende ging, als die Krankheit in diesen Organen bereits viel ärger gewütet hatte (Bloch, o. J.). Schorr (1913) wendet sich heftig dagegen, die Grundkrankheit des Patienten oder ihre Komplikationen als Todesursache zu bezeichnen. „Bei Autopsien gibt man sich oft mit Todesursachen zufrieden, die schon früher gegeben waren [...] Es ist unnütz und unangemessen, nach irgendwelchen Ursachen des Todes zu suchen.“ Er schlägt vor, sowohl die Bedingungen zu untersuchen, die sich auf jedes Individuum auswirken, als auch jene, die in der letzten Phase des Lebenskampfes mit dem Leben unvereinbar sind.

Ich stimme zwar dem Einspruch Schorrs gegen die Bezeichnung der letzten Erkrankung als Todesursache zu, glaube aber doch, daß sich auch dieser Autor nicht davon freigemacht hat, den Tod als Defektphänomen zu betrachten. Der von der Biologie beherrschte und insofern einseitige Todesbegriff hat die empirische Erforschung der *Psychologie* des Todes hintangehalten.

Aber nicht nur eine ausschließlich biologische Einstellung, sondern auch äußere Faktoren sind für die Verzögerung in der Erforschung des Todes verantwortlich. Der Analytiker und Psychiater hat selten Gelegenheit, die Erscheinungen beim Sterbenden zu studieren, wenn er nicht gerade als Psychiater in der Krankenanstalt großen Zahlen seniler und arteriosklerotischer Patienten begegnet. Abgesehen von den für eine gründliche psychologische Forschung ungünstigen Bedingungen in solchen Anstalten sind aber auch die senilen und arteriosklerotischen Patienten an sich als Untersuchungsobjekte inadäquat. Es ist durchaus möglich, an ihnen die Störungen der Ichfunktionen zu studieren, die durch organische Gehirnveränderungen hervorgerufen werden; ihre Kommunikationsmittel werden aber gerade dadurch so stark beeinträchtigt, daß wir nicht zu den Kernproblemen unseres Themas vordringen können.

Die Situationen, in denen der Analytiker dem Problem des Todes begegnet, sind hauptsächlich die Todesangst seines Patienten, die Todeswünsche des Analysanden in Bezug auf sich oder andere Menschen, die Reaktion des Patienten auf den Tod eines geliebten oder gehaßten Menschen, oder eine reale Lebensgefahr für den Patienten. Besonders das zuletzt genannte Vorkommnis wäre eine wichtige Informationsquelle; nur kann der Psychoanalytiker aus evidenten Gründen lediglich solche Gefahrensituationen untersuchen, bei denen die Abwehr des Todes Erfolg hatte. Das ideale Untersuchungsobjekt wäre ein Lazarus, der in die Welt der Lebenden zurückkehrt; aber der Evangelist war offensichtlich von der Auferstehung des Lazarus so fasziniert, daß er uns nicht wissen ließ, was Lazarus vor, während und nach seinem Tode erlebt hat.

Leider kommt ein Fall wie der des Lazarus in der psychoanalytischen Praxis nicht vor. Im Gegenteil, wenn ein Patient in Lebensgefahr ist, wird er in ein Krankenhaus eingewiesen, und damit kommt die psychoanalytische Untersuchung zum Stillstand. Der Analytiker mag dann und wann eine günstige Gelegenheit haben, diesen Patienten zu besuchen und dabei momentanen Einblick in einige seiner psychischen Prozesse erhalten, aber das so gesammelte Datenmaterial steht in keinem Vergleich zur Materialfülle, die ihm unter normalen und weniger tragischen Umständen zur Verfügung steht. Ferner ist die Situation des Sterbens mit Gefühlen, Vorurteilen, Ängsten, traditionellen Meinungen und Mitleid so stark belastet, daß die klinische Untersuchung des Sterbenden wohl nur dann zu verläßlichen wissenschaftlichen Resultaten führen kann, wenn der Untersucher keine starken Gefühlsbindungen an die zu erforschende Person hat, das heißt, wenn sie ihm bis dahin unbekannt war. Sieht man den Tod als einen sinnvollen Vorgang an, in dem das Leben sich vollendet und zu dem alle vorangehenden Lebensprozesse konvergieren, so muß man auch bedenken, daß die Untersuchung der psychischen Vorgänge bei Sterbenden nur dann die gewünschten Informationen liefern kann, wenn zufällig auch die Daten und Ergebnisse einer früheren gründlichen Untersuchung durch eine andere Person zur Verfügung stünden. Wenn Heidegger (1927) sagt, „eine Psychologie des ‚Sterbens' beleuchtet eher das ‚Leben' des ‚Sterbens' als das Sterben selbst“, so weist er damit auf einen der Fallstricke für eine empirische Untersuchung der Psychologie des Todes hin, obgleich ich nicht meine, daß er damit eine unüberwindliche Schranke der empirischen Erforschbarkeit beschrieben hat.

Wenn wir wissen, daß ein Mensch stirbt oder sich dem Tode nähert, gibt ihm das für uns ein besonderes Gepräge. Sobald wir uns seines Zustands bewußt werden oder ihn befürchten, ändert sich unsere gesamte Gefühlsorientierung. Davon scheinen nur jene ausgenommen zu sein, die ständig mit Sterbenden in Berührung kommen.

Ich hatte zwar selten Gelegenheit, die Reaktionsweise von Personen zu beobachten, für die der Tod anderer zur fast täglichen Routine gehört, könnte mir aber vorstellen, daß der folgende Reaktionstyp nicht selten vorkommt:

Ich glaube in einigen Fällen bemerkt zu haben, daß das Sterben als Bosheitsakt des Sterbenden erlebt wird, mit dem dieser die anderen ärgern wolle. Ein Arzt etwa beklagte sich bitter darüber, daß die meisten seiner schwerkranken Patienten in der Nacht sterben und er dann aufstehen müsse, um den Totenschein auszustellen. In seiner Phantasie stand es den Patienten zweifellos frei, zu einem gelegeneren Zeitpunkt zu sterben, sofern sie ihm nicht absichtlich lästig werden wollten. Auch bei Personen, für die die Betreuung Sterbender zum Alltag gehört, spielt der Zeitfaktor eine Rolle. So war ein Arzt besonders daran interessiert, die äußeren Umstände so zu arrangieren, daß die Angehörigen des Patienten beim Eintreten des Todes noch im Krankenhaus waren und er von ihnen sofort die Erlaubnis für eine Autopsie erhalten konnte. Die Bedeutung des Zeitfaktors ist meiner Ansicht nach tief in der Psychologie des Todes verankert; wenn das Sterben aber zum Alltag gehört, wird der Zeitfaktor offensichtlich in den Dienst der Abwehr gestellt. In den Vereinigten Staaten wurde vor einiger Zeit eine Hinrichtung angeordnet, die von einem erheblichen Prozentsatz der Bevölkerung für ungerecht gehalten wurde; um nicht einen Verstoß gegen die Heiligung des Sabbats zu begehen, wurde die Hinrichtung mit besonderer Umsicht einige Stunden vor der üblichen Zeit anberaumt. Es ergab sich also der makabre Fall, daß religiöse Ehrfurcht ein Menschenleben nicht verlängerte, sondern verkürzte. Aber damit sind wir schon unabsichtlich beim Zusammenhang zwischen Sterben und Töten angelangt.

Anscheinend kann der moderne Mensch — ebenso wie sein archaischer Vorgänger (s. Freud 1915a) — die Vorstellung eines natürlichen Todes nicht in das Unbewußte integrieren; daher fällt auf jeden Todesfall ein Schatten von Gewalt (das heißt, Mord) — eine Vorstellung, die der Sprachgebrauch mit dem Bild von „cancer as the greatest killer" (Krebs als der größte Mörder; Anm. d. Ü.) ausdrückt (Sterba 1948). Der Persönlichkeitstyp, der sich zwanghaft mit dem Zeitfaktor beim Tode beschäftigt, hat auch in der Regel tief verdrängte, aber zugleich intensive Mordimpulse abzuwehren.
Einem Sterbenden etwas zuleide zu tun, ist ein weitverbreitetes Thema. Der bloße Anblick eines Hilflosen scheint bereits aggressive Impulse zu wecken. Vielleicht kann der Zuschauer die Vorstellung einfach nicht ertragen, daß die Todesursache im Sterbenden selbst liegt, weil solche Ursachen auch seine eigene Existenz bedrohen würden, während ein Tod durch menschliche Gewalttätigkeit ihm als vermeidbar imponiert. Damit wäre die Todesangst ein entscheidender Faktor beim Mordimpuls.
Auch ein sozialpsychologischer Faktor, den ich hier nur beiläufig behandeln kann, ist für eine wissenschaftliche Untersuchung des Todes von Nachteil. Wenn wir nach der optimalen Gefühlsatmosphäre für eine wissenschaftliche Untersuchung fragen, so finden wir zwei einander entgegengesetzte Fälle. Im einen Fall ruft der Untersuchungsgegenstand als solcher beim Untersucher kaum intensive Gefühle hervor (wie zum Beispiel in der Astronomie), im anderen Fall aber treten intensive Gefühlsreaktionen auf. In diesem Fall (zum Beispiel bei der Erforschung von Krankheiten) werden oft Prozesse erforscht, die zumindest potentiell abgewehrt werden können. Vom Tod aber, der ebenfalls starke Gefühlsprozesse weckt, weiß der Mensch, daß er höchstens verzögert, aber nicht beseitigt werden kann. Daher sind Probleme im Zusammenhang mit dem *Aufschub* des Todes ein regulärer Gegenstand wissenschaftlicher Untersuchung, während das Phänomen des Todes selbst weitgehend der Spekulation überlassen bleibt. Infolgedessen hat sich ein ungeheures Wissensmaterial über den krankheitsbedingten Tod angesammelt (wobei Situationen vorausgesetzt werden, die verhütet oder potentiell verhindert werden können), aber das Wissen über den Tod als unvermeidlichen, der Logik des Lebens entsprechenden Prozeß, der den letzten abschließenden Schritt des Lebens bildet, ist dürftig geblieben.
Es ist nicht leicht zu entscheiden, was bei der Abneigung des Menschen, sich auf der intellektuellen Ebene ohne Umschweife mit der Frage des Todes zu befassen, die größere Rolle spielt: die Anerkennung der Unvermeidlichkeit des Todes, oder die Vergeblichkeit einer solchen Anerkennung.
In einer früheren Phase des Kulturprozesses fand im abendländischen Den-

ken, Fühlen, Schaffen und Philosophieren eine Fülle von intensiven Versuchen zur Bewältigung des Todesproblems statt. Die Geschichte der christlichen Kirchen ist auf weite Strecken von tiefster Versenkung in den Gedanken des Todes erfüllt. Zu den vielen Gründen für diese Vertiefung möchte ich hier nur Georg Simmel (1918, S. 104) zitieren, der den christlichen Todesbegriff „zu den ungeheuren Paradoxien des Christentums" zählte, da er das Leben a priori unter dem Gesichtspunkt der Unsterblichkeit betrachte. So enthielt die Beschäftigung mit dem Tod im Christentum eine vorsorglich eingebaute Tröstung — die Verleugnung der Tatsache, daß der Tod das Leben beendet. Mit dem Erwachen der Wissenschaft ging das Interesse am Tode stark zurück. War der Tod einst einer der Faktoren, die den Kirchen zu ihrer Macht über Leib und Seele des abendländischen Menschen verhalfen, so gehören heute Religion — ja, sogar Aberglaube — und Grübeln über den Tod in den Augen vieler Menschen so eng zusammen, daß die Beschäftigung mit dem Thema bei den meisten Leuten im Geruch des Esoterischen steht und Argwohn erweckt. Wach (1934) hat ganz zutreffend darauf hingewiesen, daß Philosophie und auch Wissenschaft bei ihrer Emanzipation von Religion und Kirchen Zurückhaltung und Befangenheit zeigten, wenn es darum ging, zum Kern der wesentlichen Probleme von Leben und Tod vorzustoßen.

In manchen Geschichtsperioden wurde der Tod einfach als ein Schlußpunkt des Lebens behandelt, der keiner weiteren Spekulation wert sei (Mauthner 1922—24). Für den mittelalterlichen Menschen hingegen war er ein Anfang, unendlich wichtiger als der Augenblick der Geburt. Obwohl die Beschäftigung mit dem Tod oft (und manchmal ganz mit Recht) mit Ignoranz und Aberglauben in einen Topf geworfen wird, ist man beeindruckt, wie oft sich um die Beschäftigung mit dem Tod große Kulturen kristallisierten. Die Intensität der kulturellen Kreativität scheint gegenwärtig im Abendland geschwächt zu sein und erschöpft sich hauptsächlich in der Wissenschaft; zu den Ursachen dafür mag der Verlust eines sinnfälligen Todesbegriffes zählen.

Man gewinnt den Eindruck, daß zwischen der Intensität des Totenkults und der Neigung zu wissenschaftlichen Entdeckungen ein reziprokes Verhältnis besteht; oder sogar, daß etwas wie die Verleugnung des Todes eine Voraussetzung für einen vollen Einsatz auf wissenschaftlichem Gebiet ist. Ein Vergleich einer Kultur wie der chinesischen mit der amerikanischen vermag diesen Eindruck zu erhärten. In der amerikanischen Kultur der Gegenwart fällt auf, daß trauernde Hinterbliebene ihren Zustand nicht äußerlich zeigen. In älteren Kulturen (und auch in einigen zeitgenössischen) gilt der Zustand der Trauer mit Recht als einer, auf den die Gruppe aufmerksam gemacht werden soll. Der Zustand der Trauer geht mit tiefgreifenden Veränderungen des Ichs einher. Ein bedeutender Teil des Ichs ist zumindest vorübergehend außer Funktion gesetzt; erst der Vorgang des Trauerns kann das Ich schließlich wieder in seinen früheren Zustand zurückversetzen (Freud 1917c). Trauer kann leicht gestört werden; wie in früheren Zeiten ein Leprakranker sein Kommen mit einer Glocke ankündete, so sollten die äußeren Zeichen der Trauer einen Menschen signalisieren, dessen Zustand Takt und Behutsamkeit verdient, damit ihm kein zeitweiliger oder sogar dauernder Schaden zugefügt wird. Mit der Verleugung des sinnvollen Todes mußte natürlich auch diese Gefahr geleugnet werden, und man erwartet vom modernen Menschen, daß er die Gesamtheit seiner sozialen Funktionen erfüllt, ohne sich durch das zufällige Unglück, eine geliebte Person verloren zu haben, stören zu lassen; so soll auch er selbst aus dem Leben scheiden, ohne eine Störung zu verursachen (ein Vorgang, der scheinbar mit Leichtigkeit zu bewerkstelligen ist, indem man vorsorglich die Versicherungsgesellschaft weitermachen läßt, wo man selbst aufgehört hat). Man könnte viele andere Bräuche und Merkwürdigkeiten der amerikanischen Kultur heranziehen, um die krampfhafte Verleugnung des Todes als charakteristische Einstellung der amerikanischen Zivilisation der Gegenwart zu schildern. Der Tod ist eine jener unleidlichen Tatsachen, die sich nicht mit einer im Wesen hedonistischen Zivilisation vereinbaren lassen. Ich sage „im Wesen hedonistisch" wegen der ausgeprägten Tendenz, sich das Unangenehme schmackhaft zu machen, indem man es angenehm nennt.

Die Notwendigkeit und Unvermeidbarkeit von Leiden und Schmerz werden nicht voll akzeptiert; ihre unzweifelhafte Existenz wird mit der kühnen Versicherung weggezaubert, daß die Anpassung an das Realitätsprinzip niemals gegen das Lustprinzip verstoße. Aber noch ist kein Schriftsteller so einfallsreich gewesen, ein Büchlein mit dem Titel „How to Enjoy Your Own Death and That of Your Beloved Ones" zu versehen (Lerne deinen Tod und den deiner Lieben genießen; Anm. d. Ü.). Da der Tod heutzutage auch bei blühendster Einbildungskraft nicht in einen lustvollen Vorgang zu verwandeln ist, muß er ein Fremdkörper bleiben und hinter einer Mauer des Schweigens verschwinden, statt als ein mögliches Alpha und Omega des Lebens selbst erkannt zu werden.

Die Wissenschaft stellt sich in den Dienst von Bemühungen, lebensbedrohliche Übel einzuschränken, und hat mit einigem Erfolg die Mittel dazu produziert; die Ausgliederung des Todes aus der Schicksalsbestimmung des Menschen würde jedoch zu einer Katastrophe führen. Wenn man die Frage, was geschehen würde, wenn der Mensch Unsterblichkeit erlangen könnte oder auf seine Sterblichkeit verzichten müßte, bis zu den letzten bitteren Konsequenzen verfolgt, kommt man zu erstaunlichen Ergebnissen; am Ende

steht man vor folgendem Paradoxon: Wenn die Menschheit unter solchen Bedingungen noch überleben wollte, müßte der Tod erfunden werden.
Da der Todestrieb im Organismus kein Betätigungsfeld mehr findet, würde er sich mit voller Wucht auf die Umwelt werfen; der Verlust der Fähigkeit, zu töten, würde einen Sadismus von unerhörten Ausmaßen wecken. Wer daran zweifelt, daß der Todestrieb angeboren ist, würde sich wundern, daß die Aufhebung dieser letzten und äußersten Versagung des Menschen zu orgiastischen Ausbrüchen von Aggression führen würde, ein Gedanke, den schon Johannes von Saaz um vierzehnhundert ausgedrückt hatte. Das Leben würde unerträglich werden; ein neuer Erlöser müßte erstehen, um die Menschheit zu unterweisen, wie man wieder sterben könnte.
Die Wissenschaft ist dem Ziel, den Tod auszuschalten, nicht nähergekommen; sie hat ihn lediglich durch Verzögerung bekämpft und so die durchschnittliche Lebenserwartung des abendländischen Menschen in unerhörtem Ausmaß gesteigert.
Es ist nicht auszuschließen, daß schon diese Veränderung schädigend wirkt. Die Alten werden bald gegenüber den Jungen das Übergewicht haben; Antrieb und Schwung zur kühnen sozialen Tat und zur Umgestaltung politischer, kultureller und künstlerischer Formen werden am Festhalten an der bestehenden Ordnung, wie es für Menschen über vierzig typisch ist, erlahmen. Eine abenteuerliche Jugend wird von denjenigen, die gegen Erneuerung sind, in die Enge getrieben werden; paradoxerweise mag die Überlebenschance von Gruppen, deren Mitglieder eine niedere Lebenserwartung haben, gegenüber Gruppen mit langlebigen Mitgliedern zunehmen. Wahrscheinlich sind solche Warnungen verfrüht; erst seit kurzer Zeit ist die Wissenschaft imstande, die menschliche Lebensdauer zu verlängern, und die Geschichte hat die Folgen dieser Neuerung noch nicht verzeichnet. Die Wissenschaft wird weiterhin dem starken Bedürfnis der Gesellschaft dienen, Krankheiten einzuschränken, auch wenn zugleich die besten und höchsten Lebenserwartungen zunehmend eingeschränkt werden. Denn für die Errettung aus schweren Erkrankungen muß der Mensch sehr oft mit Dauerschäden bezahlen, die eine maximale Entfaltung der Fähigkeiten, zu denen der ungeschädigte Organismus bestimmt ist, nicht zulassen. Lange Lebensdauer wird oft als etwas an sich Erstrebenswertes, als Auszeichnung betrachtet. Ich habe den Verdacht, das hohe Alter, das manchen biblischen Gestalten besonders der Frühzeit zugeschrieben wurde, war ein Ausdruck der Hochachtung, wie wenn es unziemlich wäre, von einer verehrten Persönlichkeit zu behaupten, sie habe ein nur durchschnittliches Alter erreicht. Ähnlich scheint auch die moderne Medizin die Verlängerung der durchschnittlichen Lebensdauer für ein erstrebenswertes Ziel zu halten. Da jedoch die Gesellschaft heute auf

der Überspezialisierung des Menschen beruht und der Einzelne seinen Platz in der Gesellschaft auch dann behaupten kann, wenn ihm selbst nur eine geringe Zahl von Fähigkeiten erhalten geblieben ist, wird die Bedrohung der Gesellschaft durch eine gewaltige Zahl von Behinderten erst beim Eintritt einer Katastrophe sichtbar. Aber die Entscheidung darüber, ob eine Gruppe überlebt oder nicht, fällt immer in einer solchen Schicksalsstunde.

Obwohl die Wissenschaft bei der Ausschaltung des Todes keinerlei Erfolg hatte, hat sie doch einen Aspekt des Sterbens grundlegend verändert. Vor dem Aufkommen der Wissenschaft — besonders im Mittelalter — malte sich der Mensch seinen Abschied vom Leben als einen schrecklichen Todeskampf aus; heute kann er mit einem verhältnismäßig schmerzlosen Tod rechnen. Freiheit von körperlichem Schmerz ist ein fester Bestandteil unserer Zivilisation geworden. Die Furcht vor langdauerndem Siechtum und die Furcht vor der senilen Demenz sind — soweit ich sehen kann — an die Stelle der früheren Angst vor dem Todeskampf getreten.

Der Anspruch auf körperliche Schmerzfreiheit hat deutliche Auswirkungen auf unsere Zivilisation; ich will versuchen, diesem Problem über die Analogie mit dem Geburtsakt näher zu kommen, wobei ich von der unbewußten Gleichsetzung von Geburt und Tod (Graber 1930) ausgehe. Helene Deutsch (1930) hat auf bewundernswerte Weise das heute überwiegende Verlangen nach einer schmerzlosen Geburt erörtert. Die weitreichenden Folgen, die sich aus der „psychischen Abwesenheit" der Mutter während der Geburt für die Mutter-Kind-Beziehung ergeben, sind offensichtlich, sobald man auf dieses Problem überhaupt aufmerksam wird. Helene Deutsch glaubt allerdings, daß der Abscheu vor dem Geburtsschmerz — der mit der Verarbeitung des weiblichen Masochismus zusammenhängt — in künftigen Zeiten dem Verlangen Platz machen könnte, mit hellwachem Bewußtsein und größter innerer Anteilnahme bis zuletzt zu erleben, wie einem neuen Wesen das Leben geschenkt wird.

Der moderne Mensch möchte sich dem Tod nicht mit vollem Bewußtsein nähern. Gerade deshalb machen Situationen, in denen die Gesellschaft einem Menschen den Tod aufzwingt, auf die meisten Zeitgenossen einen brutalen und barbarischen Eindruck. Zu wissen, daß man in einem bestimmten Augenblick sterben wird, gilt als unerträglich; man hält daher die Phase, die man als psychische Agonie bezeichnen kann, für schrecklicher als die Hinrichtung selbst. Das Wissen um den eigenen Tod gilt als unerträglich qualvoll; wahrscheinlich würden viele Menschen die Todesstrafe für eine verhältnismäßig erträgliche Maßnahme halten, wenn sie ausgeführt würde, während der Verurteilte ahnungslos schläft.

Das quälende Problem der Todesstrafe, ihre Billigung durch den Staat und manche Religionsgemeinschaften, die Versuche, die Todesstrafe mit der christlichen Sittenlehre in Einklang zu bringen, die abergläubischen Vorurteile im Zusammenhang mit dieser Einrichtung und die barbarische Behandlung von Verurteilten in den meisten Ländern — das sind wichtige Problemkreise, die im Rahmen einer Psychologie des Todes untersucht werden müssen. Aber gerade das aussichtsreichste Forschungsfeld, die Psychologie des Verurteilten während der letzten Stunden seines Lebens, kommt infolge unüberwindlicher Hindernisse in der Person des Untersuchers kaum in Betracht. Pölchau, ein Geistlicher in einem nationalsozialistischen Gefängnis, gab 1949 einen Bericht über seine eigenen schmerzhaften Erfahrungen während der letzten Stunden von Verurteilten. Er begab sich zwar nicht als Wissenschaftler in diese Lage, aber auch der Forscher währe wohl kaum besser geeignet, objektive Untersuchungen anzustellen. Auch der Leser von Pölchaus Buch kann während der Lektüre kaum seinen Gleichmut bewahren.

Probleme im Zusammenhang mit dem Wissen des Patienten um den bevorstehenden Tod (Fall II) und die Frage, ob ein Patient vom tödlichen Ausgang seiner Erkrankung Kenntnis erhalten sollte (Fall III), werden später noch erörtert. Im allgemeinen wird in der modernen Gesellschaft darauf Wert gelegt, vor dem Patienten die Gewißheit seines Todes geheimzuhalten. Das gilt vor allem für die Großstadtbevölkerung und besonders für deren Oberschichte. In weiten Kreisen der bäuerlichen Bevölkerung, zumindest in Mitteleuropa, gab es keine Abneigung dagegen, den bevorstehenden Tod in Gegenwart des Sterbenden freimütig zu besprechen, wobei der Sterbende daran so teilnahm, als handle es sich nicht um eine persönliche Tragödie. Ich weiß aber nicht, ob das auch für den Fall eines jungen Menschen zutraf. Wie dem auch sei, in unserer Gesellschaft gilt ganz offensichtlich das Prinzip, derartiges Wissen sei vor Patienten geheimzuhalten. Im Fall einer Persönlichkeit des öffentlichen Lebens kann diese Praxis sogar so weit gehen, daß die Information so lange aus den Zeitungen herausgehalten wird, als der Patient sie noch zu lesen vermag.

Es ist richtig, daß manche Ärzte gewohnt sind, ihren Patienten die Wahrheit über ihren Zustand mitzuteilen.

Eine Statistik über die von den Ärzten bevorzugten Techniken liegt nicht vor; ich glaube aber doch, daß die volle Aufrichtigkeit des Arztes nicht der gegenwärtigen Tendenz entspricht.

7. Individualismus und Einstellungen zum Tod

Unser Jahrhundert ist stolz auf seinen Individualismus und scheint die Individualität jedes einzelnen Menschen eifrigst entwickeln zu wollen; daher ist unsere Gepflogenheit, dem Patienten das Wissen um seinen bevorstehenden Tod vorzuenthalten, keine geringe Überraschung. Die Todesstunde ist noch immer die entscheidende im Leben eines Menschen, viel bedeutungsvoller als der Augenblick der Empfängnis oder Geburt, der sich der Beurteilung entzieht und noch ohne individuellen Charakter ist. Nur wenn man glaubt, daß die Stellung der Planeten auf die Charakterbildung und den Ablauf des künftigen Lebens Einfluß nimmt, erhält auch der Augenblick der Geburt ein individuelles Gepräge. Narzißtischen Persönlichkeiten stehen andere Mittel zu Gebote. Goethe erzählt von den segensreichen Maßnahmen, die sein Großvater als Bürgermeister in seiner Heimatstadt eingeführt hatte, nachdem der Enkel scheintot geboren und nur unter großen Schwierigkeiten zum Leben erweckt worden sei. In diesem Fall versuchte ein Geist, der fast jedem Augenblick seines Erwachsenendaseins ein Höchstmaß an Individualität aufprägte, auf den Anfang seiner Existenz zurückzugreifen und ihm ein individuelles Gepräge zu verleihen — wie ein Neureicher, der beweisen möchte, daß schon sein Vater reich gewesen war.

Der Augenblick der Empfängnis ist uninteressant — ich lasse den psychobiologischen Aspekt des Ursprungs der Individualität beiseite —, weil er nur eine Vorbedingung darstellt, einen Anfang, den Nullpunkt einer Skala, die erst von nachfolgenden Stufen der Gestaltwerdung her einen Sinn erhält.

Ob eine Empfängnis stattfindet oder ausbleibt, ist an sich ohne Bedeutung. Bei einem Lebewesen, das nicht entstand, ist das Bewußtsein eines Defizits nicht vorhanden; sobald aber die Bildung seelischer Strukturen begonnen hat — besonders wenn sie schon zur Selbsterfahrung des Individuums geführt hat —, wird der Tod zum Endpunkt der Entwicklungsskala. Im Gegensatz zu anderen Endpunkten hat dieser jedoch eine Rückwirkung auf die Gesamtskala; vom Endpunkt werden schließlich Wert und Sinn der ganzen Skala bestimmt.

Die Ansicht, daß es für den Menschen charakteristisch sei, daß sein Tod auf die gesamte Lebensgeschichte zurückwirkt, mag bestritten werden. G. H. Mead (1932) hat die Ansicht vertreten, daß die Geschichte des Vergangenen in allen Aspekten durch das Auftauchen des Neuen ständig verändert wird. Ich glaube mit Mead, daß dieser Gegenwartsbegriff bedeutungsvoll ist, und daß das Gefühl des Menschen, die Vergangenheit sei unveränderlich und in sich abgeschlossen, nicht mit den Tatsachen in Einklang steht. Allerdings besteht ein Unterschied zwischen der Rückwirkung des Todes auf die Vergangenheit des Individuums und der Wirkung, die Mead dem Offenbarwerden des gegenwärtig Neuen auf die historische Vergangenheit zuschreibt. Ist ein Mensch gestorben, so wird seine Geschichte ein Teil des Neuen und wirkt auf die Vergangenheit wie andere aktuelle Ausschnitte des Universums; während des Lebens hingegen hat jede neue Handlung (jeder neue Schritt im Sinn von Strukturbildung) eine Rückwirkung auf die individuelle Vergangenheit; dadurch wird eine Lebensgeschichte umgestaltet, die nach ihrem Abschluß ein Teil einer umfassenderen Geschichte wird und deshalb allen Veränderungen unterliegt, welche durch die weitere Erstehung des Neuen in der Vergangenheit des Universums bewirkt werden.

Doch abgesehen von der Theorie Meads mag die Bedeutung, die hier dem letzten Lebensaugenblick zugeschrieben wird, auch im Widerspruch zu Grundannahmen der Psychologie stehen, namentlich zur Ansicht, daß die Grundstruktur der Persönlichkeit mit dem Ende der ödipalen Phase oder äußerstenfalls mit dem Ende der Pubertät fertig ausgebildet ist. Psychoanalytisches Wissen stammt hauptsächlich aus der Beobachtung von Menschen, deren Todesstunde noch in ferner Zukunft lag. Nur in wenigen Ausnahmefällen (Felix Deutsch 1936) wissen wir um die Vorgänge, die im hohen Alter und speziell während der Endphase vor dem Tod ablaufen können. Es besteht durchaus die Möglichkeit, daß manche Individuen angesichts des bevorstehenden Endes zu einer Strukturveränderung fähig werden, die sie über ihre frühere Daseinsebene hinaushebt. Die in Fall II beschriebene Patientin akzeptierte vor dem Sterben gewisse Verhaltensmuster des Ehepartners, die sie ihm viele Jahre zur Last gelegt hatte, und eine andere Patientin (Fall III) verzieh einem Verwandten, gegen den sie einen tiefsitzenden Groll gehegt hatte. Es bleibt jedoch ungeklärt, wie weit die Übertragungsbeziehung der Patientinnen zu mir auf diese Leistungen einen Einfluß hatte.

Immerhin besteht die Möglichkeit, daß in einigen Fällen das Ich kurz vor dem Tod sich selbst gegenüber toleranter wird und daher einen Grad von Harmonie erreicht, der ihm vorher fremd war (Felix Deutsch 1936). Mit anderen Worten, das Wissen oder auch nur das undeutliche Gefühl, daß das Ende naht, mag einigen Menschen die Möglichkeit geben, sozusagen beiseite zu treten und sich und bedeutende Ausschnitte ihres Lebens mit Demut und auch mit Einsicht in die Bedeutungslosigkeit so vieler Dinge zu betrachten, die man zu ernst nimmt, solange die Welt noch nahe ist und der Mensch mit seinen Leidenschaften mitten in ihr lebt. Es ist anzunehmen, daß für manche Menschen das letzte Wegstück dadurch an Bedeutung gewinnt, daß sie jetzt etwas erreichen, das vorher ihre Fähigkeiten überschritten hätte. In den soeben erwähnten Fällen war es eindrucksvoll, zu sehen, daß beide Patienten wie aus weiter Ferne Bereiche überschauen konnten, von denen sie bis dahin überwältigt worden waren. Wir können das als ein Leben *neben* der Welt beschreiben, während sie vorher *in* ihr gelebt hatten, und diese Leistung als einen Individuationsschritt betrachten, der ihnen vorher versagt geblieben war.

Natürlich ist es gegenwärtig nicht auszuschließen, daß bei weiteren Untersuchungen Fälle mit entgegengesetzter Tendenz zur Beobachtung gelangen werden. Die Tatsache, daß zu so vorgerückter Stunde spontane Schritte der Individuation vorkommen, widerspricht meiner Meinung nach nicht der psychoanalytischen Theorie. So wie die Pubertät infolge ihres Regressionspotentials eine teilweise Umformung der Persönlichkeit ermöglicht (Anna Freud 1936) — die starren Strukturen der Latenzperiode werden während dieser Phase oft gelockert und teilweise reorganisiert —, so mag auch das letzte Wegstück — wiederum mittels seines Regressionspotentials — gewisse Strukturen auflösen und so einen letzten Schritt vorwärts gestatten (Felix Deutsch 1936). Diese Errungenschaften haben natürlich im allgemeinen keine soziale Bedeutung, weil die Person keine Möglichkeit mehr hat, von ihnen Gebrauch zu machen. Vom Standpunkt einer rein pragmatischen Psychiatrie mögen also die Strukturveränderungen gegen das Ende hin lediglich klinische Einzeldaten darstellen, an denen über ihren theoretischen Wert hinaus wenig Interesse besteht. Wenn aber eine Psychiatrie die menschliche Individualität und deren Schicksale in den Mittelpunkt stellt, den Menschen ausschließlich unter dem Gesichtspunkt seines Daseins betrachtet und gesellschaftliche Werte als zweitrangig oder peripher einstuft, dann verdient das letzte Stück des Lebensweges ein einzigartiges Interesse. Ein Psychiater, der diese Art von Psychiatrie vertritt, findet hier die wichtige Aufgabe vor, dem Patienten beim Erlangen eines Höchstmaßes an Individuation zu helfen.

Der Psychiater steht hier vor einer schwerwiegenden Frage. Sollte er dem Prinzip „was vorbei ist, ist vorbei" folgen und sich ausschließlich um den friedlichen, das heißt schmerzlosen Tod des Patienten bemühen? Oder sollte er die letzten und unwandelbaren Konsequenzen aus der Erkenntnis jener Werte ziehen, die in der Individualität des Patienten enthalten sind? Die katholische Kirche folgt bekanntlich dem zweiten Prinzip. Da nach ihrer Auffassung das letzte Ziel des Menschen darin besteht, nicht im Zustand der Sünde vor seinem Schöpfer zu erscheinen, muß der Sterbende unter allen Umständen die Heiligen Sakramente empfangen — sogar dann, wenn der Patient dadurch des bevorstehenden Todes bewußt wird.

Ich weiß nicht, in wie vielen Fällen der Empfang der Heiligen Kommunion und der Krankenölung den Patienten innere Erleichterung verschafft. Ich möchte aber betonen, daß das religiöse Prinzip — ohne Rücksicht auf eine solche Statistik — von der weltlichen Psychiatrie nicht als objektiv gültig anerkannt werden kann. Der Zustand maximaler Individuation mag als modernes Äquivalent für den Zustand der Sündenlosigkeit beim abendländischen Menschen angesehen werden; nichtsdestoweniger kann das Ziel der maximalen Individuation niemals durch Zwangsmaßnahmen verfolgt werden, wie es in den Riten mancher Kirchen vorgesehen ist. Jene wenigen letzten Schritte zur Individuation, die gegen Ende des Lebens vielleicht möglich sind, mögen zur Glückseligkeit führen oder auch nicht; es bleibt unsicher, ob sie den Abschied vom Leben erleichtern. Weil man schwer vorhersagen kann, wie sich diese Schritte auf den Patienten auswirken werden, überläßt der Psychiater ihm die Führung und begnügt sich mit der Funktion des Begleiters. Natürlich kann ein Mensch durch den Prozeß der letzten, maximalen Individuation auch die Nichtigkeit seines vergangenen Lebens einsehen lernen; er kann entdecken, daß er einen Schatz verschleudert hat; er kann von tiefster Reue ergriffen werden. Aber in Verbindung mit der Toleranz, von der ich vorhin sprach, kann diese Einsicht zu einem Triumph der Individuation führen, und der abschließende Strukturierungsvorgang kann die Vergangenheit mit einem Sinngehalt ausstatten, den sie sonst niemals gewonnen hätte.

Wenn man von Maeds Philosophie absieht, darf man sagen, daß die Lebensgeschichte in jenem Augenblick erstarrt, in dem das Leben aufhört; dies allein würde den Augenblick des Todes zum wichtigsten im Leben machen. Davon gibt es aber eine bemerkenswerte Ausnahme, die ich kurz diskutieren möchte. Es gibt Menschen, deren Leben sich anscheinend in der Aufgabe erschöpft, den Weg für ihre Nachkommen vorzubereiten. Der Vater Goethes ist ein historisches Beispiel dafür. Eine Untersuchung seiner Biographie kann ohne weiteres den Nachweis erbringen, daß Aufgabe und Sinn seines Lebens sich darin erschöpften, die Form bereitzustellen, in der sich das großartige Leben seines Sohnes entfalten konnte.

In solchen Fällen ist der Augenblick des Todes vielleicht bedeutungslos. Hat ein derartiger Mensch einmal den Lebensrahmen für seine Nachkommen bereitgestellt, so ist der Sinn seines Lebens erfüllt und der Augenblick des Todes nur mehr soweit von Bedeutung, wie er sich auf die Nachkommen auswirkt. Vielleicht gilt dies für die Eltern aller Genies. Aber an dieser Stelle wird man mit Recht einwenden, daß der Bereich der reinen Psychologie zugunsten eines speziellen Faktors verlassen wurde.

Zahlreiche Menschen, deren Dasein für die Gemeinschaft besonders wichtig ist, opfern ihre individuelle Existenz einer sozialen Stellung. Wie Georg Simmel (1908) gezeigt hat, ist dieser Verzicht für bestimmte Berufsgruppen eine Vorbedingung; so tritt zum Beispiel bei einem Priester das individuelle Dasein in den Hintergrund; seine soziale Funktion wird zur vorgegebenen Form, in die seine Individualität einfließt. Ich stimme dieser Vorstellung Simmels bei. Wenn ein Priester seine Aufgabe erfüllen will, so muß sein Ich seine Identität aufgeben, und darin besteht sein bedeutsamstes Charakteristikum.

Die Beziehung des Daseins von Goethes Vater zu seinem Sohn hatte eine ganz andere Struktur. Er gab seine Identität nicht etwa auf, sondern betonte sie seinem Sohn gegenüber so stark, daß die meisten Biographen Goethes ihm den Vorwurf machten, er sei seinem Sohn mit zu großer Strenge begegnet — ein gründliches Mißverständnis der Funktion, die der Vater für das Leben des Sohnes ausübte. Dennoch ergibt sein Leben, psychologisch gesehen, nur in Verbindung mit der Stellung seines Sohnes auf dem Gipfel deutscher Kultur einen Sinn, denn dieser vollbrachte, was sein Vater vergeblich versucht und gelegentlich in kleinstem Maßstab verwirklicht hatte. Der Vater konnte — vielleicht mit einiger Berechtigung — sagen, er hätte mehr als sein Sohn erreicht, wenn ihn die Natur mit einer solchen Fülle von Talenten beschenkt hätte. Goethes Vater erlebte seinen Sohn also nicht nur als Ergänzung seiner eigenen Persönlichkeit, sondern als das Zentrum seines eigenen Lebens; der Psychologe sieht sich hier der Ausnahmesituation gegenüber, daß ein Mann von ausgeprägter Individualität seine Lebensgeschichte mit dem Tod nicht abschließt, sondern weiterhin mit der fortwährenden Schaffung kultureller Werte durch den Sohn bereichert. Ich glaube jedoch, solche Situationen treten so selten auf, daß man sagen kann, im allgemeinen erstarrt die Lebensgeschichte im Augenblick des Todes, und dieser Augenblick gibt rückwirkend allen früheren Augenblicken des Lebens ein unveränderliches Gepräge. Durch dieses selbstverständliche Prinzip erscheint die in unserer Zivilisation überwiegende Tendenz, den Menschen vor dem Wissen um den bevorstehenden Tod zu beschützen, in einem besonderen Licht. Wenn jemand ein unabhängiges Leben führte, selbst triviale Lebenssituationen individuell gestaltete, sich weigerte, das Leben als gegeben hinzunehmen und stattdessen versuchte, allen Lebensäußerungen Bewußtheit, Aufmerksamkeit und Verständnis entgegenzubringen, so könnte man von einem solchen Menschen erwarten, daß er die Vorstellung verabscheut, vom Tod überwältigt zu werden und ohne Vorwarnung aus dem Leben zu scheiden. Man wird jedoch nur selten eine Antwort hören, wie sie ein Patient kurz vor dem Tod auf die Frage, ob er ein Schmerzmittel wolle, gab: „Niemand soll mir meinen Tod rauben“ (Heim 1949). Das hellwache Erleben jedes einzelnen Schrittes, der näher an den Tod heranführt, die unbewußte Erfahrung des eigenen Todes bis zur letzten Sekunde, die noch Wahr-

nehmung und Bewußtsein erlaubt, würden den krönenden Triumph eines individuell gelebten Daseins darstellen. Dies würde als die einzige Art, wie der Mensch sterben sollte, angesehen werden, wenn der Individualismus wirklich als die allein angemessene Art der Lebensführung anerkannt und das Leben in allen seinen Manifestationen integriert würde, wozu natürlich auch der Tod und die Leiden des letzten Lebensabschnittes gehören. Aber wäre denn das letzte Wegstück des Lebens überhaupt mit Schmerzen verbunden, wenn man den Tod wirklich als Vorbedingung des Lebens verstünde? Ich kannte einen hervorragenden Menschen, der das Prinzip der Individuation außergewöhnlich weit verwirklicht hatte. Als er erkrankte, verlangte dieser Mann Auskünfte über die Art seines Leidens. Als ihm sein Freund, der auch sein Arzt war, mitteilte, daß eine bösartige Geschwulst bei ihm gefunden wurde, setzte er — unter stiller Bewunderung der Anwesenden — seine Mahlzeit mit sichtlichem Gleichmut fort. Nach der Operation jedoch entwickelte sich bei ihm eine Psychose.
Abgesehen von der Wirkung des Eingriffes selbst könnte man sich vorstellen, daß er dieser Belastung ohne nachfolgende Psychose standgehalten hätte, wenn er nicht über die Gefährlichkeit seiner Erkrankung Bescheid gewußt hätte. Es ist bemerkenswert, daß dieser Mann trotz seines Alters und seiner vertieften Lebenserfahrung noch immer voll von Rebellion gegen die Notwendigkeit des Todes war. Wir könnten ihn in Gegensatz zu Sokrates stellen, der den Tod (sogar aus der Hand seiner Zeitgenossen) entgegennahm und als logische Notwendigkeit akzeptierte, die kaum einen Einspruch verdiente.

8. Bemerkungen über die Rolle des Todes beim Homo sapiens

Mit der Aussage, der Mensch verfüge immer über ein unbewußtes Wissen um seinen bevorstehenden Tod — zumindest wenn innere Gründe ihn herbeiführen —, scheine ich in Widerspruch zu meiner Behauptung zu geraten, daß das Wissen um den bevorstehenden Tod bedeutende Auswirkungen auf die Psychopathologie haben kann. Meine Frage, ob man dem Patienten die Wahrheit über seinen körperlichen Zustand sagen soll, bezog sich aber nur darauf, ob ihm von außen ein Denkschema zur Verfügung gestellt werden soll, in welches er sein unbewußtes Wissen eintragen kann.
Man kann zwar nicht den empirischen Nachweis erbringen, daß ein der-

artiges unbewußtes Wissen in jedem Einzelfall vorhanden ist, muß es aber doch voraussetzen, soweit die geistige Luzidität des Patienten erhalten ist. In einigen Fällen konnte ich bemerken, daß Patienten aufhören, ihren Arzt nach Heilungsaussichten zu fragen, wenn sich ihr Zustand verschlechtert. In diesem Zusammhang soll einer weiteren überraschenden Beobachtung gedacht werden: Patienten mit seniler Demenz zeigen keine Todesfurcht; diese merkwürdige Erscheinung findet sich jedoch nur bei Patienten, deren Demenz ein von Wahnbildungen freies Stadium erreicht hat, also bei der Dementia senilis simplex. Ich kann an dieser Stelle nicht auf die Einzelheiten der Psychologie der Dementia senilis eingehen und will darüber nur sagen, daß sich das Fehlen der Todesangst zwangsläufig aus der Störung des Zeiterlebens ergibt, die der Krankheit zugrunde liegt.

Die bildhafte und affektive Repräsentanz der Zukunft ist durch den Krankheitsprozeß zerstört worden. Sobald jeglicher Sinn für die Zukunft erloschen ist, hat auch der Begriff des Todes keinen Sinn mehr. Das psychologisch Bedeutungslose kann nicht mehr Furcht erzeugen. Ein seniler Patient weint, wenn man ihm sagt, daß er operiert werden muß, lächelt aber, wenn man ihm mitteilt, daß er bald sterben wird. Die Aussicht auf Beschwerlichkeit und Schmerzen einer Operation (deren Bedeutung die Kategorie der Zukunft nicht voraussetzt) ruft beim senilen Patienten angemessene Gefühle hervor, während die viel ernstere Aussicht auf den Tod ihn ungerührt läßt, weil der Begriff auf ein bedeutungsloses Wort reduziert ist. Ein unbewußtes Wissen um den bevorstehenden Tod kann man in diesen Fällen nicht voraussetzen. Sollte sich herausstellen, daß alle Menschen, die lange genug leben, eine senile Demenz entwickeln, die ihnen Todeskampf und Todesangst erspart, dann wäre man berechtigt, die Dementia senilis als Schutzmaßnahme der Natur aufzufassen.

Todesangst wäre dann ein Gradmesser für das im Organismus noch vorhandene Lebenspotential; das heißt, solange der Mensch noch den Tod fürchtet, hätte er ein Anrecht auf Leben, weil seine Lebenslust noch nicht gestillt wäre. Beim senilen Patienten hat sich anscheinend ein Gleichgewichtszustand eingespielt, den der Eintritt des Todes nicht mehr stört. Man kann sagen, der senile Patient sei psychologisch tot, obwohl er biologisch ein lebender Organismus ist.

Demnach ist der Mensch in den frühen Phasen und vielleicht auch in der letzten Phase seiner Entwicklung nicht von Konflikten über seinen zukünftigen Tod belastet. In der Zwischenzeit kann er — sogar mit Erfolg — versuchen, die Konflikte, die durch das Wissen um seinen Tod gegeben sind, abzuwehren, so wie es Epikur getan hat: „Wenn ich bin, ist der Tod nicht; wenn der Tod ist, bin ich nicht; daher können wir nie etwas mit dem Tod zu tun haben.“ Hier wurde der Tod mit Hilfe der Logik fortgezaubert. — Anderseits mag der Tod dem Menschen auch psychisch furchtbar nahegehen, wie es Lessing geschah, der 1777, während seine Frau nach dem Tod ihres Neugeborenen vergeblich um ihr Leben kämpfte, einem Freund die folgenden Zeilen schrieb:

> „Ich ergreife den Augenblick, da meine Frau ganz ohne Besonnenheit liegt, um Ihnen für Ihren gütigen Anteil zu danken. Meine Freude war nur kurz. Und ich verlor ihn so ungern, diesen Sohn! Denn er hatte so viel Verstand! so viel Verstand! — Glauben sie nicht, daß die wenigen Stunden meiner Vaterschaft mich schon zu so einem Affen von Vater gemacht haben! Ich weiß, was ich sage. War es nicht Verstand, daß man ihn mit eisernen Zangen auf die Welt ziehen mußte? daß er so bald Unrat merkte? — War es nicht Verstand, daß er die erste Gelegenheit ergriff sich wieder davon zu machen? — Freilich zerrt mir der kleine Ruschelkopf auch die Mutter mit fort! — Denn noch ist wenig Hoffnung, daß ich sie behalten werde. Ich wollte es auch einmal so gut haben wie andere Menschen. Aber es ist mir schlecht bekommen.“
>
> (An J. J. Eschenburg; 31. Dezember 1777.)

Nur der Mensch scheint ein Wissen um den Tod zu besitzen. Seine nächsten Verwandten, die Affen, ignorieren das Phänomen. Zuckerman (1932) hat einen eindrucksvollen Bericht über das Sozialleben der Affen verfaßt. Wenn bei den Pavianen der Anführer und alleinige Besitzer der Weibchen Anzeichen von schwindender Überlegenheit merken läßt, brechen zwischen den Männchen bald sexuelle Kämpfe aus. Das begehrteste Weibchen, das im Mittelpunkt des Kampfes steht, wird dabei im Kampfgetümmel oft so gewalttätig behandelt, daß es seinen Verletzungen erliegt. Bemerkenswert ist dabei nun die Beobachtung, daß der Kampf um den Kadaver des Opfers weitertobt. Zuckerman beschreibt, wie der tote Körper um die Mitte gepackt und von seinen Besitzern umhergetragen, gepflegt, anogenital untersucht und oft begattet wird.

Die Pavianhorde Zuckermans könnte unschwer als Variante der Urhorde aufgefaßt werden, die Freud (1912/13) in „Totem und Tabu“ zu rekonstruieren suchte.

Während in der Geschichte der Urhorde der Tod und die Vorstellung vom Tod überragend wichtig sind, zeigt die Beobachtung von Affen, daß ihr Denken und Handeln von keinerlei Todesvorstellung belastet ist. Im Leben des Menschen bildet demnach nicht nur der Ödipuskomplex, sondern auch das Wissen um den Tod eine erschwerende Komplikation.

Ist es möglich, daß sich der Ödipuskomplex in Verbindung mit einem dunklen Wissen um den Tod bildet? Zumindest einige Berichte legen nahe, daß das Kind zu Beginn vielleicht weniger mit dem Rätsel beschäftigt ist, woher der Mensch komme, als mit der Frage, was mit ihm geschehen werde. Aus einer frühen psychoanalytischen Studie von C. G. Jung (1910) ergibt sich der Eindruck, als wäre das Forschen des Kindes nach den Tatsachen des Lebens davon ausgelöst worden, daß es die Zeichen des Alters bei der Großmutter bemerkte; ich frage mich, ob diese Reihenfolge nicht etwas Typisches enthalten mag. Das Problem des Todes übersteigt jedoch, wie Freud gezeigt hat, das geistige Fassungsvermögen des Kindes. Die äußerste Grenze seines Verstehens liegt beim Begriff des Abwesendseins, den eine viel weitere Distanz von der bitteren Realität des Todes trennt als jene, die die kindlichen prägenitalen und phallischen Vorstellungen über die Fortpflanzung von der biologischen Realität trennt. Eine subtilere Untersuchung könnte ergeben, daß die kindliche Erforschung der Fortpflanzungsvorgänge sich sekundär von einer vorangehenden und kurzdauernden Fragestellung über den Tod herleitet. Vielleicht wendet sich das Kind von dieser Frage ab, weil sie Grauen erregt und es meint, daß jeder mögliche Fortschritt dieser Erkundung völlig hoffnungslos sei und zur Verzweiflung führe. Hier findet man in der menschlichen Gedankenwelt ein Gegenstück zum oben erörterten Befund beim Tier. Während das Tier den Tod nicht kennt, kann der Mensch sich ihn nicht vorstellen, obwohl er von ihm weiß. Weil es keine unbewußte Vorstellung des Todes gibt, kann der Mensch sich nicht in den Zustand des Totseins versetzen, sondern ist gezwungen, sich mit Hilfe von Vorstellungen über äußere Umstände ein Bild von ihm zu machen. Allerdings gibt es Schizophrene oder dem schizophrenen Formenkreis nahestehende Persönlichkeiten, die behaupten, daß ihnen eine wahre Vorstellung des Totseins zugänglich sei, die sich nicht in der Vorstellung des Grabes oder des im Sarge Liegens oder dergleichen erschöpfe.

Vorstellungen über die libidinösen Funktionen und die Fortpflanzungsprozesse sind natürlich im Unbewußten reichlich vorhanden, und ihr Echo ist für das bewußte Vorstellungsleben laut und deutlich vernehmbar. Der Mensch fühlt sexuell-erotische Impulse unmittelbar; die Möglichkeit, sie zu meistern, ist in ihrem Auftreten jeweils schon enthalten. Die allmähliche Konvergenz des Lebens zum Tod ist im Unbewußten nicht repräsentiert (Bonaparte 1938), und dennoch muß der Tod als ein ‚donée' hingenommen werden, das sich dem Einfluß des Menschen entzieht. Faktoren dieser und anderer Art machen die Auseinandersetzung mit dem Tod zu einem für die meisten Menschen unlösbaren Problem. Das folgende Schema umfaßt bei weitem nicht die Vielzahl der psychologischen Probleme im Bereich des Todes, obwohl es biologisch richtig sein mag:

Wird ein Mensch geboren, so ist er dem Tod verfallen; es ist im Grunde erstaunlich, daß das Neugeborene, von der Natur gegen den Tod schlecht gewappnet, ganz vom guten Willen und der Klugheit seiner Umgebung abhängig, die Anfänge seines Daseins überhaupt überlebt. Es bedurfte der gesamten modernen Medizin, um dieses Überleben zu einem wahrscheinlichen Ereignis zu machen. Die starke Tendenz des Säuglings zum Tod deckt sich mit Freuds Theorie von der vollen Herrschaft des Todestriebs am Beginn des Lebens. Für kleine Kinder ist das Sterben nicht schwierig, es war bis vor kurzem nicht die Ausnahme, sondern die Regel. Ähnlich ist es in der Endphase der senilen Demenz. So neigt sich am Lebensanfang und am Lebensende (mit Ende ist hier ein Zustand der Erschöpfung des Lebenspotentials gemeint) der Organismus dem Tode zu und liefert sich ihm kampflos aus. Am Beginn mag die Ursache darin liegen, daß der Todestrieb noch nicht durch die Verschmelzung mit den libidinösen Trieben befriedet wurde, und am Ende möglicherweise darin, daß die wohltätige Wirkung der Lebenstriebe erschöpft ist und der Todestrieb wieder seine ursprüngliche Herrschaft antritt.
Zwischen diesen beiden weit auseinanderliegenden, aber dynamisch fast identischen Situationen läge eine Periode, in der der Tod nur als Fremdkörper — oder vom Standpunkt der Biologie, als ein vermeidbarer Unfall — in Erscheinung tritt, verursacht durch eine Komplikation von inneren oder äußeren Reizen, deren Qualität oder Quantität tödlich wirkt. Dieses einfache Schema wird in fast unabsehbarer Weise kompliziert durch die Bildung einer hoch differenzierten und komplexen Struktur, der Ichorganisation des Menschen. Es wird noch weiter kompliziert durch die aus dem Ödipuskomplex stammenden Tabus (die eine Schranke gegen Triebbefriedigung bilden) und das Wissen des Menschen um den Tod, das ihn als einzige Spezies zum Selbstmord befähigt. So sicher der Tod das Endergebnis des Lebens ist, so unsicher ist es, ob ein Mensch unfreiwillig oder freiwillig (durch Selbstmord) sterben wird. Brun (1953) machte in neuerer Zeit unter anderen Argumenten gegen die Freudsche Todestriebhypothese auch geltend, daß nur 0.63 Promille der Schweizer Erwachsenen ihr Leben durch Selbstmord beenden. Wenn die Häufigkeit des Selbstmordes ein Argument für oder gegen den Todestrieb wäre, dann wäre Freuds Theorie freilich von vornherein widerlegt. Tatsächlich ist jedoch die *Fähigkeit* des Menschen zum Selbstmord in Betracht zu ziehen, und diese Fähigkeit scheint universell zu sein. Mag auch der Selbstmord im allgemeinen ein seltenes Ereignis sein, er muß doch schon deshalb eine tiefe Bedeutung haben, weil von keinem Menschen mit Sicherheit ausgesagt werden kann, daß er ihn nicht begehen wird. Es mutet seltsam genug an, daß der Mensch nur in zwei Lebensabschnitten un-

fähig zum Selbstmord zu sein scheint, nämlich während der frühen Entwicklungsphase und in der oben erwähnten Phase der senilen Demenz, also gerade dann, wenn der Todestrieb nach der Theorie relativ mächtig ist. Die Ausbildung der Ichstruktur hat somit zwei Wirkungen: sie steigert die Fähigkeit zur Lebensverlängerung, und sie schafft die Möglichkeit der zielbewußten Selbstzerstörung des Organismus.

Potentielles Hinauszögern des Todes und potentiell vorzeitiger Tod durch Kurzschluß werden durch die selbe Struktur in das menschliche Leben eingeführt; diese Dichotomie ist typisch menschlich. Sie kann mit keiner Erscheinung bei anderen Spezies verglichen werden und bildet vielleicht die tiefste Konfliktebene des Homo sapiens. Die Häufigkeit, mit der der Konflikt zur Kurzschlußlösung führt, ist nicht ausschlaggebend. Wenn sie groß wäre, so hätten wir keine Gelegenheit, sie zu beobachten, weil der Mensch dann ausgestorben wäre. Der wesentliche Punkt ist, daß der Mensch Selbstmord begehen *kann* und das Potential zu dieser Handlung in jeder Person vorhanden ist. Zur Veringerung der Selbstmordgefahr finden wir sowohl eine Reihe psychobiologischer Schutzeinrichtungen — die fälschlich Selbsterhaltungstriebe genannt wurden (Heinz Hartmann 1948) — als auch kulturelle Selbstmordtabus. Manche Religionen erklären den Selbstmord zu einer der größten Sünden; in einigen Kulturen sind Selbstmordversuche strafbar. Der Reichtum an Sicherheitsvorkehrungen kultureller und biologischer Art vermittelt eine Vorstellung davon, wie stark die Neigung des Menschen sein muß, der Versuchung des Selbstmords zu erliegen. Ohne den Beitrag des Überichs zu berücksichtigen, kann man sagen, daß bei den meisten Fällen von Selbstmord zwei Faktoren in unterschiedlichen Kräfteverhältnissen zur Auswirkung kommen: (1.) Durch den Akt des Selbstmords wird fast immer eine andere Person psychologisch getötet (Freud 1909a, 1920b); allerdings wird mit der Ausführung eines Mordes wahrscheinlich auch ein psychologischer Selbstmord begangen (Alexander und Staub 1929). (2.) Durch Selbstmord erfolgt die Vereinigung oder Wiedervereinigung mit einem geliebten (wenn auch ambivalent geliebten) Objekt (Friedlander 1940, u. v. a.).

Man soll sich von der Gegensätzlichkeit dieser Faktoren nicht verwirren lassen. Es ist nicht leicht, den Lebensimpuls zu besiegen. Vielleicht muß das Ich die erotischen Triebe mit dem Versprechen einer höchsten Befriedigung überlisten, um die zur Ausführung der Selbstmordabsicht benötigte Kraft überhaupt aufzubringen. Das Versprechen oder die Aussicht der libidinösen Befriedigung hat anscheinend manche Beobachter dazu verleitet, die gleichzeitig wirksame destruktive Komponente der Selbstmordhandlung zu gering anzuschlagen. Nach klinischen Beobachtungen spielen Motive wie das

Verlangen nach Wiedergeburt (Schilder 1925), nach Sühne, oder — wie schon erwähnt — nach Vereinigung, gewöhnlich mit der präödipalen Mutter, eine große Rolle; diese Befunde zeigen aber nur, wie das Individuum handeln muß, um vorzeitig zu erreichen, wozu es auf jeden Fall bestimmt ist. Und dieser Punkt ist meiner Meinung nach ausschlaggebend. So befremdlich es klingen mag, der Selbstmord ist oft das Ergebnis einer Rebellion gegen den Tod.

Für viele Menschen, vielleicht sogar für die meisten, ist die Vorstellung, sterben zu müssen, unerträglich; sie reagieren auf diese Notwendigkeit, als wäre das Leben durch sie seines Sinnes und seiner Bedeutung beraubt. Sie glauben, mit dem Selbstmord den Tod überlistet zu haben, ähnlich wie ein zum Tode Verdammter den Scharfrichter und die Menge überlistet, indem er sein Leben durch Selbstmord endet. Die meisten Selbstmörder glauben meiner Meinung nach nicht wirklich, daß Selbstmord Sterben bedeutet. Sterben ist in ihren Augen etwas, das man erleidet und dem man passiv unterworfen wird; mit dem aktiven Vollzug wird es zum Triumph — als hätte das Ich seine Allmacht erwiesen, indem es die Kraft aufbrachte, das eigene Leben wegzuwerfen. Mit der Umwandlung von Passivität in scheinbare Aktivität führt das Ich das unerbittlichste Gebot der Natur aus und erhält sich dennoch die Illusion der Unabhängigkeit und Überwindung der Natur, wie wenn der Natur die Verkürzung eines Menschenlebens um ein Viertel, ein Drittel oder die Hälfte von Wichtigkeit wäre. Ein Aspekt des Naturgeschehens scheint die Vorsorge zu sein, daß vorhandenes Leben zugrunde geht und für neues Leben Platz geschaffen wird. Der Sprachgebrauch scheint die Überzeugung des Selbstmörders zu teilen; nach meinem Empfinden unterscheidet die Sprache zwischen „sterben" und „Selbstmord begehen". Die logische Analyse läßt natürlich in dieser Scheidung nur eine Qualifizierung der Form erkennen, in der der Tod erfolgte. Trotzdem haben wir ein vages Gefühl von Ungenauigkeit, wenn wir von einem Selbstmörder sagen, „er starb" — als bestünde ein wesentlicher Unterschied zwischen dem biologischen und dem selbst herbeigeführten Tod.

Die Reaktion der Gesellschaft auf den Selbstmord mag hier am Rande erwähnt werden. Ich war überrascht, als der Selbstmord eines alten Mannes, der lange Zeit sterbenskrank gewesen war und dessen natürlicher Tod niemanden überrascht hätte, bei seiner Umgebung ungewöhnlich starke Gefühle hervorrief. Manche sprachen von ihm, als hätte er eine Heldentat vollbracht, andere nahmen ihm seine exhibitionistische Vorgangsweise übel. Man war sich aber darüber einig, daß er schwer gelitten haben müsse, und das allgemeine Mitleid für ihn war viel tiefer, als wenn er der Krankheit erlegen wäre, die doch offensichtlich der Anlaß zum Selbstmord war. An diesem Beispiel kann die ambivalente Einstellung der Gesellschaft besonders deutlich beobachtet werden. Der Selbstmörder wird zum Helden und weckt dadurch ambivalente Reaktionen wie Ehrfurcht und Zorn. Weil er den Tod besiegte, wird er verehrt wie Empedokles; aber weil er vor dem Leben die Flucht ergriff, wird er getadelt. Diese Reaktionen sind irrational und spiegeln unsere unbewußten Einstellungen zum Selbstmord wider: unser Grauen vor ihm ebenso wie unsere Versuchung, ihn zu begehen. Die Verdammung des Selbstmords ist oft die Folge einer starken Versuchung. Ob Selbstmord immer aus schwerem Leid entspringt, weiß ich nicht; eine berühmte Gestalt wie Werther machte in der Schilderung Goethes furchtbare Leiden durch, und das Buch rührt zumindest uns Heutige stärker durch dieses Leid als durch das tragische Ende. Der entscheidende Faktor ist nicht die Häufigkeit oder Seltenheit des Selbstmords, sondern im Mittelpunkt der Untersuchung sollte stehen, daß jeder Mensch fast während seines ganzen Lebens die Fähigkeit besitzt, Selbstmord zu begehen. In Analysen wird dies deutlich erkennbar; man kann wohl sagen, daß man in jeder Analyse explizit oder implizit mit Selbstmordtendenzen des Patienten zu ringen hat (Federn 1929). Diese Tendenzen können jederzeit aktiviert werden; die positive Übertragung hält sie in Schwebe. Jeder Analytiker kennt diese Gefahr und nimmt darauf gerade in jenen Phasen Bedacht, in denen der analytische Prozeß sich beschleunigt und eine negative Übertragung erkennbar ist. Dann sind verfestigte Ichstrukturen nahe daran oder schon im Begriff, sich vorübergehend zu lockern, ein Prozeß, der das Ich bei seiner Aufgabe behindern mag, Ausfälle des Todestriebes, die gegen das Selbst gerichtet sind, zu parieren. Das unmittelbare Motiv zum Selbstmord im Einzelfall steht hier nicht zur Diskussion, sondern die klinische Tatsache, daß der Selbstmordimpuls bei fast jedem Patienten zu entdecken ist, wenn die analytische Untersuchung hinlänglich tief in seine Persönlichkeitsstruktur und Geschichte vorstößt. Dieser klinische Befund ist ein weiteres Indiz dafür, daß Freud mit dem Postulat des Todestriebes einer biologischen und psychologischen Wahrheit gerecht wird. So wie es im Organismus eine latente Krankheitsbereitschaft gibt, die sozusagen ständig auf die Chance zur Manifestierung wartet und durch das ausgedehnte Abwehrsystem des Organismus in Schach gehalten wird, so könnte es auch eine immer vorhandene latente Selbstmordbereitschaft geben, die unter gewöhnlichen Umständen blockiert wird und daher nur in Ausnahmesituationen zum Vorschein kommt. Und doch sieht man nur selten einen Fall, in dem der Patient mit jener Kraft und Ausdauer, mit der für gewöhnlich das Ich nach libidinöser oder aggressiver Triebbefriedigung strebt, bewußt dem Tod nachjagt. Eine Ausnahme bildet der melancholische Patient, der ganz unter der erdrückenden Bürde eines phantastisch aufgeblähten Überichs darniederliegt und immer bereit ist, einer entsprechend intensivierten Selbstdestruktion freien Lauf zu lassen. Er bietet allerdings ein so komplexes Bild, daß er nicht geeignet scheint, für eine entscheidende Diskussion des Todestriebes herangezogen zu werden. Ich habe einmal einen Patienten behandelt, der immer wieder versucht hatte, sich zu vergiften. Er litt nicht an Melancholie; von einem erfahrenen Kollegen wurde die Diagnose Schizophrenie gestellt. Obwohl ich dieser Diagnose nicht zustimmte, lag es mir fern, die Schwere des Zustandsbildes zu unterschätzen oder zu bestreiten.

Zu meiner größten Überraschung kam während der ganzen Zeit, in der der Patient bei mir in Behandlung stand, kein neuerlicher Selbstmordversuch vor. Sobald die Übertragung hergestellt war (und das geschah sehr bald), war der Selbstmordimpuls scheinbar wie weggeblasen. Es wurde recht wahrscheinlich, daß der Drang zum Selbstmord, der beinahe ein Zwang geworden war, infolge ungestillter Libido bestanden hatte und die lange Reihe der Selbstmordversuche als ein beständiges Liebeswerben zu betrachten war. Versuchter Selbstmord hatte hier den Stellenwert einer Perversion; der ganze Prozeß des selbstverursachten Einschlafens — das heißt, Sterbens — und Wiedergewecktwerdens war so stark erotisiert, daß eine Aggression gegen das Selbst kaum zu bemerken war. (Ich beschreibe damit nicht die Dynamik, die diesen Prozeß in Gang hielt, sondern das energetische Kräfteverhältnis des psychopathologischen Endproduktes.) Ich weiß nicht, ob nicht ein solches klinisches Bild das Argument Bruns gegen die Todestriebhypothese, daß eine leidenschaftliche Hingabe an den Tod niemals vorkomme, widerlegt. Ich selbst würde solche klinischen Beobachtungen nur zögernd zugunsten der Todestriebtheorie Freuds verwenden und bezweifle, daß die Beobachtung von ziemlich seltenen Perversionen das Hauptmotiv Freuds war. Ich meine eher, daß der Masochismus, der fast regelmäßig als Bodensatz neurotischer Symptome zum Vorschein kommt, eine Revision der Trieblehre viel nachdrücklicher erforderte.

Um dem Argument entgegenzutreten, daß die klinische Beobachtung im allgemeinen wenig von einem positiven Streben nach dem Tod zeige, möchte ich schließlich folgende Bemerkung machen, selbst wenn sie eine die Natur hypostasierende Form hat:

Die Natur brauchte im psychischen Apparat nicht erst besondere Einrichtungen schaffen, die das Ereignis des Todes garantieren. Da die Grundkräfte unbarmherzig im Sinne eines Spannungsausgleichs arbeiten, bestand sozusagen das Problem der Natur darin, eine Schutzeinrichtung gegen einen allzufrühen totalen Kräfteausgleich — den Tod — zu schaffen. Daraus folgt, daß in der klinischen Beobachtung überwiegend eine Fülle von

Mechanismen zur Unterstützung des Lebens sichtbar wird. Freuds Theorie des Todestriebes sollte den klinischen Beobachter eines normal entwickelten Erwachsenen erwarten lassen, daß er mannigfaltige Sicherheitsvorkehrungen gegen den Tod und eine Reihe von Einrichtungen zur Entladung aggressiver Energie in die Außenwelt vorfinden werde. Diese Erwartungen treffen auch tatsächlich ein. Das reiche Material über Selbstzerstörung, das klinisch vorgefunden wird, beruht bekanntlich auf der Rückstoßwirkung der Aggression, die ursprünglich zur Abfuhr gegen die Umwelt bestimmt war, aber infolge der weiteren Entwicklung des Ichs mit dem Einbau eines Überichs einer Richtungsumkehr unterlag.

9. Tod und Lustprinzip

Sobald ein Mensch zur Welt kommt, ist sein Tod gewiß; kein anderes Ereignis, an dem der Organismus sich psychisch und biologisch beteiligt, kann mit dieser Sicherheit vorausgesagt werden. Diese Aussage ist ein Gemeinplatz, hat aber weitreichende Konsequenzen.

Ist sie logisch falsch wie zum Beispiel die Aussage, daß morgen die Sonne aufgehen wird? Die Logiker verlangen mit Recht eine Präzisierung: die Sonne wird morgen aufgehen, wenn die gegenwärtigen astronomischen Bedingungen dann noch immer gelten. Diese Aussageform ist notwendig, wenn Prognosen sinnvoll sein sollen.

Es mag merkwürdig scheinen, aber die Voraussage des Todes bedarf keiner derartigen Qualifikation. 1935 hat F. C. S. Schiller die korrekte Widerlegung jenes altbekannten Syllogismus demonstriert, der zum Schluß „Sokrates ist sterblich" führt. Dennoch meine ich, der Tod des Sokrates konnte wie das Sterben jedes Lebewesens ohne einschränkende Qualifikation vorausgesagt werden, weil Leben und Tod verschiedene Aspekte desselben Prozesses sind. Merkwürdig mutet diese Erkenntnis nur an, weil das Ich sich den Zustand des eigenen Nichtseins nicht vorstellen kann. Die eigene Unsterblichkeit kann sehr wohl der Inhalt eines Gedankens, das Thema einer Phantasie sein. Man möchte sagen, der Mensch hat es nicht nötig, sich seinen Tod vorzustellen, weil er sich auf sein Eintreten verlassen kann. Wenn wir teleologisch denken wollen, besteht der tiefere Sinn dieser Unfähigkeit des Ichs darin, es vor der Gefahr der Todesvorstellung zu schützen; diese Gefahr bestünde in einer Lahmlegung der Gesamtfunktion des Ichs als Barriere gegen den vorzeitigen Erfolg des Todestriebs.

Würde der Mensch nicht viel öfter von der Möglichkeit, Hand an sich zu legen, Gebrauch machen, wenn er sich den Zustand des Totseins wirklich vorstellen könnte? Zwei berühmte Sätze enthalten eine Anspielung auf diese Möglichkeit. Sokrates sagt in der Apologie: Wenn du annimmst, daß es kein Bewußtsein gibt, sondern einen Schlaf wie den Schlaf dessen, der nicht einmal von Träumen gestört wird, dann wäre der Tod ein unsagbarer Gewinn. Damit bringt er die Idee zum Ausdruck, die Hamlet umgekehrt formuliert, wenn er über die Bindung des Menschen an das Leben nachdenkt: Schlafen, vielleicht auch träumen — da liegt der Hase im Pfeffer. Beide scheinen darin übereinzustimmen, daß die Vorstellung eines Zustandes der Bewußtlosigkeit und dessen Gleichsetzung mit dem Tod für den Menschen höchst anziehend wäre.

Sokrates und Hamlet lassen dabei für einen Augenblick die Grundtatsache außer acht, daß der Zustand des Totseins unvorstellbar ist. Das Ich wird anscheinend unter gewöhnlichen Umständen daran gehindert, nach einem Ziel zu streben, das zwar einen Denkinhalt bildet, nicht aber in der Phantasie vergegenwärtigt werden kann. Ich übergehe hier den energetischen Aspekt der Psychoanalyse und habe lediglich eine Grundtatsache der bewußten und vorbewußten Vorstellungswelt hervorgehoben, die das Ich daran hindert, sich dem Tod hinzugeben. Diese Betonung einer Abneigung des Ichs, nach dem Unvorstellbaren zu trachten, reizt zu dem Einwand, daß der Schlafzustand genausowenig vorstellbar ist, obwohl das Ich ihn nur allzugerne sucht. Der Schlaf tritt jedoch schon auf, ehe sich das Ich gebildet hat; außerdem kämpft das Kind, wie Anna Freud (1950) gezeigt hat, in einer bestimmten Phase der Ichentwicklung gegen den Schlaf an, nämlich wenn es beginnt, die Welt der Objekte wahrzunehmen und sich aktiv mit ihr zu beschäftigen.

Das Ich muß lernen, die biologische Funktion des Schlafes, die in den Anfängen seiner Entstehung bereits voll entwickelt ist, zu integrieren. Nur die Gewißheit des Ichs, daß es die Welt der Objekte nach dem Erwachen wiederfinden wird, gibt dem Schlaf den Charakter eines lustbetonten Prozesses. Tatsächlich führt der leiseste Zweifel am Wiederaufwachen noch beim Erwachsenen zu schweren Schlafstörungen (Fenichel 1942). Schließlich ist noch zu erwähnen, daß das Ich zur biologischen Funktion des Schlafes eine einzigartige Beziehung der Hilflosigkeit hat, wenn wir die künstliche Einverleibung von Schlafmitteln unberücksichtigt lassen. Während es die Befriedigung aller anderen biologischen Bedürfnisse mittels Anstrengung, Reiz oder Anregung aktiv unterstützen und fördern kann, vermag es zur Herbeiführung des Schlafs kaum anderes zu tun, als jene völlige Erschöpfung zu suchen, hinter der sich oft eine Selbstzerstörungstendenz verbirgt.

Die Einstellung des Ichs zum Tode erscheint zwiespältig. Der Tod kommt fast immer zu früh und zu spät zugleich — zu früh, weil das Ich kaum alle seine Möglichkeiten verwirklicht hat, und zu spät, weil das individuelle Leben nur ein Umweg war und endlich doch zu dem führt, was es am Anfang gewesen war: Nichtsein. Diese in den Gefühlen über den Tod enthaltene Antinomie spiegelt sich in der Symbolik, mit der der Mensch den Tod umgeben hat: Manchmal ist der Tod der Erlöser, manchmal der Rächer, dann wieder die Macht eines ungerechten Schicksals, das die Jungen umbringt und die Alten leiden läßt; zuweilen erblickt man im Tod den großen Demokraten, der keine sozialen Rangunterschiede kennt und weder den Reichen noch den König oder Papst verschont. Diese einander widersprechenden Gefühle über den Tod, die im Überfluß zu finden sind, seit das Christentum im Abendland Fuß gefaßt hat, sind aber nicht universell. Ein weniger differenziertes Ich weist den Gedanken an den Tod wahrscheinlich sofort und kompromißlos zurück, sobald er sich auf die eigene Person oder auf einen ohne Ambivalenz geliebten Menschen bezieht, begrüßt ihn aber — oft ohne Zögern oder Kompromiß — wenn er etwas Ichfremdes, den Fremdling, den Feind betrifft (Freud 1915a). Diese eindeutige Aufteilung der positiven und negativen Einstellungen zum Tod kann heute vielleicht gelegentlich noch bei Kindern gefunden werden; bei Erwachsenen ist sie selten, Schuldgefühle, gegenseitige Durchdringung von Liebe und Haß, Barrieren gegen ungehemmt aggressives Verhalten, auf die Entdeckungen der Wissenschaft zurückgehende tiefe Kränkungen des Narzißmus (Freud 1917) und viele andere Faktoren haben in den menschlichen Gefühlen gegenüber dem Tod ihre untilgbaren Spuren hinterlassen, obwohl auch das alte und ursprüngliche Grauen vor dem Tod noch immer spürbar ist. Über dieses Grauen setzt sich das Ich aber mit bemerkenswerter Leichtigkeit hinweg und riskiert seine eigene Zerstörung, wenn es darum geht, seine Ziele zu erreichen. Ehrgeiz, Wettbewerb, Sucht nach Prestige und Abenteuerlust veranlassen den Menschen nicht selten, sich extremen Gefahren auszusetzen. Man mag sich verwirrt die Frage stellen, worin denn der Gewinn wagemutiger Taten bestehen mag, bei denen die Wahrscheinlichkeit eines tödlichen Ausgangs so hoch ist. Ein bestimmtes Verhaltensmuster kehrt dabei immer wieder, so daß man geneigt sein mag, es als Regel anzusehen: Die Furcht vor der Kastration ist so groß, daß man lieber die Zerstörung des eigenen Selbst riskiert; überraschend oft scheint die Reaktion des Menschen zu lauten: lieber tot als kastriert.

Zwei Komponenten des Kastrationskomplexes spielen dabei eine Rolle. Der Besitz des Penis verspricht und garantiert das Erlebnis höchster Lust und gewährt zweitens narzißtische Befriedigung. Der soziale Bereich, in dem der Kastrationskomplex menschliches Handeln motiviert, ist überaus groß. Fast alle Situationen, in denen der Wettbewerb mit anderen oder das Erleiden einer Niederlage zu einem für das Ich unerträglichen inneren Zustand führt, sind genetisch Abkömmlinge des Kastrationskomplexes. Klinisch kann man Männer beobachten, die in der Beziehung zur Frau den Kastrationskomplex relativ gut überwunden haben, aber Männern gegenüber nach wie vor in seinem Bann stehen. Diese alltägliche Beobachtung bestätigt Freuds Beschreibung (1937) des Kastrationskomplexes als der Grundlage des stärksten Widerstandes in der Analyse des Mannes. Das komplexbildende Trauma ereignet sich bekanntlich, wenn der Knabe zu ahnen beginnt, daß es Wesen gibt, die keinen Penis besitzen, wenn er Größenvergleiche zwischen dem Organ erwachsener Männer und seinem eigenen anstellt und schließlich wünscht und/oder befürchtet, der Vater könnte aus ihm ein Mädchen machen und ihn sexuell dementsprechend behandeln. An dieser Stelle gerät ein tiefes sexuelles Verlangen mit einem narzißtischen Motiv (Stolz auf die Männlichkeit) in Konflikt (Freud 1918).

Die narzißtische Komponente des Kastrationskomplexes überschreitet dessen ursprünglichen Bereich und wird zu einer Hauptquelle des männlichen Narzißmus überhaupt. Seine späteren Erscheinungsformen sind so ausgeprägt, daß mancher Psychologe ihren Ursprung übersieht und die Hauptmotive des Menschen einzig vom Verlangen nach Prestige und Selbstachtung ableiten möchte. Manche Patienten sind so intensiv durch Prestigewerte motiviert, daß dahinter erst in einer langen und geduldigen Analyse auch der Kastrationskomplex (im engeren Sinn des Wortes, als biologischer Faktor) nachgewiesen werden kann. Es erscheint als merkwürdig und rätselhaft, daß so viele männliche Patienten ihr Leben aufs Spiel setzen, um sich zu bestätigen, daß sie ihren Konkurrenten überlegen seien; dasselbe Motiv läßt sich auch in den Biographien nichtneurotischer Patienten leicht finden. Kriminelle Patienten zerstören ohne Überlegung ihre ganze Zukunft, um sich (und in der Phantasie auch ihrer Umgebung) zu beweisen, daß sie dem Vater die Stirn bieten können und keine Angst vor ihm haben (Fenichel 1939).

Wenn der Kastrationskomplex überdurchschnittlich ausgeprägt ist, scheint die Vielfalt der sozialen Situationen, in denen er zum Vorschein kommt, unbegrenzt zu sein. Als psychologisches Gegenstück zu diesem Befund beim Mann findet sich die Beziehung der Frau zum Kind. Kinderlosigkeit oder Verlust eines Kindes führt bei den meisten Frauen zu ähnlichen Konfliktformen, wie sie beim Manne auftreten, wenn ihn ein Ereignis traumatisiert, das unbewußt als Kastration erlebt wird. Dieser Sachverhalt ist für die Diskussion der Psychologie des Todes von grundlegender Bedeutung. Ohne die Aussicht auf Lustgewinn ist der Mensch anscheinend nicht fähig, das Leben zu ertragen; wenn höchste Lust erlebt wird und das Ich fühlt, daß sie nicht überboten werden kann, findet man zugleich eine an Todesbereitschaft grenzende Gefühlshaltung.

Man gewinnt den Eindruck, daß der Mensch auf dem Gipfel des echten Orgasmus, wenn das Ich vorübergehend ausgelöscht scheint, und auch während der darauffolgenden kurzen Phase totaler Befriedigung, in der das Ich für äußere oder innere Reize fast unzugänglich ist, sich kampflos dem Tode auszuliefern bereit ist (Ferenczi 1924). Er denkt dann nicht mehr an die Zukunft; jede sinnvolle oder bedeutungsvolle Aktivität wird ihm unbegreiflich. Auf einer früheren Stufe der psychoanalytischen Theoriebildung spielte ein ähnliches Problem eine wichtige Rolle. Damals hob Freud (1905a) Situationen im Leben mancher Tiere hervor, die im Zustand der sexuellen Erregung zu einer leichten Beute werden. (Ich frage mich, wie weit die Hilflosigkeit im Schlaf dieselbe Gefahr heraufbeschwört. Einer Mitteilung Professor Frank A. Beachs aus dem Jahre 1965 zufolge war es bis dahin nicht gelungen, eine verläßliche Regel über die Beziehung zwischen Gefahr und Schlaf zu formulieren. Es scheint, daß Tiere im allgemeinen während des Schlafes geschützt sind [Hediger 1959].) Beim Menschen scheint diese biologische Situation als innerer psychischer Zustand wiederzukehren, wenn er das maximale Befriedigungsniveau erreicht, das potentiell in der Fähigkeit zum Orgasmus gegeben ist (Freud 1909c; Keiser 1949; Needles 1953). Diese Konstellation spiegelt sich auch in der Sprache. Ein spezielles Beispiel dafür ist John Donnes Gedicht „The Canonization“ (Die Heiligsprechung; Anm. d. Ü.). Cleanth Brooks (1947) bemerkt in seiner Interpretation des Gedichtes, daß „sterben“ im 16. und 17. Jahrhundert die Bedeutung von „den Vollzug des Liebesaktes erleben“ hat.

Neben den vielen anderen regelmäßig angeführten Faktoren scheint sich auch dieser so auszuwirken, daß die meisten Menschen in unserer Gesellschaft nicht den vollen orgastischen Höhepunkt erreichen; im Durchschnitt bleibt die Fähigkeit des Ichs, intensive Lust zu ertragen, weit hinter dem möglichen Höchstmaß zurück.

In ähnlicher Weise habe ich bei den wenigen Entbindungen, bei denen ich Zeuge war, eine kurze Phase beobachtet, in der die Frau von einem leidenschaftlichen, unvergleichlichen Triumphgefühl überwältigt wurde.

Auch hier hatte ich das Gefühl, daß in diesem Augenblick das Leben einen Höhepunkt erreicht hatte, von dem aus der Rest völlig bedeutungslos und nebensächlich erschien. In diesem Augenblick ist vielleicht auch eine Frau bereit, ohne Bedauern und Schmerz auf die Zukunft zu verzichten. Die Depression bei Wöchnerinnen mag (neben der Beteiligung von Aggression und Schuldgefühl) auch auf den biologischen Faktor zurückzuführen sein, daß die Frau, die gerade einem Kind das Leben geschenkt hat, den Höhepunkt ihrer schöpferischen Fähigkeit überschritten hat. Wie dem auch sei, die Binsenwahrheit, daß das Leben ohne Aussicht auf Lustgewinn unerträglich sei, enthält mancherlei psychologische Probleme. So verständlich es ist, daß nur die Aussicht auf Lustgewinn die Grundprozesse der Ichbildung in Gang hält, daß die Transformation des Lustprinzips zum Realitätsprinzip nur erfolgt, wenn sie das Versprechen künftiger, wenn auch aufgeschobener Lust einzulösen scheint, so schwierig ist es zu ermessen, warum das reife Ich, nachdem es die Grundbedingungen des Lebens integriert und die meisten großen Befriedigungen, die das Leben bietet, erfahren hat, noch immer die Hoffnung auf ein gewisses Maß an Lust braucht, um sein Dasein fortzusetzen. Ich spreche hier nicht von der Lust-Unlust-Relation beim Melancholiker, sondern von der Grundstruktur des Ich, die ihre Aufgabe nur erfüllt, wenn Lust gewonnen werden kann.

Die Leistungsfähigkeit des Ichs grenzt an das Unglaubliche; das Ich kann die härtesten Entbehrungen überstehen, seine Fähigkeit, Leid zu ertragen, ist fast grenzenlos; mit überragender Gewandtheit und Klugheit macht es die Realität seinen Zwecken dienstbar, und die schwersten Opfer schrecken es von der Erfüllung dieser Aufgabe nicht ab. Und doch setzen diese an Wunder grenzenden Leistungen die Hoffnung auf künftige Lust voraus. Zerbricht diese Hoffnung — sei sie nun illusionär oder realistisch —, so zerbricht auch die ganze Ichorganisation, und der Tod wird zum einzigen Ausweg, selbst wenn das biologische Lebenspotential noch immer groß ist.

Hier zeigt das Ich meiner Auffassung nach das letzte Relikt seines Ursprungs: es zeigt, daß es gänzlich und vollkommen den Trieben entstammt. Auch wenn es sich weitgehend das Realitätsprinzip zu eigen macht, wermag es diese letzte Grenze nicht zu überschreiten. So mancher hat sich gerühmt, es sei ihm gelungen, alle Quellen weltlicher Lust für sich zum Versiegen zu bringen und aller irdischen Minne zu entsagen, so daß sein ganzes Sinnen und Trachten nun in der Meditation und der Kontemplation Gottes aufgehe; und doch wüßte ich niemanden, der das Recht zur Behauptung hat, er könne ohne Lust leben. Der Zustand der höchsten Erhebung über die vertrauten irdischen Dinge und der äußersten Zuwendung zur Gottheit wird nämlich implizit zu einer größeren Lustquelle als jener, der dem Individuum vorher offenstand. Genauso gewannen auch die Stoiker und Kyniker der Antike, die den Verlockungen weltlicher Lüste den Rücken kehrten, Lust aus dem neuen Zustand angeblicher Gleichgültigkeit.

Die pathologische Depression wurde als klinischer Beweis für die Existenz eines Todestriebes herangezogen (Federn 1930; Weiss 1935). Ich halte diesen

Beweis nicht für schlüssig, weil die Wendung sadistischer Impulse gegen das Ich das klinische Bild so sehr kompliziert (Brun 1953). Ich vermute, die klinische Beobachtung, daß das funktionsfähige Ich der Lust bedarf und oft den Tod der Kastration vorzieht, liefert einen eindeutigeren Beweis als die Beobachtungsdaten bei melancholischen Patienten. Jones (1927a) hat in die psychoanalytische Terminologie den Begriff der *Aphanisis* eingeführt und bezeichnet mit ihm einen Zustand, in dem das Ich über die Kastration hinaus die Fähigkeit und damit die Möglichkeit zum sexuellen Genuß vollständig und natürlich für immer einbüßt. Am Begriff der Aphanisis gemessen wäre die Kastration nur ein teilweiser Verlust. Ich glaube, daß die Aphanisis ein wichtiger Begriff ist. Seine Herausarbeitung könnte zu einem besseren Verständnis der Repräsentation des Todes in den verschiedenen psychischen Systemen führen. Im Gegensatz zum Tod kann die Aphanisis im Unbewußten repräsentiert sein. Der am Wortschatz mancher Kulturen erhobene anthropologische Befund, daß in diesen Kulturen die Grenzlinie nicht zwischen Leben und Tod verläuft, sondern zwischen Gesundheit einerseits und Krankheit und Tod anderseits (Rivers 1911), mag diese Ansicht unterstützen. Aphanisis würde dann alle Zustände bezeichnen, in denen der Lustgewinn nicht mehr möglich ist, also Tod und schwere Krankheit.

Für den Zweck der nachfolgenden Überlegungen möchte ich den Ausdruck abweichend von Jones definieren; ich erweitere den Aphanisis-Begriff auf das Fehlen aller Lustmöglichkeiten, sexueller wie nichtsexueller, sowie auf das Fehlen aller Lust mit Ausnahme jener, die aus dem Penis gewonnen wird (und beschränke mich natürlich exklusiv auf die Psychologie des Mannes. Bei der Frau liegen viel kompliziertere und weniger gut durchschaubare Verhältnisse vor.)

Wir können dann folgende klinischen Möglichkeiten beschreiben:

(1.) Das Ich kann die Aphanisis in Kauf nehmen, um sich die Penislust zu erhalten; dieser Fall liegt gelegentlich bei Perversionen vor, bei denen das Ich von Schuldgefühlen gezwungen wird, alle Lust außer der verbotenen, zum Orgasmus führenden Perversion preiszugeben.

(2.) Das Ich kann, um der Aphanisis zu entgehen, die Kastration akzeptieren; um die Mehrzahl der übrigen Wege zum Lustgewinn offen zu halten, weicht es dem Druck der Schuldgefühle und gibt die genitale Betätigung auf.

(3.) Das Ich trachtet nach der Erhaltung aller Möglichkeiten des Lustgewinns und riskiert dabei die Aphanisis, das heißt, den Tod, um die Unversehrtheit des Penis und die Überlegenheit über andere Männer zu sichern. In solchen Fällen bedeutet Niederlage Kastration und gilt als schlimmer als der Tod.

Für unseren Gedankengang ist die dritte Möglichkeit besonders interessant. So unterschiedliche Bedeutungen der Tod in der Phantasie des Einzelnen annehmen kann, die klinische Beobachtung zeigt doch, daß oft gerade dann Kräfte mit hohem Selbstzerstörungspotential aktiviert werden, wenn eine Gefahr für die Unversehrtheit des Penis befürchtet wird.
Ich glaube, wir haben es hier mit denselben destruktiven Kräften zu tun, die sich auch regen würden, wenn das Ich ohne wirklichen Genuß oder Aussicht auf Lustgewinn arbeiten müßte. Ob der totale Mangel an Lust beziehungsweise an Aussicht auf Lustgewinn dann zum Selbstmord, zur Psychose oder zu lebensgefährlichen Handlungen führt, macht im Zusammenhang dieser Erörterung keinen Unterschied. Die Hauptsache ist die plötzliche Schädigung des Ichs, die durch etwas Triebhaftes bewirkt wird, sobald die Möglichkeit der Lust verschwindet oder zu verschwinden droht. Ich glaube, die klinische Erfahrung zwingt zu der Annahme, daß es eine der Aufgaben des Ichs ist, jene gleichsam toxischen Einwirkungen zu entgiften, die man an Patienten beobachten kann, wenn grundlegende Lustmechanismen zerstört oder mit Zerstörung bedroht werden.

10. Der Tod und die Bildung des Ichs

Ich möchte nochmals kurz zu Freuds zusammenfassender Konstruktion zurückkehren, nach der das Leben sich der unbelebten Materie abgerungen hat, indem noch unbekannte Reize auf die anorganische Substanz einwirkten. „Vielleicht war es ein Vorgang“, setzte Freud (1920a: S. 40) fort, „vorbildlich ähnlich jenem anderen, der in einer gewissen Schicht der lebenden Materie später das Bewußtsein entstehen ließ.“ Das würde bedeuten, daß auch jede psychische Neuerwerbung durch die Einwirkung äußerer Reize dem vorangehenden Zustand abgerungen wird. Es hat den Anschein, daß dieser Prozeß der Neuerwerbung unter Einwirkung äußerer Kräfte bis zu einem gewissen Grad auch tatsächlich auf jeder Stufe der Ichentwicklung stattfindet. Die dauernde Einwirkung der Umwelt auf die Triebe des Kindes schafft aus diesen allmählich ein Ich. Wenn dieser Vorgang auch von angeborenen Reifungsfaktoren wesentlich begünstigt wird (Heinz Hartmann 1939), so war doch das Ich noch nicht in gleicher Weise der lebenden Substanz abgerungen wie das Bewußtsein; daher müssen besondere Reize auf das Kind einwirken, die die Entstehung der Ichstruktur erzwingen. Bewußtsein gehört beim Menschen bereits zum Leben an sich. Das heißt, das

Bewußtsein ist zur Dauereinrichtung geworden, während die Ichstruktur von jedem Individuum aufs neue erworben werden muß und dazu eines speziellen Reizmusters bedarf.

Der Grundprozeß der Ichentwicklung mag die Theorie des Todestriebs jedenfalls mehr oder minder wahrscheinlich machen. Es ist passend, hier einen Philosophen zu zitieren, der die Frage aufwarf, wie weit der Einfluß des Todes auf die Entwicklung des Ichs gehen mag. Georg Simmel (1918) hat die Vermutung ausgesprochen, daß das Ich niemals seinen tatsächlichen Grad an Differenzierung erreicht hätte, wenn das einzelne Leben ohne Ende weiterginge und nicht in den Tod münden würde. Der Tod als Gegebenheit zwingt das Ich, zwischen dem Leben und dessen Inhalt zu unterscheiden — ein Gedankengang, der an Freuds (1915a) Idee erinnert, daß der Tod einer geliebten Person zur Unterscheidung von Leib und Seele führe (s. S. 31). Die Fähigkeit zur Differenzierung knüpft Simmel erstaunlicherweise an ein Grunderfordernis der Ichentwicklung, nämlich an die Notwendigkeit, Versagungen zu ertragen. Er schreibt:

> Die Unzulänglichkeit, die zwischen unseren Trieben und Vermögen einerseits und den realen Erfüllungen, inneren und äußeren, andererseits besteht, muß zu den Motiven für die Bildung des kontinuierlichen Ich gehören. Wenn unsere Wünsche sich immer restlos erfüllten, so würde mit dieser Erfüllung der Willensakt sterben und ein neuer, mit neuem Inhalte, würde beginnen, der innere Vorgang wäre mit seinem Verhältnis zur Wirklichkeit völlig erschöpft, das Ich würde sich aus dieser Verflechtung mit der Wirklichkeit, die es auf Schritt und Tritt begleitete, nicht herausheben. Dies aber geschieht, wenn der Wille seine Berührung mit der Wirklichkeit übersteht, weil sie ihn nicht stillt, wenn das wollende Ich noch da ist, wo die Wirklichkeit nicht mehr ist. Ein harmonisches, durchgängig befriedigendes Verhältnis zwischen Wille und Wirklichkeit würde das Ichbewußtsein viel mehr in sich einsaugen, würde das Ich in seinem Eigenverlauf viel weniger erkennbar machen. Das Nein und das Zuwenig der Außenwelt gegenüber unserem Willen läßt ihn über die Berührung mit ihr so hinauswirken, daß das Ich sich daran seiner Unabhängigkeit, vorallem aber der nur aus seinen eigenen Impulsen quellenden Kontinuität bewußt wird. (S. 110).

Betrachtet man diese Sätze unter dem energetischen Gesichtspunkt der Psychoanalyse, so heißt das, nur die Triebversagung könne jene Energie zur Verfügung stellen, mit deren Hilfe das Ich entstehen kann, und nur im Zustand der Versagung könne das Ich seiner selbst bewußt werden. Simmel hat völlig recht, wenn er dieses Grunderfordernis der Ichentwicklung für seine Diskussion des Todes heranzieht, denn dieser ist das letzte unüberwindliche Hindernis für jeden Willensakt, der nicht den Tod will. Beim Kind, dessen Organismus noch nicht von einer anpassungsfähigen Ichstruktur gesteuert wird, weckt jeder Fall von Triebversagung Aggressionen. Simmels Bemerkung ist für uns so wichtig, weil die Aggression ein notwendiges Zwischenglied in der Ereignisfolge ist, die zur Bildung von Ichstruktur führt. Das Ich wird anscheinend aus einem Aggregat zahlloser Versagungen errichtet; bei diesem Vorgang wird die durch Versagung erzeugte Aggression mit der frustrierten Triebforderung verschmolzen. Die beiden Komponenten — ungelöste libidinöse Spannung und durch Versagung geweckte Aggression — vereinigen sich und neutralisieren einander wohl auch. Dadurch kommt es zum Aufbau eines Reservoirs an neutralisierter Energie, das zur Bildung von Ichstruktur verwendet werden kann. Mit diesem Modell lassen sich einige archaische Ichdefekte approximativ veranschaulichen, wie man sie bei Patienten findet, deren früheste Entwicklung durch übermäßige Befriedigung oder übermäßige Versagung gekennzeichnet war. In diesen beiden Fällen kommt es zu einem relativen Mangel an einer der beiden energetischen Komponenten; der Neutralisierungsvorgang muß darunter leiden, und in der Folge wird eine entweder schwache oder fehlerhafte Ichstruktur bemerkbar. Ich nehme dabei nur auf eines der vielen Erfordernisse der Ichbildung (Hartmann, Kris, Loewenstein, 1946) Bezug. Bei der Darstellung der Metapsychologie des Prozesses, der beim Kind zur Unterscheidung von innerer und äußerer Realität führt — einem der Hauptschritte der Ichbildung — hat Freud (1915b) als entscheidenden Faktor in Betracht gezogen, daß der Erfolg von Handlungen unterschiedlich ist und sich danach richtet, ob die Unlustquelle außen oder innen liegt.

Mit anderen Worten, wenn die Reizquelle der Unlust *im* Kind liegt, läßt sich die resultierende Spannung keineswegs durch Flucht herabsetzen; wird die Unlust aber durch Umweltreize verursacht, so kann sich das Kind durch Flucht dieser Einwirkung entziehen.

Im oben erwähnten Schema sehen wir, wie ein Trieb daran gehindert wird, einen früheren Zustand der Befriedigung wiederherzustellen, und somit Unlust entstehen läßt, die ihrerseits Aggression weckt. Doch Aggression wogegen? Nicht gegen die Außenwelt; diese ist beim Säugling noch nicht psychisch repräsentiert. Die Aggression muß sich direkt gegen den Zustand der Unlust richten, der jedoch ein Teil des Kindes ist. Wir müssen also tatsächlich annehmen, daß Aggressionen, die vor der Differenzierungsfähigkeit zwischen außen und innen auftreten, gegen die eigene Person gerichtet werden; man kann die Situation mit der eines Hundes vergleichen; der an unempfindlich gemachten Partien seiner eigenen Haut nagt (von Uexküll

1926). Der Beobachter eines schreienden, strampelnden und um sich schlagenden Säuglings steht ganz unter dem Eindruck, daß er seine aggressive Energie gegen die Außenwelt richtet. Zieht man aber ernstlich in Betracht, daß die objektiv existierende Realität im Denken des Säuglings noch keinen Platz gefunden hat und solche Ausbrüche sich in einem geschlossenen psychischen System erschöpfen, so wird es denkbar, daß die Mobilisierung aggressiver Energie eine ganz andere Auswirkung zeitigt als die beim Erwachsenen übliche. Wenn ich hier die Frustration als Motor der frühen Ichbildung betont habe, soll deswegen nicht die Rolle der Befriedigung für die ontogenetische und vielleicht auch für die phylogenetische Entwicklung vernachlässigt werden. Bedenkt man, daß Freuds Theorie in der Aussage gipfelt, der Tod sei älter als das Leben, so kann man neben der Einwirkung äußerer Reize einen zusätzlichen inneren Faktor postulieren, der die Bildung von immer höher entwickelten Strukturen gefördert haben mag. Der Lustmechanismus in den allerersten lebenden Strukturen war noch gar nicht oder kaum entwickelt; neben der Wirkung äußerer Reize mag durchaus die Lustprämie, die höhere Strukturen gewähren, als Anreiz und Kompensation gewirkt haben, um das Leben weiter und weiter von seinen Ursprüngen wegzulocken (Ferenczi 1924). Jedenfalls gibt es keine Anzeichen für Lust- und Unlusterlebnisse bei Einzellern oder Pflanzen.

Diese Deutung der Theorie Freuds hat auch Schilder (1927) mit den Worten nahegelegt, es sei ein der Psychoanalyse immanenter Grundgedanke, den lebenden Organismus als Ausfaltung, oder wenn man will, als Symbol der Psyche zu betrachten. In seinen „Gedanken zur Naturphilosophie“ (1928: S. 84) spricht Schilder ganz deutlich den Gedanken aus, daß der Trieb sich sein Organ der Betätigung schafft — eine Vorstellung, die mit den heutigen Forschungsmethoden nicht bewiesen werden kann, aber einen großen theoretischen Wert hat und einer Tradition der Biologie folgt. Obwohl Freud (1920a) einen allgemeinen Drang zur Höherentwicklung in der Welt der Organismen nicht gelten läßt, glaube ich, man kann eine Konstruktion nicht unbesehen verwerfen, nach der die Libido, auf der Suche nach neuen und höherentwickelten Erfolgsorganen, einen wirksamen Beitrag zur Evolution geleistet haben könnte. Die Annahme, daß ein höherer Grad an Differenzierung auch zu einem steileren Gradienten der von libidinösen genitalen Prozessen eingeschlagenen Bahn führt, erscheint als gut gestützt (Ford und Beach 1951).

Wenn man von der Annahme ausgeht, daß eine (gleichzeitig gegen das Primärziel des Todestriebes gerichtete) Tendenz zum größeren Lustgewinn die Rolle eines Motors der Evolution spielt, würde man noch besser verstehen, daß das Ich zwangsläufig zusammenbricht, sobald alle potentiellen Wege

zum Lustgewinn blockiert sind. Konstruktionen, die man zur Veranschaulichung der frühen Stufen der Ichbildung heute noch nicht entbehren kann, scheinen somit nicht im Widerspruch zur Freudschen Todestriebhypothese zu stehen.
Darüber hinaus scheint mir die Psychopathologie im Bereich des Kastrationskomplexes mit ihren Verästelungen in der männlichen Persönlichkeit für diese Theorie nahezu beweiskräftig zu sein.

11. Bemerkungen über Identitätsgefühl und Umweltveränderung

Bei der Untersuchung der Psychologie des Handelns wird gewöhnlich die Aufmerksamkeit des Beobachters einerseits von der großen Vielfalt der Motive in Anspruch genommen, die den inneren Anreiz zum Handeln bilden, anderseits von der großen Vielfalt äußerer Reize und Reizmuster, die auf das Subjekt aktionsauslösend wirken. Das Wechselspiel zwischen inneren und äußeren Reizen, dessen Ergebnis in den einzelnen Handlungen zu beobachten ist, bildet in der Tat ein faszinierendes Problem.
Vielleicht übersehen wir aber, daß jenseits der großen Mannigfaltigkeit des äußeren und inneren Milieus zwei weitere Faktoren entdeckt werden können, die sich nicht ändern, sondern stabil bleiben, nämlich das Gefühl der Identität des Selbst und das Gefühl der Identität der Welt — wobei das erstere die Art anzeigt, in der das Subjekt sich selbst erlebt, und das letztere die Art, in der das Subjekt die Wirklichkeit erlebt.
Die Struktur dieser beiden Erlebniskategorien zeigt bemerkenswerte Parallelen. Obwohl sich der subjektive Inhalt des Ichs ständig verändert, ändert sich ein Faktor nicht, nämlich jener kaum beschreibbare Kern unseres Selbstgefühls, der uns die Gewißheit gibt, daß etwas in uns gleich bleibt, was immer uns auch zustoßen mag, und das alle Wechselschicksale etwas in uns nicht ändern können — daß das Subjekt im breiten Strom der Gefühle, Wahrnehmungen, Bilder und Handlungen, die sich von Zeitpunkt zu Zeitpunkt verschieben, mit sich identisch bleibt.
Ebenso verändern sich ständig auch die Ausschnitte der Realität, mit denen das Subjekt in Kontakt ist, sei es infolge seiner Tätigkeit oder aus anderen Gründen; dennoch hat das Subjekt das Gefühl, daß diese sich stetig wandelnde Welt mit sich identisch bleibt. Merkwürdigerweise sind die inneren und äußeren Veränderungen für die Aufrechterhaltung der beiden Identi-

tätsgefühle sogar unentbehrlich. Würde das Ich keine innere Veränderung empfinden, so würde es sehr bald das Gefühl der Identität verlieren, und mutatis mutandis gilt dies auch für die äußere Realität.

Fälle, in denen die Wirklichkeit so gründlich verändert erscheint, daß das Subjekt die Welt nicht mehr als identisch mit jener erlebt, die es zuvor gekannt hatte, will ich als Mutationen bezeichnen. Wir können dann klar umschriebene, ständig in der Umwelt ablaufende Veränderungen, die die Identität der äußeren Wirklichkeit nicht berühren, von Mutationen unterscheiden, die mit einer veränderten Identität der Welt im ganzen einhergehen.

Es ist naheliegend, nach den Quellen des Gefühls der Identität der Welt zu fragen. Zum Teil kann dieses Gefühl durch gewisse Realfaktoren nahegelegt werden. Die Welt ändert sich beträchtlich mit den Jahreszeiten und den Stunden des Tages, findet aber immer wieder den Weg zurück zu Erscheinungsformen, die sie früher schon hatte. Demnach scheint der Schluß gerechtfertigt, daß solche Änderungen nur die Oberflächenschicht der Realität erfassen, während der innere Aufbau im sichtbaren Wandel des bunten Stroms der Erscheinungen erhalten bleibt und die Realität daher ihre Identität beibehält.

Dieser Faktor trägt wohl (gemeinsam mit anderen äußeren Faktoren) wesentlich zum Gefühl der Identität der Welt bei; ich glaube aber nicht, daß äußere Faktoren hinlänglich erklären können, wie dieses Gefühl beim Menschen entsteht. Ich meine eher, daß erst das aufdämmernde Gefühl der *persönlichen* Identität die Entwicklung des Gefühls erlaubt, daß auch die äußere Wirklichkeit ihre Identität beibehält, wie immer der Mensch in sie eingreifen mag.

Jedenfalls kann man in vielen Fällen beobachten, daß das subjektive Gefühl, eine Mutation sei eingetreten, die Folgeerscheinung einer Schwächung des eigenen Identitätsgefühls ist. Ich möchte nur ein Beispiel anführen, weil es mir typisch zu sein scheint. Ältere Menschen klagen fast regelmäßig darüber, daß die Zeiten sich geändert haben, daß die jüngere Generation ganz anders sei, daß die Welt nicht mehr ist, was sie früher einmal war. Solche Bemerkungen sind in der Unfähigkeit des Subjektes verwurzelt, den Altersprozeß zu verarbeiten. Immer öfter findet das Subjekt im eigenen Inneren Erscheinungen vor, in denen es sein früheres Ich nicht mehr erkennen kann. Diese allmähliche Entfremdung des gegenwärtigen Ichs vom früheren, die große Vorliebe für das frühere Ich beim alternden Menschen, das zögernde Akzeptieren oder Integrieren des gegenwärtigen Ichs — diese Erscheinungen geben alten Menschen das Gefühl, daß die Welt einen Pozeß der Mutation durchlaufen habe oder durchlaufe. Bis zum Eintritt des Alters wirken derartige Veränderungen der Wirklichkeit gewöhnlich als Anreiz zu Handlungen oder führen zu allgemeinen Anpassungsreaktionen, nicht aber zu einem Mutationserlebnis.

Nach meinem Dafürhalten umfaßt das Gefühl der Identität der Welt mehr als ein Erkennen oder Wiedererkennen des Vertrauten im Unvertrauten. Selbst in Situationen, in denen das Subjekt den Einstrom völlig neuer Wahrnehmungen als verwirrend erlebt, braucht das Gefühl, man habe es mit derselben Welt zu tun, nicht beeinträchtigt zu sein.

Ebensowenig braucht das Subjekt sich in seinem augenblicklichen Zustand zu erkennen, um sich das Gefühl der eigenen Identität zu erhalten.

Beide Gefühle — Identität des Subjekts und Identität der Realität — reichen viel tiefer als jeder kognitive Prozeß. Man begegnet hier einer merkwürdigen Dichotomie. Das Gefühl der Identität der Welt gehört anscheinend zum unentbehrlichen Rüstzeug unserer täglichen Aktivitäten oder sogar des Handelns überhaupt. Hätten wir das Gefühl, daß unsere Handlungen die Identität der Welt aufheben und wir nach einer bestimmten Tat die vorher bekannte Welt nicht mehr vorfinden könnten, so wären wir wahrscheinlich zu dieser Tat nicht imstande. Wenn wir handeln, haben wir das Gefühl, daß wir nur in einen Teilaspekt der Welt eingreifen, der die Identität der Welt, wie wir sie kennen, nicht beeinträchtigt.

Dieses Ergebnis steht im Gegensatz zum wissenschaftlichen Weltbild, in dem sich die eine Welt kontinuierlich verändert und sich von einem Augenblick zum nächsten niemals gleicht. Damit wird das Gefühl der Identität der Welt ein für das Handeln unentbehrliches Bezugssystem, in dessen fast immer als selbstverständlich betrachteten Hintergrund die einzelnen Handlungen eingewoben werden — die eine Welt ist sozusagen die feste ruhende Plattform, die wir als Basis unserer täglichen Aktivitäten benötigen. Es ist möglich, daß bei Patienten mit Erkrankungen, die sie weitgehend handlungsunfähig machen — zum Beispiel Katatonie und schwerer Zwangsneurose —, das Gefühl der Identität der Welt verloren gegangen ist.

Wie dem auch sei, es gibt auch außerhalb des psychopathologischen Bereichs Situationen, in denen das Subjekt das Gefühl hat, die Welt habe eine Mutation durchgemacht. Das geschieht in der Regel, wenn es plötzlich und unvorbereitet mit dem Verlust einer sehr geliebten Person konfrontiert wird. Die Welt kann dann als grundlegend verschieden von ihrem früheren Zustand erscheinen, das Gefühl ihrer Identität beim Subjekt zumindest vorübergehend verloren gehen.

Es ist bemerkenswert, daß es hier nicht die Projektion einer Veränderung des subjektiven Identitätsgefühls ist, die das Gefühl einer Mutation bewirkt, sondern ein Ereignis in der Außenwelt. Der Tod des Liebesobjektes stellt für das Gefühl der Identität der Welt eine Bedrohung dar. Auch der plötzliche Verlust eines für unentbehrlich gehaltenen Besitztums kann ein Mutationserlebnis auslösen; ich glaube aber doch, daß zwischen diesem Typ von Mutation und dem Objektverlust durch den Tod letzten Endes eine Affinität des Erlebens besteht: In solchen Fällen läßt sich nämlich zeigen, daß der Besitzgegenstand ein symbolischer Ersatz für ein Liebesobjekt aus der Vergangenheit war.

Das Gefühl, daß der Tod eine Mutation bewirkt, fand einen bleibenden und folgenschweren Ausdruck in den Evangelien. Das Christentum beruht auf der Überzeugung, daß zwischen der Welt vor der Kreuzigung des Erlösers und jener danach ein wesentlicher Unterschied bestehe. Ebenso versucht die Religion auch mit Erfolg, die Bruchstelle im Ich des trauernden Hinterbliebenen, das Gefühl der Mutation, zu überbrücken, indem sie die Wiedervereinigung mit dem Verstorbenen in einem Leben nach dem Tod verspricht.

Wenn man die Rolle betrachtet, die das Gefühl der Identität der Welt im menschlichen Universum spielt, kann man darin ein neues Merkmal für traumatische Erlebnisse vermuten. Man kann annehmen, daß die Folgen eines Traumas beim Erwachsenen davon abhängen, wie weit es das Gefühl der Identität der Welt gefährdet oder tatsächlich ändert. Ein Teil der neurotischen Symptomatik mag die Aufgabe haben, die Mutation zu verleugnen und so eine Kontinuität zu simulieren, wo tatsächlich ein Kontinuitätsbruch erfolgt ist. Neben anderen Zwecken können neurotische Symptome auch der Vergewisserung dienen, daß die Vergangenheit mit der Gegenwart identisch sei.

Damit berühren wir ein Grundproblem der politischen Geschichte der westlichen Gesellschaft, in der der soziale Wandel eine Beschleunigung erfahren hat, die mit nichts, was die Menschheit bis dahin erlebte, verglichen werden kann.

Das Gefühl der Identität der Welt aufrechtzuerhalten, wird immer schwieriger. Das resultierende Gefühl der Diskontinuität ist eine Quelle der Bedrohung und Angst. Auch die immer deutlichere Anziehungskraft des Konservativismus und die daraus folgende Tendenz zu Diktaturen aller Art geht auf ein stilles Verlangen zurück, einem Entwicklungstempo Zügel anzulegen, das vom Individuum psychisch nicht mehr bewältigt werden kann. Doch dieses Verlangen nach der Gewißheit, daß zwischen Vergangenheit und Gegenwart kein Bruch liege, stammt aus dem Kampf gegen die Todesangst. Das Gefühl, daß Vergangenheit und Gegenwart identisch sind, impliziert die unbewußte Überzeugung, daß die Identität sich auch auf die Zukunft erstreckt. Es enthält die tröstliche Versicherung, daß das Ich gegen zukünf-

tige Vernichtung geschützt ist. Die Notwendigkeit, an die Identität von Vergangenheit und Gegenwart zu glauben, scheint sich dann akut zu zeigen, wenn der Mensch über längere Zeit extremer Gefahr ausgesetzt ist.
Bruno Bettelheim hat 1943 beschrieben, wie Häftlinge in Konzentrationslagern sich scheinbar sinnlose Sorgen darüber machen, daß sich bei ihnen zu Hause nichts ändern solle. Sie müssen sich in dieser Situation höchster Lebensgefahr anscheinend vergewissern, daß ein mit den stärksten Gefühlen geladener Bereich seine Identität beibehält. Dieser Bereich scheint als Inbegriff der Welt im ganzen gedient und mitgeholfen zu haben, das von der unmittelbaren Umgebung gelieferte Bild einer Mutation zu widerlegen.
Man beobachtet oft das Bedürfnis, die Stätten, an denen die frühe Kindheit verbracht wurde, zu besuchen. Findet ein solcher Besuch dann wirklich statt und stellt sich heraus, daß diese Stätten sich beträchtlich verändert haben oder sogar verschwunden sind, so erlebt man einen tiefen Schock. Ich kenne den Fall eines Mannes, der die Vertreibung aus der Heimat, die Umsiedlung in fremde Länder, selbst den Verlust eines Teiles seiner Familie gut überstanden hatte und vom vollen Gewahrwerden dieser Ereignisse erst erschüttert wurde, als er zu seinem Geburtshaus zurückkehrte und es vom Krieg zerstört fand.
Dann und nur dann erlebte er, daß seine Welt sich von Grund auf verändert hatte.
Man sieht also, daß im Menschen ein stiller Kampf um die ständige Vergewisserung abläuft, daß die Welt identisch bleibt. Die stärkste Gewißheit verschafft sich das Ich durch die Überzeugung, daß die Welt der Kindheit nicht unterging, sondern unverändert weiterbesteht. Diese besondere Stärkung des Gefühls der Identität der Welt erleichtert die Verleugnung des Todes sehr.
Ich habe hier hervorgehoben, daß durch die Angst vor dem Tode ein retardierendes, konservatives Element in das menschliche Leben und Handeln eingeführt wird; diese Darstellung würde einseitig bleiben, wenn ich nicht einen fast konträren Faktor betonen würde.
Das Erlebnis einer Welt, die durch den Tod eines tiefgeliebten Objektes verwandelt ist, das bewußte oder unbewußte Wissen um den kommenden Untergang des eigenen Ichs, die Bruchlinien, die die Kontinuität des Weltbildes aufheben, alle diese Faktoren führen dem Menschen vor Augen, in welchem Ausmaß die Welt verändert werden *kann*. Dabei bildet nun der Gedanke an den Tod einen intensiven Anreiz zum Handeln, und den Menschen verlangt es danach, aktiv herbeizuführen, was er passiv erleiden muß: Das Ziel, eine Mutation der Welt zu bewirken, wird sein oberster Ehrgeiz. Tatsächlich kann man historisch beobachten, daß die Taten des Menschen

umso kühner werden, je mehr sein Glaube an ein Leben nach dem Tode schwindet. Die Wissenschaft, die mehr als jede andere Doktrin den Menschen an der Existenz einer Seele zweifeln ließ, hat ihm zugleich die Mittel in die Hand gegeben, Welten fast nach Gutdünken zu zerstören und neu zu schaffen. Der Aktionsbereich des Menschen kann auf ein Minimum an Selbsterhaltung reduziert werden oder dieses sogar unterschreiten; oder er beginnt zu wuchern und weit über diesen kleinen Bereich hinauszuwachsen, bis er die Oberfläche des ganzen Planeten umfaßt und in das Dasein nahezu jedes einzelnen Mitmenschen eingreift.
Für die Selbsterhaltung kann eine solche hypertrophe Aktivität eine nicht geringe Gefahr darstellen. Aber bei jedem dieser Extreme spürt man, wie die Bedeutung des Todes den Menschen beeinflußt. Das menschliche Handeln scheint nach zwei Polen orientiert zu sein — nach der Erhaltung der Identität der Welt, um dem Tod auszuweichen, und nach der Mutation dieser Identität, um die Aussicht auf Schmerz in den Zustand der Lust zu verwandeln. Wenn das menschliche Dasein nicht dem Tode verfallen wäre, würde der Mensch vielleicht ein völlig inaktives Wesen werden.

12. Über Beethovens Totenmaske

Nach diesen Überlegungen zum Problem des Todes als einer im Organismus wirksamen Macht sollen Bemerkungen über den Augenblick des Sterbens folgen. Über dieses Thema ist viel geschrieben worden. Aus verständlichen Gründen hat der Augenblick des Todes immer Scheu eingeflößt und die Phantasie beflügelt. Ich nehme an, daß die meisten Berichte über Verklärungen oder verwandte Erscheinungen vor dem Tod den Charakter von Legenden haben. Obwohl die meisten Schilderungen der letzten Augenblicke des Lebens nach den Glaubensbedürfnissen der Urheber und der Nachwelt ausgeschmückt wurden, wäre es denkbar, daß in den letzten Stunden des Todeskampfes manchmal seelische Prozesse stattfinden, die wegen ihrer Einzigartigkeit eine Untersuchung verdienen.
Die Erforschung dieser Materie ist heutzutage schwieriger, weil die meisten Sterbenden unter der Einwirkung von Medikamenten stehen und daher nicht bei klarem Verstande sind. Der einzige Beitrag, den ich zu diesem Thema leisten möchte, ist eine Bemerkung über den unterschiedlichen Gesichtsausdruck bei Sterbenden oder Verstorbenen. Der Ausdruck friedlichen Schlafes scheint zu überwiegen. Es gibt aber eine Totenmaske, die zu einigen Über-

legungen Anlaß gibt. Ich spreche von der Totenmaske Beethovens, zu der es unter allen Totenmasken, die ich gesehen habe, kein Gegenstück gibt — auch nicht unter den Darstellungen des Gesichtsausdruckes Sterbender in der Plastik und Malerei. Es wäre nicht richtig, den Ausdruck als einen des Schmerzes, des Kummers, der Sorge oder des Todeskampfes zu beschreiben, obwohl jeder dieser Faktoren in gewissem Ausmaß daran beteiligt sein mag.

Nach meinem Empfinden drückt die Maske einen Zustand aus, bei dem die Lust, die Möglichkeit der Lust, die Hoffnung oder Aussicht auf Lust unwiderruflich verschwunden ist; das heißt, sie deutet auf den oben erwähnten Zustand hin, in dem meiner Meinung nach aus inneren Gründen der Tod eintreten oder der Selbstmord erfolgen muß. Wenn das menschliche Antlitz im Augenblick des Todes Schrecken, Furcht, Angst, Ekel, Verzweiflung oder Leid zeigt, so ist damit noch nicht das Stadium erreicht, das ich meine und dessen Manifestation ich im Ausdruck von Beethovens Totenmaske zu erkennen glaube. Alle diese Gefühle, so unerträglich und arm an Lust sie sein mögen, schließen die Möglichkeit der Lust nicht für alle Zeit aus. Wenn sie in größerer Intensität vorkommen, können sie den psychischen Apparat über das erträgliche Maß hinaus belasten; der psychische Apparat ist zu schwach, und diese Schwäche läßt den Tod eintreten. Der Ausdruck auf der Totenmaske Beethovens ist inkommensurabel mit Stärke oder Schwäche und zeigt einen Zustand an, der mit dem Dasein nicht vereinbar ist.

Manche Autoren haben versucht, diesen Ausdruck als Folgeerscheinung der Autopsie zu erklären.

Ein Betrachter der Totenmaske mag sich genötigt fühlen, eine Erklärung außerhalb des seelischen Bereichs zu suchen, weil ihm ein solches Gesicht einfach noch nicht begegnet ist. Obwohl in der abendländischen Kultur zahllose Versuche gemacht worden sind, den Gesichtsausdruck eines Toten festzuhalten, gelang es bemerkenswerterweise keinem einzigen Maler oder Bildhauer, einen solchen Ausdruck wiederzugeben. Die größten Künstler haben das Antlitz Christi oder der Märtyrer vor, während und nach dem Tode plastisch und malerisch dargestellt und sublime künstlerische Leistungen vollbracht. Trotz tiefster religiöser Hingabe ist aber in allen mir bekannten Darstellungen noch immer ein libidinöser Faktor erkennbar, und sei er auch nur eine Beimischung von Masochismus. Beethovens Totenmaske ist frei von dieser Zutat; alle Libido ist aus diesem Leben verschwunden, die Maske zeigt nicht mehr Schmerz, Trauer oder Verzweiflung, sondern nur mehr etwas, wofür die Sprache keinen Namen hat, weil es jenseits des menschlichen Lebens liegt. Versenkt man sich in den Anblick dieser Totenmaske, so gewinnt man den Eindruck, die Betrachtung jeder weiteren Skulptur eines menschlichen Antlitzes sei nun überflüssig geworden, weil hier das Letzte sichtbare Gestalt fand, was über den Menschen gesagt werden kann. Dieser Eindruck ist vielleicht von Interesse, wenn man an den endlosen Streit um Natur und Kunst in der Ästhetik denkt. Beim Anblick der Maske möchte man die Überlegenheit der Natur über alles, was Menschenhand hervorbringen kann, zugeben. (Auch könnte kein Künstler je eine solche Maske schaffen, weil es dem Lebenden ganz unmöglich ist, sich mit einem solchen Zustand zu identifizieren.) So lange der Mensch leiden kann, zehrt er dabei zwangsläufig von seinem immer vorhandenen Vorrat an Masochismus; das heißt, es wird automatisch auch Libido mobilisiert. Daß das menschliche Antlitz gerade im Fall Beethovens ein Stadium erreicht hat, das — soweit man dokumentieren kann — kein anderes menschliches Wesen je erlangte, ist ein Problem seiner Biographie. Mein persönlicher Eindruck ist, daß Beethovens Werk an die Grenze des Bereiches rührt, in dem menschliches Leben noch möglich ist, und es daher verständlich wäre, wenn er auch im eigenen Leben eine Grenze erreicht hätte, an der das menschliche Leben gewöhnlich zusammenzubrechen droht. Die zweite auffallende Besonderheit der Totenmaske ist ihre letzte Freiheit von Spuren der Liebe oder des Hasses. Liebe und Haß sind Zeichen der Beziehung zwischen Person und Welt; für dieses Gesicht jedoch ist die Welt verschwunden. Eine innere Macht ohne Beziehung zu irgendeinem Bereich der Außenwelt hat vom Menschen Besitz ergriffen. Was die mittelalterliche Kunst vergeblich mit der Symbolik des Totenschädels zum Ausdruck bringen wollte, ist hier Gestalt und Wirklichkeit geworden: die Verkörperung des Todes. Vielleicht wird eine künftige, psychologisch begabtere Epoche in dieser Maske einen Beweis dafür entdecken, daß der Todestrieb eine psychobiologische Realität ist.

Ich fühlte mich mit meiner Deutung der Totenmaske Beethovens sicherer, als ich auf den folgenden Absatz bei Sullivan (1927) stieß:

> Beethoven's work will live because of the permanent value, to the human race, of the experiences it communicates. These experiences are valuable because they are in the line of human development; they are experiences to which the race, in its evolutionary march, aspires [...] The great artist achieves a relative immortality because the experiences he deals with are as fundamental for humanity as are hunger, sex, and the succession of day and night. It does not follow that the experiences he communicates are elementary. They may belong to an order of consciousness that very few men have attained, but, in that case, they must be in the line of human development; we must feel them as prophetic. Beethoven's late music com-

municates experiences that very few people can normally possess. [. . .] They correspond to a spiritual synthesis which the race has not achieved but which, we may suppose, it is on the way to achieving.

(Das Werk Beethovens wird lebendig bleiben, weil die darin vermittelten Erfahrungen für die Menschheit von bleibendem Wert sind. Diese Erfahrungen sind wertvoll, weil sie auf der Entwicklungslinie des Menschen liegen — sie sind Erfahrungen, denen der Mensch auf der Laufbahn seiner Evolution zustrebt. [. . .] Der große Künstler erlangt relative Unsterblichkeit, weil die Erlebnisse, mit denen er sich beschäftigt, für die Menschheit ebenso wichtig sind wie Hunger und Sexualität oder die Abfolge von Tag und Nacht. Daraus ergibt sich nicht, daß die vermittelten Erlebnisse elementar sind. Sie mögen einer Bewußtseinskategorie angehören, in die nur wenige Menschen vorgestoßen sind; aber gerade dann müssen sie auf der Entwicklungslinie des Menschen liegen; wir empfinden sie als prophetisch. Beethovens Spätwerk vermittelt Erfahrungen, die normalerweise nur wenige besitzen können. [. . .] Sie entsprechen einer geistigen Synthese, die der Menschheit nicht gelang, aber doch mit der Zeit gelingen dürfte. — Anm. d. Ü.)

Dieser Aspekt von Beethovens Werk spiegelt sich auch im Ausdruck seiner Totenmaske, der jenseits der Grenze der Einfühlung liegt.

An dieser Stelle sollte noch angefügt werden, was Beethovens großer Vorgänger über seine Einstellung zum Tode sagte. Als man Mozart von der letzten Erkrankung seines Vaters berichtete, schrieb er am 4. April 1787:

„— da der Tod /:genau zu nemmen:/ der wahre Endzweck unsers Lebens ist, so habe ich mich seit ein Paar Jahren mit diesem wahren, besten freunde des Menschen so bekannt gemacht, daß sein Bild nicht allein nichts schreckendes mehr für mich hat, sondern recht viel beruhigendes und tröstendes! und ich dank meinem Gott, daß er mir das glück gegönnt hat mir die gelegenheit /:sie verstehen mich:/ zu verschaffen, ihn als den *schlüssel* zu unserer wahren Glücksēligkeit kennen zu lernen. — ich lege mich nie zu bette ohne zu bedenken, daß ich vielleicht /:so Jung als ich bin:/ den anderen Tag nicht mehr seyn werde — und es wird doch kein Mensch von allen die mich kennen sagen können daß ich im Umgange mürrisch oder traurig wäre — und für diese glückseeligkeit danke ich alle Tage meinem Schöpfer und wünsche sie vom Herzen Jedem meiner Mitmenschen.“

(W. J. Turner, 1938)

Wenn dies Mozarts wahre Einstellung zum Tode war, dann drängt sich der Gedanke auf, daß sie das genaue Gegenteil dessen darstellt, was nach meiner Überzeugung als Beethovens letzte Botschaft gelesen werden kann, die er der Welt mit der Maske seines toten Antlitzes hinterließ.

13. Tod und Selbsterhaltung

Bei einer Auseinandersetzung mit der Psychologie des Todes ist es unvermeidlich, den kollektiven Faktor einzuführen, der in diesem Bereich eine wesentlich andere Stellung einnimmt als in der Psychologie der Liebe. Während der Mensch in der heutigen abendländischen Gesellschaft mit der Bildung eines Ichs die volle Verantwortung dafür übernimmt, die Befriedigung seiner libidinösen Bedürfnisse zu steuern, wurde der Kampf gegen den Tod ihm seit langer Zeit aus der Hand genommen. Die Modernisierung der Gesellschaft hat diesen Vorgang beschleunigt und wird dies in einem nicht absehbaren Ausmaß wohl auch weiterhin tun. Der Mensch ist für seine Sicherheit immer weniger verantwortlich; die Verantwortung wurde von sozialen Institutionen übernommen. Wenn einem Menschen Lebensgefahr oder Vernichtung droht, soll ein einfacher Hilferuf an die zuständige Stelle genügen, um das frühere Äquilibrium der Sicherheit wiederherzustellen. Diese Auslieferung der Verantwortung für die Selbsterhaltung an die Gesellschaft hat heutzutage ein Ausmaß erreicht, das man selbst vor kurzer Zeit noch für unglaublich gehalten hätte. Praktisch jeder Erwachsene kann jederzeit aufhören, seine Verpflichtungen im Sinne der Selbsterhaltung zu erfüllen. Die Gesellschaft schließt die so entstandene Lücke und schafft für den Defekt Ersatz.

Es ist unvermeidlich, daß eine solche Entwicklung für die Persönlichkeit des modernen Menschen schwerwiegende Folgen hat. Am besten läßt sich dies im Zusammenhang mit dem Kampf des Menschen gegen die Krankheit darstellen.

In ihrer Urzeit hat die Gesellschaft für diese Aufgabe die besondere Instanz des Medizinmannes geschaffen; vielleicht hat es nie eine Phase gegeben, in der sich der Einzelne für seine Gesundheit voll verantwortlich fühlte. Wie dem auch sei, der prähistorische Medizinmann und der moderne Arzt können als zwei Extreme einer Technik gelten, die denselben Zweck verfolgt: die Wiederherstellung der Gesundheit als Zustand der Freiheit von körperlichen Leiden und Funktionsmängeln. Lassen wir den physischen Aspekt der beiden Techniken beiseite und beschränken uns auf die psychologische Betrachtungsweise, so sehen wir den meiner Meinung nach größten Unterschied zwischen der Teilnehme und Einbeziehung des Ichs in den therapeutischen Prozeß (beim primitiven Patienten) und anderseits der teilweisen oder vollständigen Ausschaltung des modernen Patienten aus dem Heilungsgeschehen (Ernst Simmel 1926). Man darf vielleicht sagen, daß der Patient der Frühzeit nicht gegen seinen Willen geheilt werden konnte. Damals mußte der Arzt dem Ich des Patienten einen Anreiz bieten, der den Heilungsvorgang in Gang setzt. Die moderne Medizin dagegen hat den Punkt erreicht, an dem die Wirkung mancher Heilmittel so genau berechnet werden kann, daß sie exakt auf die biologisch gestörte Funktion abgestimmt ist und die Persönlichkeit des Patienten aus dem Heilungsvorgang völlig eliminiert werden kann. Selbstverständlich gibt es auch heute noch Gebiete, auf denen der moderne Arzt wohl oder übel in die Fußstapfen seines Kollegen aus der Urzeit treten muß. Als anschauliches Beispiel dafür kann man die Behandlung des Magengeschwürs anführen. Morton Gill hat 1947 eindrucksvoll gezeigt, wie auf diese Krankheit nahezu jede therapeutische Maßnahme — auch die Injektion von Wasser — einen Heilungseffekt ausübt, sobald der Patienten Zutrauen zu ihr gefaßt hat, wogegen auch die sachkundigste Behandlung keinerlei Erfolg zeitigt, wenn der Patient kein Vertrauen zur Therapie hat. Obwohl es für die meisten Internisten ein Anathema darstellt, muß man daher der Folgerung einiger Autoren zustimmen, daß die Diätmaßnahmen, bei denen Milch die Hauptrolle spielt, deshalb so wohltuend wirken, weil sie ohne bewußte Absicht des Arztes gleichzeitig Phantasien befriedigen, wie sie die meisten Menschen über diese Flüssigkeit haben, der letzten Endes jedes menschliche Wesen sein Leben zu verdanken glaubt.

Aber das ist nur ein Beispiel für vereinzelte Ausnahmen von der sonst rein biologischen Methodik, die die moderne Medizin fast bis zur Perfektion entwickelt hat. Angesichts solcher Perfektion würde man eigentlich erwarten, daß der moderne Mensch sich ihrer auch erfreut; ein Glücksgefühl und eine neue *joie de vivre* sollten die Menschheit ergreifen, da doch die Befreiung von einer der größten Ängste, die unsere Vorfahren kannten, ungenützte Kraftreserven entbinden sollte. Aber der Psychiater merkt, daß alle Errungenschaften der modernen Medizin das Sterben für den Menschen nur schwieriger machen, und daß die Sorge um den Körper und dessen Krankheiten nicht nachgelassen hat, sondern vielleicht sogar größer wurde. So ist die Krankheit in der modernen Gesellschaft eher wichtiger als in früheren Zeiten, und das ist zweifellos ein paradoxer Effekt, den niemand erwartet hätte, der die jüngsten Fortschritte der Medizin voraus sah. Doch der Mensch scheint ein dunkles Ahnen um die Kräfte zu haben, die im Verborgenen immer bereit sind, sich in seinem Organismus zerstörerisch breit zu machen; alle Beruhigung, die man aus dem Studium neuester Lebenserwartungs- und Sterbestatistiken gewinnen kann, werden an der unverminderten Bedeutung der Krankheit im menschlichen Leben zunichte.

Die Bedeutung der organischen Krankheit ist noch nicht enträtselt. Sie scheint eine Notwendigkeit darzustellen; während man versucht ist, die Unvermeidlichkeit von Krankheiten des menschlichen Organismus mit der

Annahme eines Todestriebes in Beziehung zu setzen, kann dieses Argument doch nur im ersten Moment überzeugen, weil Krankheit so häufig den Beginn neuer gesunder Lebenskraft bedeutet. Ehrenberg (1923) hat gezeigt, daß das Lebenspotential nach einer Krankheit oft größer als zuvor ist; Krankheiten müssen den Organismus keineswegs immer dem Tode näherbringen, sondern können ihn — wie schon der einfache Tatbestand der erworbenen Immunität zeigt — auch hinausschieben.
Die Wirkung von Krankheiten auf die menschliche Kreativität steht außer Zweifel; Thomas Mann hat in seinem „Zauberberg" der Vorstellung, daß eine Krankheit zur Bereicherung des Lebens führen kann, dauernde Gestalt verliehen. Krankheit an sich vermag anscheinend ebenso dem Leben wie dem Tode zu dienen. Vielleicht besteht ihre letzte Aufgabe darin, dem Todestrieb eine zeitweilige Abfuhr zu ermöglichen, so daß das Leben wieder ungehindert weitergehen kann. Vielleicht würde der Mensch viel früher sterben, wenn im Leben kein Platz für die Krankheit bliebe. Vielleicht sollten wir Krankheit als katastrophenähnliche Regenerationsvorgänge ansehen, Revolutionen vergleichbar, die ebenfalls unentbehrliche Komplikationen der gesellschaftlichen Entwicklung sind, obwohl sie von den meisten Menschen verabscheut werden. Aber wie der ganze Staat im Verlauf einer Revolution durch den Prozeß, der ihn verjüngen sollte, zugrunde gerichtet werden kann, so mag auch Krankheit manchmal den ganzen Organismus zerstören, obwohl ihr eigentlicher Zweck darin bestanden haben könnte, dem Organismus eine neue Lebenschance zu verschaffen.

14. Bemerkungen über den Tod als psychisch determiniertes Ereignis

Der oben erwähnte historische Prozeß der zunehmenden Überantwortung von Selbsterhaltungsfunktionen des Ichs an gesellschaftliche Einrichtungen entspricht nicht einer freien Wahl des Ichs, sondern verläuft automatisch; der Prozeß geht unabänderlich weiter und endet vielleicht erst bei der Unterminierung und schließlichen Zerstörung der Gesellschaft. Meiner Meinung nach hat diese Entwicklung auch auf die vorherrschenden Auffassungen des Todesproblems Einfluß gehabt. Wenn man Instanzen außerhalb des Ichs für die Erhaltung des individuellen Lebens verantwortlich macht, kann ein vollständiger Zusammenbruch der Selbsterhaltungsfunktion, wie er beim Sterben eintritt, nicht kausal auf die Persönlichkeit des Individuums zurückgeführt werden. Folglich wird der Tod nur mehr dann als psychisches Ereignis akzeptiert, wenn er durch Selbstmord erfolgt. Meine Arbeitshypothese geht jedoch davon aus, daß ich den Tod in jeder möglichen Form als psychologisches Ereignis auffasse, das in der Lebensgeschichte des Individuums begründet und das Endergebnis seiner Indiviualität ist. Die vielen Argumente, die man gegen diesen extremen psychischen Determinismus geltend machen kann, sind mir vertraut. Worin sollte denn der Zusammenhang zwischen einer bestimmten Lebensgeschichte und — zum Beispiel — einer zufällig gelockerten Schraube an einem vorüberfahrenden Auto bestehen, wenn nicht lediglich darin, daß das Auto ins Schleudern gerät und den plötzlichen Tod eines Fußgängers verursacht? Gibt es nicht tausende solcher Fälle, in denen eine Verzögerung um wenige Sekunden, ein Schritt zur Rechten oder Linken den Tod verhindert hätte?

In einer Zeit, in der ein Mensch in Sekundenschnelle den Tod von Hunderttausenden auslösen kann, wenn eine Naturkatastrophe — Seuche, Flut, Erdbeben — Millionen in kurzer Zeit zu töten vermag, klingt eine Theorie doch wahrlich widersinnig, wenn sie in jedem solchen Fall dem einzelnen Todesopfer einen inneren Zustand unterstellt, der dieses letzte Schicksal hervorgebracht haben sollte, so daß der Tod nicht ein mechanischer Vorgang — ohne Bezug auf die verschiedenen Seelenzustände der Opfer zur Zeit der Katastrophe — wäre und nicht durch überindividuelle, unselektive Kräfte von außen in das Leben hineingetragen wurde, sondern der organische Abschluß der einzelnen Lebensgeschichte gewesen sein soll. Im Licht der historischen Gegebenheiten muß meine Annahme als törichter Mißbrauch des Prinzips des psychischen Determinismus erscheinen. Es mag ja sein, wird man sagen, daß die Wissenschaft einmal die Anwendbarkeit des Prinzips des psychischen Determinismus in allen Fällen beweisen wird, in denen der schicksalhafte Lebensabschluß in direktem Zusammenhang mit dem Leben des Einzelnen steht; es mag ja sein, daß der Tod infolge organischer Erkrankung immer aus der gesamten Lebensgeschichte erwächst; daß Unfälle mit persönlicher Beteiligung — etwa der Todessturz des Bergsteigers — immer die Folge einer aktiven Mitwirkung des Unbewußten an der Vorbereitung des tödlichen Endes sind; aber zu behaupten, daß ein Massensterben oder ein Unfall ohne denkbare unbewußte Beteiligung des Opfers dem selben Prinzip unterliege, hieße in die Psychologie des Todes ein Mysterium einführen, zum religiösen Dogma zurückkehren, zu der rührenden Feststellung, daß ohne den Willen des Vaters kein Spatz zu Boden falle.

Trotz dieser selbstverständlichen und daher auch überzeugenden Argumente schlage ich vor, die Frage erst dann zu entscheiden, wenn sie durch zuverlässige Forschung untersucht worden ist. Der Hausverstand — dem auch alle oben aufgezählten Argumente entspringen — ist von der Wissenschaft schon in Angelegenheiten von größerer Selbstverständlichkeit enttäuscht worden.

Die Frage ist noch in Schwebe; ihre Untersuchung fand noch nicht statt. Man kann das Problem zur Zeit nur spekulativ behandeln. Die Argumente *gegen* meine Annahme scheinen unschlagbar, und was für die Annahme spricht, macht keinen gewichtigen Eindruck. Der Mensch in all seiner Verletzlichkeit und konstitutionellen Schwäche gegenüber Naturgewalten, physikalischen und organischen Kräften, seiner Verwundbarkeit durch die organisierte Zerstörungslust und Feindseligkeit seiner Mitmenschen und der Gesellschaft, in der er leben muß, könnte dennoch der Herr seines Schicksals sein, ohne es zu wissen. Es gibt noch immer die schwache Möglichkeit, daß der Mensch erst sterben kann, wenn seine Lebenskraft sich erschöpft hat oder eine innere Komplikation sein Ich dazu zwingt, die Waage auf die Seite der allzeit bereiten inneren Zerstörungskräfte sinken zu lassen. Wenn wir die Biographie der Lebenden klinisch studieren, beobachten wir in endloser Monotonie, daß die Verantwortung für ihre Leiden und Erfolge, Schmerzen und Freuden, Niederlagen und Triumphe letzten Endes irgendwo in jenem Wechselspiel der verschiedenen psychobiologischen Kräfte liegt, das wir die menschliche Person nennen; wir sehen, daß die Realität, so oft sie für kurze oder lange Zeit die Entfaltung der Persönlichkeit hintanzuhalten scheint, dabei im geheimen mit der Person, ihrem Opfer, konspiriert hat. Sollen wir dann gerade beim ausschlaggebenden und endgültig letzten Ereignis des Lebens eine Ausnahme gelten lassen und sagen, hier kommt es manchmal nur auf die äußeren Umstände an, hier erfolgt der Tod manchmal zu einem Zeitpunkt, der in keiner Weise davon abhängt, wer der betroffene Mensch war oder noch werden könnte? Vielleicht sind Leben und Tod wirklich so eingerichtet; aber ehe wir uns auf die eine oder andere Antwort festlegen, soll klargestellt sein, daß beide Standpunkte zur Zeit nur aus Vorurteilen stammen, denn die Wissenschaft hat sich bisher von der Psychologie des Todes ferngehalten. Allerdings scheint es schwierig zu sein, in dieser Frage, die unsere persönlichsten Gefühle berührt, die Antwort aufzuschieben; aber gerade das sollten kluge Menschen tun, wenn die empirische Untersuchung noch nicht die Fakten ausgegraben hat, auf denen ein rationales Urteil beruhen soll.

Ich frage mich, ob es nicht für die Entwicklung einer echten Psychologie des Todes bis zu einem gewissen Grad notwendig sein mag, daß man von der axiomatischen Annahme ausgeht, der Tod sei beim Menschen immer das Endprodukt seiner gesamten Lebensgeschichte und könne niemals frei von Bezügen zur dynamischen Konstellation innerhalb der Persönlichkeit sein

(Wilder 1937); das heißt, was vorerst als Unfall imponiert, dessen physikalische Wirkung das Leben beendet, ist nur der unmittelbare Anlaß, der als auslösendes Moment in den breiten Strom der Schicksale des Todestriebs eingebettet ist. Der Todestrieb und die Stärke der Abwehreinrichtungen gegen ihn würden dann das Endergebnis bestimmen.
Wie jemand angesichts des Todes erkennen kann, daß dieser Tod in den Strom des Unbewußtene ingebettet ist und in einer persönlichen Weise zum Sterbenden gehört, möchte ich mit einem Beispiel illustrieren (Pölchau 1949). Vor der Hinrichtung durch die Nationalsozialisten schrieb der Neurologe und Psychiater Dr. John Rittmeister im letzten Brief an seine Frau:

> Ist nicht dieser Lebensabschluß doch vielleicht der richtige, vom Unbewußten gewollte und gemeinte, ich der ich schon mit fünfzehn Jahren von Giordano Brunos Schicksal und Sterben schwer beeindruckt wurde? Auch mein Leben war ein Ringen um Erkenntnis, Sinn und um eine Idee, in erster Linie, [. . .] (Aus: H. Pölchau, Die letzten Stunden. S. 78.)

15. Der Tod und die Masse

Vielleicht fordert die hier vorgelegte Theorie nicht mehr so viel Widerspruch durch den gesunden Menschenverstand heraus, wenn man sie auf die Begegnung des Menschen mit dem Tod in gewissen historischen Konstellationen anwendet. Die Zusammenarbeit des Individuums mit der Tendenz der Geschichte — oder sein Widerstand gegen sie — wurde noch kaum studiert. Die historische Überlieferung schildert nur die Gesamtwirkung von Myriaden individueller Aktionen. Wie aber diese individuellen Aktionen in das historische Gesamtgeschehen passen, ist meines Wissens nicht bekannt. Im Rahmen dieser Einleitung sind besonders jene historischen Perioden interessant, in denen das Gefühl des drohenden Todes universell wurde und anscheinend von fast allen Mitgliedern der Gesellschaft übernommen worden ist. Wie ein Zwangsneurotiker unter dem Einfluß seiner abergläubischen Befürchtungen, so steht die abendländische Gesellschaft im Bann der Idee des *Jahrtausends.* Als das erste Jahrtausend nach Christi Geburt zu Ende ging, wurde der abendländische Mensch von Angst und Hoffnung bezüglich der Wiederkehr des Herrn ergriffen. Man sah das Ende der Welt und damit das Ende der Menschheit. Mit dem näherrückenden Ende des zweiten Jahrtausends breitet sich abermals die Überzeugung aus, daß die

Tage des Menschen gezählt seien; diesmal werde sein Ende durch seinen eigenen Erfindungsreichtum vorbereitet. Vergleicht man diese Betrachtungsweise mit den Gefühlen, die ein Jahrtausend zuvor im abendländischen Menschen überhand nahmen, so muß man zugeben, daß die Furcht vor der Atombombe — wenn sie auch einen rationalen, realistischen Aspekt hat — eine Rationalisierung enthält.

Pünktlich wie die Uhr, fast voraussagbar, ist die selbe Furcht zu einer Zeit wiedergekehrt, die der abendländischen Zahlenmystik entspricht. Anscheinend werden Gesellschaften periodisch von einer allgemeinen Furcht vor dem Massentod heimgesucht. Sind dann die individuellen Darsteller auf der Bühne der Geschichte für den Tod besonders anfällig? Werden wir bis in die tiefsten Persönlichkeitsschichten von einem historischen Gefühlsklima angesteckt? Abermals schweigt die Wissenchaft; wir müssen zu Annahmen und Unterstellungen Zuflucht nehmen. Man kann das Thema des drohenden Massentodes, die Phantasien von der Ausrottung der Menschheit nicht verlassen, ohne an eines der überraschendsten und rätselhaftesten Massenphänomene zu denken: die reich dokumentierte Selbstzerstörungstendenz der Massen. Dieses Phänomen gehört zwar zum Studiengebiet der Geschichte und Soziologie; es kann aber auch in unseren Überlegungen einen rechtmäßigen Platz beanspruchen, weil man trotz aller berechtigten Vorbehalte sagen darf, daß die gesellschaftliche Selbstzerstörung sich aus einer Akkumulation individueller Tendenzen der Mitglieder der Gesellschaft ergibt.

Die markanteste Symbolisierung der Selbstzerstörungstendenz ganzer Gesellschaften ist in der abendländischen Vorstellungswelt die Gestalt der Kassandra; sie sagte voraus, daß Troja fallen werde, wenn die Trojaner ihren Impulsen folgten, fand aber kein Gehör und wurde für wahnsinnig gehalten. Im Gegensatz zur griechischen Mythologie mußte Christus verraten und gekreuzigt werden, um die Voraussagen der Propheten zu erfüllen.

Der Kassandra-Mythos eignet sich besser als die christliche Eschatologie für eine Diskussion der Realität der Massenpsychologie; der Mythos berichtet, daß die mehr oder weniger undifferenzierte Masse, gelenkt von skrupellosen Führern, ihr Gewicht auf die Schale des Irrtums und der Verkennung der Lage warf, Kassandras vernünftige Warnung in den Wind schlug und den fatalen Fehler beging, der im Lauf der Geschichte bis zum Überdruß wiederholt wird, aber — wenn ich mich nicht irre — besonders häufig in der Geschichte des Abendlandes gemacht wurde.

Es ist merkwürdig, daß gerade die Geschichte der Massen die Macht des Todestriebes besonders klar und eindringlich vor Augen führt. Ich frage mich, ob sich diejenigen, die so dringend nach direkten klinischen Beweisen für diesen Trieb rufen, vielleicht zufrieden geben würden, wenn sie sich mit dem unter diesem Gesichtspunkt gesammelten und dargestellten Material über das Massenverhalten konfrontiert sähen. Sie würden wohl einwenden, daß die Massenmitglieder zum Handeln gezwungen sind, ohne Einsicht in die höchst komplexen Situationen zu besitzen, und daher demjenigen folgen müssen, der am meisten verspricht, gewöhnlich also dem skrupellosesten Führer. Was die Mitglieder der Masse wünschen, ist die kollektive Macht mit der sich aus ihr ergebenden Sicherheit für die Befriedigung eigener Bedürfnisse. Wenn die Entscheidungen des Tages auf rationale Weise zustande kommen sollten, müßte jedes Mitglied soviel Zeit für die Sammlung von Daten aufwenden, daß der soziale Prozeß als solcher zum Stillstand kommen würde. Man wird auch sagen, daß soziale Entscheidungen von historischer Bedeutung auf rationale Weise überhaupt nicht zustande kommen können, weil es keine Wissenschaft der Geschichte in jenem Sinne gibt, in dem die Naturwissenschaften Voraussagen auf empirischer Grundlage gestatten.

Man könnte sagen, daß bei historischen Entscheidungen jeder auf Grund von Vorurteilen vorgehen muß, ob sie nun irrational motiviert sind (wenn die Gefühle der Masse voll zur Wirkung kommen), oder rational (wenn die Entscheidung auf dem Studium von Tatsachen beruht); der Unterschied besteht allein darin, daß es im einen Fall ganz offen geschieht und leicht zu beobachten ist, im anderen erst bei näherer Untersuchung feststellbar wird. Die Menschheit hat noch kein Bezugssystem gefunden, das der Voraussage der wahrscheinlichen Folgen spezifischer Maßnahmen zu Grunde gelegt werden kann. Daher ist die Entscheidung über historisch-politische Vorgangsweisen ein Bereich, in dem sich die Wirkung von Triebvorgängen beobachten läßt.

Immer, wenn es der Menschheit gelingt, die wahrscheinlichen Folgen von Handlungen herauszufinden und diesen Befund im Verhalten zu berücksichtigen, wird dadurch zugleich in Triebvorgang verschleiert. Das Triebgeschehen setzt sich fort, entzieht sich aber nun der direkten Beobachtung. Das ist übrigens einer der Gründe, warum so viele Entdeckungen Freuds in jenen Gesellschaften direkt beobachtet werden können, deren Verhalten von der Wissenschaft nur wenig beeinflußt wird. Man wird sich die Frage stellen, ob es denn außer dem triebhaften und wissenschaftlichen Verhalten nicht eine dritte Möglichkeit gebe. Das ist natürlich der Fall; aber wissenschaftlich begründetes Verhalten unterscheidet sich von jedem anderen gerade durch den Umstand, daß hier die Wirkung es Triebhaften auf die Verhaltensweise nicht direkt erkannt werden kann, gleichgültig wie das wissenschaftliche Verhalten in Wirklichkeit motiviert sein mag und welche Triebe sich darin entladen mögen; in allen anderen (nichtwissenschaftlichen) Verhaltensmustern bleibt der Triebfaktor mehr oder weniger deutlich erkennbar. Betrachtet man nun die Richtungen, die das Massenverhalten einschlagen kann, so darf man ohne Bedenken annehmen, daß das Massenverhalten gelegentlich auch mit den von der Wissenschaft nahegelegten Anweisungen — wenn solche vorhanden sind — koindizieren kann. Weil Massenaktionen aber so oft zur Selbstzerstörung geführt haben, glaube ich, daß trotz des Verlangens nach Macht, Sicherheit und Befriedigung im Massenverhalten vorwiegend selbstzerstörende Triebkräfte zur Auswirkung gelangen. Es ist überraschend, aus der Geschichte zu lernen, wie oft gerade jene, die hervorragende Führer abgegeben hätten, abgelehnt wurden (Irving Stone 1943) und wie hartnäckig Führer, die guten Willens sind, von Menschengruppen unter der Herrschaft von Massengefühlen beiseite geschoben werden. Es lohnt sich, an dieser Stelle einen Satz aus der berühmten Abhandlung Trotters (1919) zu zitieren:

> „We seem almost forced to accept the dreadful hypothesis that in the very structure and substance of all human constructive social efforts there is embodied a principle of death. [. . .]"

(Wir sehen uns zur Annahme der schrecklichen Hypothese nahezu gezwungen, daß in der Struktur und Substanz aller konstruktiven sozialen Anstrengungen des Menschen ein Prinzip des Todes waltet. — Anm. d. Ü.) — Wahrscheinlich fügte Trotter diesen Satz unter dem Einfluß von Freuds Thanatologie in seine ursprüngliche Abhandlung ein. Die Umgruppierung libidinöser Kräfte im Individuum, das zum Mitglied einer Masse wird, scheint hinsichtlich der Entbindung selbstzerstörerischer Energien besonders gefährlich zu sein. Die große libidinöse Befriedigung, die die Massensituation bereitstellt, die Regression, die Reduzierung des persönlichen Überichs (Freud 1921) und die augenfällige Entmischung von Triebenergien auf Grund aller dieser Faktoren scheinen eine dynamische Situation zu schaffen, in der das Individuum und damit auch die Masse, der es angehört, einer besonderen Gefahr ausgesetzt sind. In Übereinstimmung mit der Theorie Freuds können in diesen Situationen Triebreserven mobilisiert werden, die für gewöhnlich unangetastet bleiben, und in Form von Aggression gegen alle, die nicht zur Masse selbst gehören, oder sogar direkt gegen die Masse als solche eingesetzt werden. Dieses rasche Wechseln oder sogar Koinzidieren von Aggression gegen das Massenfremde einerseits und Selbstzerstörung anderseits bestätigt erneut das Postulat Freuds, daß die Aggression gegen die Außenwelt eine Transformation der Selbstzerstörung darstellt. Wenn solche Probleme einmal der Forschung zugänglich geworden sind, wird die Psychiatrie Beiträge leisten, die denen der Biologie nicht nachstehen, und dieser Teil der Wissenschaft wird der Menschheit im Kampf gegen den Tod genauso wertvoll Beistand leisten. Aber es wird noch lange dauern, bis die rationale Untersuchung zu diesen in der Tiefe verborgenen Kräften vorgedrungen ist, die das Schicksal des Menschen bestimmen.

16. Eine mögliche Auswirkung der modernen Medizin auf das künstlerische Schaffen

Ich wende mich wieder dem Leben des Einzelnen zu und möchte dabei auf ein näher liegendes Problem eingehen, das hinsichtlich der gegenwärtigen Forschungsmöglichkeiten mehr verspricht. Die biologischen Methoden der Lebensverlängerung haben ein so hohes Niveau erreicht, daß der Tod nicht nur dann verhütet werden kann, wenn eine Infektion die „Ursache" ist, sondern sogar bei Krankheiten, die tief in der biologischen Struktur verankert sind und vielleicht schon in den ersten Entwicklungsstadien des Organismus angelegt werden. Ich glaube, in unseren Tagen wurde erstmals in der Geschichte ein großer Schriftsteller und Künstler aus einer tödlichen Bedrohung errettet, die vom Urboden seiner leiblichen Existenz ausging (Thomas Mann 1949). Wie so viele feinfühlige Künstler war sich auch Thomas Mann des Zeitpunktes bewußt, an dem sein Leben enden sollte; die Krankheit hatte ja nicht bloß „akzidentellen" Charakter, sondern stand in tieferem Zusammenhang mit seiner Lebensstruktur. Aber dieses Vorgefühl des Todes, so berechtigt es war, weil es den tiefsten Quellen des Lebens entsprang, war dennoch trügerisch, denn die Medizin hatte inzwischen gelernt, auch derlei unheilvolle Gefahren abzuwehren. So können wir sehen, was ein großer Mann in einer Schaffensperiode zustande bringt, die eigentlich schon jenseits des für sein Leben biologisch festgelegten Endpunktes liegt. Fragen, die so oft gestellt wurden, erheben sich aufs neue; zum Beispiel, welche Musik Mozart oder Beethoven geschaffen hätten, wenn sie länger gelebt hätten. Man hat gesagt, daß beide den Gipfel der Kreativität erreicht hatten. Aber wenn Goethe nach der Niederschrift seines *Werther* gestorben wäre, hätten wir wohl ebenso vermutet, daß dieses Frühwerk eines Genies durch keine nachfolgende Schöpfung zu übertreffen gewesen wäre; wir hätten wahrscheinlich übersehen, daß ein Genie, das einen Stil oder ein Ausdrucksmedium ganz ausgeschöpft hat, sich ein neues schafft und dieses wieder so lange benützt, bis die ihm innewohnenden Möglichkeiten verwirklicht sind. Was geschieht aber bei einem Genie, wenn die psychobiologische Grundlage seines Daseins künstlich verlängert wird, wenn der von seiner psychobiologischen Struktur vorherbestimmte Augenblick des Todes künstlich hinausgeschoben wird? Kann es dann nur Spänen Gestalt verleihen, die beiseite gefallen waren, als der kreative Impuls noch seinen vollen Schwung hatte und die schreibende Hand mit dem Tempo des schaffenden Geistes nicht Schritt halten konnte — oder schafft es aus dieser künstlich gewonnenen, unverhofften Zeit ein Spätwerk, das alles Frühere noch übertrifft? Das literarische Dokument, in dem Thomas Mann über seinen stummen Kampf mit dem Tod berichtet — vielleicht die erste Frucht, die wir der lebensrettenden Operation danken —, gäbe Anlaß zur Erörterung einiger Probleme, die aus dieser jüngsten Errungenschaft des Menschen, dem Tod hinauszuschieben, resultieren. Hätte die Operation nicht stattgefunden, so würde Thomas Mann wohl noch eine gewisse Zeitspanne — unbekannt, wie lange — gelebt haben. Ich nehme an, er hätte den Roman „Doktor Faustus" auf jeden Fall fertiggestellt. Aber wer würde sich unterfangen, Mutmaßungen darüber anzustellen, ob dieses Werk großartiger oder gewöhnlicher ausgefallen wäre, wenn es während eines Kampfes gegen den drohenden Tod zu Ende geschrieben worden wäre? Wäre dem Dichter noch Zeit und Konzentration geblieben, um seinen Bericht über die Entstehung des „Doktor Faustus" oder etwas Gleichwertiges abzufassen? Der vorliegende Bericht (Mann 1949) ist ein teilweise großartiges Werk und bewegt sich nach meiner Einschätzung zuweilen auf der Höhe von Tolstois *Der Tod des Iwan Iljitsch*. Doch plötzlich bricht die hohe Tragik des Werkes ab, wenn der Autor an die Stelle gelangt, wo er in ein modernes Krankenhaus eingewiesen wird.

Das Geheimnis des Todes prallt plötzlich gegen den Aufmarsch technologischer Paraphernalien und verflüchtigt sich. Die Übermacht des Todes, die aus den vorangehenden Blättern spricht, ist plötzlich auf die Dimension eines einfachen industriellen Prozesses reduziert. Das Spannungsgefälle zwischen den beiden Abschnitten ist ein gutes Sinnbild dafür, was der großen Kunst widerfahren könnte, wenn die Wirklichkeit des Todes von einer wissenschaftlichen Therapie eingenebelt und hinweggezaubert wird.

17. Probleme der Euthanasie

Ich muß für die vielen Abschweifungen ins Unbekannte um Vergebung bitten; sie haben mich zeitweilig gezwungen, die wissenschaftliche Einstellung aufzugeben und der belletristischen gefährlich nahe zu kommen; aber die

Psychologie des Todes ist so wichtig und so arg vernachlässigt, daß ich der Versuchung nicht widerstehen konnte, viele noch ungelöste Probleme anzuschneiden. Kehrt man zum nüchterneren klinischen Aspekt der Frage zurück, so begegnet man dem schwerwiegenden Problem der Euthanasie. In allen Ländern, die sich zu den Grundsätzen des Alten und Neuen Testamentes bekennen, ist die Euthanasie gesetzlich verboten und wird geahndet. Mit der Entwicklung der modernen Heilmittel wurde es unvermeidlich, daß die Euthanasie in größerem Maßstab praktiziert wird und dabei unentdeckt bleibt. Wie verbreitet sie ist, weiß ich nicht, aber ich glaube, daß sie viel öfter vorkommt, als die meisten Leute wissen, und daß sie üblicher ist, als die Eingeweihten zugeben wollen.

Die Grundlage für das Euthanasieverbot in unserer Gesellschaft ist das Verbot, zu töten, das — wie man uns sagt — aufrecht bleiben muß, weil es ein fester Bestandteil des Dekalogs ist, der durch göttliche Gnade der Menschheit geoffenbart wurde. Dazu hat Jahoda (1948) — und ich meine, ganz richtig — festgestellt, das Gebot des Dekalogs ‚Du sollst nicht töten' beziehe sich wie jedes Strafgesetz auf einen objektiven Tatbestand, der erst dann verbrecherisch wird, wenn er vom Individuum gesetzwidrig und mit bösem Vorsatz verwirklicht wird.

Jahoda setzt fort, das Alte Testament erachte das Leben an sich nicht als unverletzlich; der Gesetzgeber fordert ja gleich nach dem Dekalog die *Todes*strafe für Tatbestände, die die Gesellschaft heute überhaupt nicht als kriminell betrachtet (so die Verfluchung der Eltern) oder als geringfügige Vergehen auffaßt (zum Beispiel die Homosexualität). Ein Studium des Alten und Neuen Testamentes würde meiner Meinung nach kaum ein überzeugendes Argument gegen ein Gesetz zu Tage fördern, das es dem Arzt erlaubt, die Leiden eines todkranken Patienten zu verkürzen. Die meisten Argumente gegen die Euthanasie — darunter die Behauptung, der Arzt könne nie sicher sein, ob die Erkrankung des Patienten tödlich sei — sind trügerisch; die Zahl der Irrtümer würde sich vorteilhaft von der Vielzahl der Fälle abheben, in denen die richterliche Gewalt geirrt und Unschuldige an den Galgen geliefert hat. Auch das Argument eines möglichen Mißbrauchs ist trügerisch, weil jedes Gesetz mißbraucht werden kann und der Gesetzgeber und die Justiz eben die Aufgabe haben, die Gesellschaft vor Gesetzesmißbrauch zu schützen. Wenn die Euthanasie wirklich gegen die christliche Lehre verstößt, wie viele behaupten, so muß ich das auch bei der Todesstrafe voraussetzen. Es ist eine willkürliche und unlogische Entscheidung, dem einen gegen seinen Willen das Leben zu nehmen und dem anderen, für den der Tod eine Vergünstigung und Erleichterung wäre, diesen zu verweigern. Ich würde sogar sagen, selbst wenn es den Theologen besser gelänge, uns vom göttlichen Ursprung des Dekalogs und von der Sündhaftigkeit der Euthanasie zu überzeugen, hätte ein Arzt unter den geltenden Bedingungen sich aus christlicher Nächstenliebe mit der Sünde der Euthanasie zu belasten. Man müßte eine Gottheit ungerecht nennen, die gestattet, daß menschliche Wesen so gräßlichen Leiden ausgesetzt werden, wie gewisse Krankheiten sie mit sich bringen, und die es dem Impuls menschlicher Nächstenliebe verbieten will, solche Leiden abzukürzen; es ist durchaus denkbar, daß das Gefühl für Recht und Nächstenliebe den Menschen zwingt, einem solchen göttlichen Gebot zuwiderzuhandeln.

Von den Ärzten, die ihren Patienten kompromißlos die Wohltat der Euthanasie verweigern, sind manche in allgemein ethischer Hinsicht keineswegs ihren Zeitgenossen überlegen. Ihre Sittenstrenge mag nicht selten ihren Sadismus bemänteln. Ich beeile mich, hinzuzufügen, daß ich damit nicht eine Regel aufstellen will und umgekehrt bei manchen Ärzten, die die Euthanasie praktizieren, eindeutig eine tiefe Ambivalenz und Allmachtsphantasien zu finden sind. Euthanasie ist nicht immer eine Frucht der Nächstenliebe; sie kann auch der Befriedigung eines unbewußten Mordimpulses dienen.

Ich bin also überzeugt, daß die Euthanasie keinen Verstoß gegen die in der modernen Gesellschaft praktisch vorherrschende Ethik darstellt; ich halte sie auch nicht für unvereinbar mit der christlichen Ethik, wenn man die Bibel im ganzen berücksichtigt; dennoch halte ich es für möglich, daß die Tendenz der modernen Ethik sich gegen das Bekenntnis zur Euthanasie richtet. Im Lauf des 19. und 20. Jahrhunderts haben einige großartige Denker Ideen entwickelt, die über den ethischen Gehalt der Bibel hinausgehen. Man könnte sich vorstellen, daß die abendländische Gesellschaft aus den Geburtswehen der gegenwärtigen Krise mit einer speziell auf dem Werk dieser Denker beruhenden neuen Ethik hervorgehen wird, die bei der Befriedung menschlicher Aggression bessere Erfolge erzielt als die Heilige Schrift. Nach dieser neuen Ethik könnte das menschliche Leben wirklich das summum bonum werden — was in der Bibel gewiß nicht der Fall ist — und gegen jeden Eingriff abgesichert sein, gleichgültig, welche Gründe und Umstände ihn zu rechtfertigen scheinen. Aber diese neue Ethik würde nicht nur menschliches Leben in all seinen Erscheinungsformen gegen jegliche Art von Zerstörung beschützen, sondern auch die Freiheit von Leiden, soweit der Leidende nicht freiwillig solche auf sich nimmt, zu einer ebenso verbindlichen ethischen Forderung erheben.

Der Keim zu genau dieser Vorgangsweise scheint mir in der Psychiatrie schon enthalten zu sein. Ich könnte mir vorstellen, daß der Aufbau einer Übertragungsbeziehung als Maßnahme, die das archaische Vertrauen zur Welt mobilisiert und das frühe Gefühl des Schutzes durch eine Mutter wie-

Ziel

dererweckt, imstande ist, das Gefühl des Leidens beim Sterbenden auch unter stärksten körperlichen Schmerzen auf ein Minimum zu reduzieren. An dieser Stelle würde der Psychiater die Aufgabe des Priesters direkt übernehmen und gleichzeitig die Überlegenheit der Psychiatrie über eine Religiosität beweisen, die schnell am Ende ist, wenn der Mensch den Glauben an Gott verliert. Zweifellos wäre er hier froh, beim Patienten noch religiöses Empfinden zu finden, weil dieses gewöhnlich den Abschied von der Welt erleichtert, sofern nicht die primitive Angst vor Feuer und Schwefel ihn auch in diesem letzten Augenblick noch peinigt. Angesichts der Schwierigkeit der Aufgabe, Sterbende psychiatrisch zu betreuen, und unserer Unwissenheit hinsichtlich der Psychologie des Todes wird der Psychiater mit Freuden dem Gottesmann Platz machen, wenn dieser seelische Schmerzen auf dem Totenbett lindern kann; aber angesichts des voranschreitenden Schwundes an religiösem Gefühl beim abendländischen Menschen wird der Bedarf an psychiatrischer Hilfe beim letzten Wegstück des Lebens sicher steigen.

Der Gottesmann kommt in echte Schwierigkeiten, wenn der Sterbende erklärt, daß er nicht gläubig ist; er kann dann nur die Argumente wiederholen, die jedes Mitglied der abendländischen Gesellschaft immer wieder gehört hat, und hoffen, daß die Todesangst, die bei uns allen latent oder manifest vorhanden ist, seinen Verstand in den letzten Stunden des Lebens für das Unwahrscheinliche zugänglicher machen wird. Es gibt fast nichts, das stärker den Eindruck der Verleugnung auf uns macht und die angebliche Güte Gottes diskreditiert, als die Versuche mancher Kirchenvertreter, Sterbenden in letzter Minute ihre Art von Dogma zu verkaufen.

Der Psychiater wird ein vorhandenes religiöses Gefühl unterstützen und keinen Versuch machen, dem Patienten seine persönliche Glaubensmeinung aufzunötigen. Er wird vor allem die Individualität des Patienten achten und sein Vorgehen an die Vergangenheit und die Möglichkeiten des Patienten anpassen.

Man könnte also sagen, der Psychiater verfügt potentiell über so viele Verfahrensweisen, wie es Individualitäten gibt.

Wenn der Psychiater ein neues Problem anpackt, kann er gewiß sein, Anregungen und Antwort auf dem Gebiet der Dichtkunst zu finden. Um ein poetisches Beispiel für psychiatrische Euthanasie anzuführen, darf ich einen Absatz bei Gottfried Keller zitieren:

> „Als einst das 10-jährige Söhnlein eines Nachbars in unheilbarem Siechtum darnieder lag und weder das Zureden des Pfarrers, noch dasjenige der Eltern das Kind in seinen Schmerzen und seiner Furcht vor dem Tode zu trösten vermochte, da es so gerne gelebt hätte, so

setzte sich Landolt ruhig seine Pfeife rauchend, an das Bett und sprach zu ihm in so einfachen und treffenden Worten von der Hoffnungslosigkeit seiner Lage, von der Notwendigkeit, sich zu fassen und eine kleine Zeit zu leiden, aber auch von der sanften Erlösung durch den Tod und der seligen wechsellosen Ruhe, die ihm als einem geduldigen und frommen Knäblein beschieden sei, von der Liebe und Teilnahme, die er als ein fremder Mann zu ihm hege, daß das Kind sich von Stund an änderte, mit heiterer Geduld sein Leiden ertrug, bis es vom Tode wirklich erlöst wurde."

(Der Landvogt von Greifensee.)

Es erübrigt sich, diese Technik vom Standpunkt des Psychiaters aus zu beurteilen; sie ist eine von vielen vorhandenen Möglichkeiten. Würde sie wirklich einmal angewandt, so würde sie beträchtlichen Mut von seiten des Psychiaters beweisen.

Die Frage, die hier diskutiert werden muß, lautet, ob die Psychiatrie imstande sein wird, den Anforderungen der neuen Ethik, wie ich sie oben skizziert habe, zu genügen, und warum — wenn dem so ist — in der Vergangenheit so wenig getan worden ist.

Die Antwort ist einfach und traurig. Beim Denken und Handeln gehorcht der Mensch seiner Trägheit und folgt dem Weg des geringsten Widerstandes. So lange der Mensch die Techniken akzeptiert, die wenig Mühe machen und den Anschein einer raschen Lösung bieten, pflegt er im allgemeinen nicht über den Anlaß hinauszuwachsen, sondern folgt auch dann der Gepflogenheit, wenn das Ergebnis qualitativ unbefriedigend ist. Ein neuer Materialismus im abwertenden Sinn des Wortes hält die Psychiatrie in seinem Bann. So werden sich zum Beispiel nur wenige Psychiater die Aufgabe aufhalsen, mit einem schizophrenen Patienten seelisch um dessen Heilung zu ringen, so lange Schockbehandlung und Chirurgie in der Psychosenbehandlung noch statthaft sind.

Braucht die Gesellschaft Mittel zur Umgestaltung der Persönlichkeit von Rechtsbrechern zu beschaffen, so lange ein Gefängnis als Endstation für Delinquente und Kriminelle zur Verfügung steht? Warum sollte man einen mühsamen und gefährlichen Umweg einschlagen und dem Patienten helfen, eine geistige Lösung zu finden, die ihn über die Hinfälligkeit seines körperlichen Zustands erheben könnte, so lange eine Injektion genügt, um mit den Leiden des Patienten ein Ende zu machen und ihn im Zustand der Unbewußtheit sterben zu lassen? Die neue Ethik, wie ich sie sehe, wird kein Gefängnis mehr kennen und den pessimistischen Standpunkt von heute aufgeben, nach welchem nur die Androhung von Schmerz und die Absonderung von der Gemeinschaft ein akzeptables Verhalten erzwingen können; sie wird Eingriffe in das menschliche Gehirn nur mehr zulassen, wenn der Nachweis erbracht wird, daß dieses kostbarste Geschenk der Natur wirklich krankhafte Veränderungen zeigt; sie wird erst dann den mit dem Tod Kämpfenden seelisch in Betäubungsmitteln ertrinken lassen, wenn sein gewaltiger Vorrat an geistigen und emotionalen Lösungen verbraucht ist. Die neue Ethik wird das Gaukelspiel der mühelos gefundenen Scheinlösungen überwinden müssen. Dies alles betrifft jedoch hauptsächlich den sozialen Aspekt des Problems.

Inzwischen müssen diejenigen, die den Zwang der gegenwärtigen routinierten Erledigung verabscheuen und um individuelle Lösungen individueller Konflikte ringen, auf den kleinen Inseln ihrer Tätigkeit zumindest auf eine Annäherung an Techniken von jener Präzision und Wirksamkeit hinarbeiten, die ihnen in kommenden Zeiten allgemeine Anerkennung verschaffen mag.

II. Drei Fallstudien

Einleitung

Die drei nun folgenden klinischen Fallstudien werden zwar der Zielvorstellung der vorangehenden Essays nicht gerecht und bieten auch vielleicht nicht viel, was der Leser nicht schon kennt; sie sollen aber doch verdeutlichen, daß dem Psychiater am Sterbelager ein legitimer Platz zukommt. Soviel ich weiß, hat noch niemand diese Feststellung bestritten. Den Fallstudien liegt die Geschichte von drei Patientinnen zugrunde, an die jeweils die Fragestellung geknüpft wird, wie mit Hilfe von psychiatrischen Techniken die seelischen Leiden der betreffenden Patientin gelindert werden können. Jeder der Fälle veranschaulicht darüber hinaus einen besonderen Aspekt. Am ersten Fall ist interessant, daß sich dabei von seiten des Psychiaters ein wichtiger Beitrag zur körperlichen Behandlung der Patientin ergab. Der zweite Fall gibt dazu Anlaß, die Bedeutung der psychiatrischen Hilfeleistung für die Umgebung des sterbenden Patienten zu erörtern. Im dritten Fall werden die Gefahren für den Psychiater selbst hervorgehoben, wenn er sich mit einem sterbenden Patienten befaßt.

Die Fallstudien berichten von Situationen, die nicht alltäglich sind. Ein Analytiker, dessen Urteil ich schätze, sagte einmal, die Ungewöhnlichkeit eines Falles spiegle fast immer eine Störung beim Psychoanalytiker wider. Für die vorliegenden Fälle beanspruche ich eine Ausnahme von dieser Regel, denn die Tatsache, daß eine psychiatrische Betreuung an Sterbenden erfolgte, genügt schon, um sie ungewöhnlich zu machen.

Mißt man meine Kontakte mit den drei Patientinnen an der Intensität einer psychoanalytischen Behandlung, so muß man sie oberflächlich nennen. Dennoch zeichnet sich an ihnen bereits eine Behandlungstechnik ab, die möglicherweise regelmäßig anwendbar ist. Ein Kernelement dieser Technik möchte ich als *„Geschenksituation“* bezeichnen. Diese Situation muß der Psychiater zur richtigen Zeit schaffen, so daß er dem Patienten das geeignete Geschenk machen kann. In unserer Gesellschaft erwartet ein Patient von seinem Arzt nicht, daß er ihn beschenkt; unter dieser Voraussetzung kann der Patient einen derartigen Akt als ungewöhnliche und unverdiente Gunst des Schicksals auffassen (Perroux 1954). Dabei versteht sich von selbst, daß das Geschenk nur dann eine günstige Wirkung haben kann, wenn der Patient es zum Zeitpunkt der Übergabe als Symbol erlebt — das heißt, wenn er eine starke positive Übertragung hergestellt hat. Zu den Erfordernissen der Technik gehört daher, daß die Beziehung des Patienten zum Psychiater keine Beimischung negativer Übertragungsgefühle enthalten soll und solche negativen Gefühle auch nicht auf andere Objekte verschoben werden. Von der ersten Begegnung an muß der Patient den Eindruck haben, daß er sich voll und ganz auf seinen Psychiater verlassen kann und dieser seiner Hilfsbereitschaft keine Schranken auferlegt. Der Psychiater darf auch nicht zuwarten, bis der Patient seine Wünsche ausspricht; in gewissem Ausmaß muß der Patient erleben, daß der Psychiater seine Wünsche besser kennt als er selbst. Dann erlebt er das Geschenk so, als würde der Arzt ihm ein Stück seines eigenen Lebens schenken. Das schreckliche Stigma des Erwähltseins zum Tode, während draußen das Leben weitergeht, mildert sich dann zu einem Gefühl, gemeinsam zu sterben (Jones 1911, 1912). Dieses Gefühl trägt wesentlich dazu bei, dem Tod seinen Stachel zu nehmen oder ihm den Sinn einer Wiedergeburt zu geben, so daß die Realität des Todes in das Gegenteil verwandelt scheint.

Seelische Sterbehilfen wurden schon immer als notwendig anerkannt; die Gesellschaft hat diese Aufgabe in der Regel demjenigen zugewiesen, der das Recht hatte, als Mittelsmann zwischen Mensch und Gottheit zu dienen. Sollte der Psychiater diese Funktion dort übernehmen, wo der Priester ihm nicht mehr gewachsen ist, so würde er, historisch gesehen, etwas fortsetzen, das vor ihm andere geleistet haben. Das Bezugssystem seiner Vorgänger wäre für ihn allerdings unbrauchbar; er müßte ein eigenes entwickeln.

Fall I

Nachdem einer meiner Patienten seine Analyse beendet hatte, bat mich seine Mutter, von Zeit zu Zeit mit mir sprechen zu dürfen. Sie versicherte mir, daß sie keineswegs eine psychiatrische Behandlung brauche, sondern nur eine Gelegenheit suche, sich dann und wann mit einem „intelligenten Menschen" zu unterhalten. Auf diesen Vorschlag ging ich ein; ich hatte den Eindruck, in Wirklichkeit brauche sie Rat und Führung.

Sie war gegen sechzig Jahre alt und hatte drei Söhne und drei Enkel. Sie stammte aus England und hatte einen Mann geheiratet, der ihre Interessen nicht teilte und dem chronischen Alkoholismus verfallen war. Den Frauentyp, den sie verkörperte, trifft man im Lauf der Zeit immer seltener, aber immer mit Freuden. Sie war im Grunde ihres Herzens viktorianisch, hatte aber doch genug Unabhängigkeit, ihrer eigenen Lebensphilosophie kritisch gegenüberzustehen, freilich ohne die Fähigkeit oder Absicht, sie grundlegend zu ändern. Sie verfügte über Intelligenz, guten literarischen Geschmack, Witz und die Fähigkeit, Witz auch bei anderen zu schätzen. Pflichterfüllung war der Leitbegriff ihres Verhaltens. Darin ging sie weit über das sozial Gebotene hinaus und nahm dafür auch den schmerzlichen Verzicht auf eigenes Vergnügen in Kauf. Ihr Dasein entbehrte vieler Freuden, die die meisten von uns vom Leben erwarten.

Sie war von einer wenig kultivierten Mutter erzogen worden, die dem Vater, den Geschwistern und der Patientin das Leben zu einer wahren Hölle gemacht hatte. In ihrer Individualität unterdrückt, in ihrer Zuneigung zum Vater unbefriedigt, war sie gezwungen gewesen, nach den willkürlichen Maßstäben der sadistischen Mutter zu leben. Die Einwanderung nach Amerika brachte ihr eine willkommene Erleichterung.

Wohlbekannten Regeln der Psychopathologie entsprechend, verband sie sich jedoch mit einem Mann, dessen Charakter im Widerspruch mit ihrem eigenen stand, und der ihr im großen und ganzen eine Fortsetzung ihrer Kindheits- und Jugenderlebnisse bescherte. Sie hatte den Mann nie geliebt und war doch tief gerührt, wenn er seine Zuneigung zu ihr zum Ausdruck brachte, denn sie erinnerte sich nicht, daß jemals ein Mensch ihr gestanden hätte, sie zu lieben. Als sie nach der Verlobung einem anderen Mann begegnete, für den sie Liebe empfand und der ihr Gefühl vom Herzen erwiderte, hielt sie es für ihre Pflicht, dennoch ihren Verlobten zu heiraten, obwohl ihr vollkommen klar war, daß sie in keiner Weise zu ihm paßte. Kinder zur Welt zu bringen, zu pflegen und zu umsorgen wurde nun zum Hauptinhalt ihres Daseins. Für ihre Kinder empfand sie auch echten Stolz, freute sich ihrer Erfolge und litt unter ihren Mißerfolgen. Die Romane von Charles Dickens und die Pflege ihres Gartens schenkten ihr Freude und beschäftigten sie zunehmend, seit die Söhne erwachsen waren.

In gewisser Hinsicht erinnerte sie an die Patientin, die Anna Freud (1936) in ihrer Studie über Altruismus beschrieben hat. Allerdings war meine Patientin in der Preisgabe ihrer Individualität nicht so extrem und hatte sich eine Anzahl bewußter Ansprüche und Wünsche vorbehalten; sie wagte sie allerdings kaum auszusprechen und erlaubte sich nicht, ihre Erfüllung von der Umgebung zu fordern. Man kann sich wohl vorstellen, wie fesselnd es war, die Entfaltung der in dieser netten und selbstlosen viktorianischen Dame steckenden Probleme mitzuerleben; ihr Charakter war gut organisiert und fest gefügt, die beständige und verläßliche Integration von Wertvorstellungen bot ihr ausreichend Schutz.

Im Mittelpunkt der Gespräche stand anfangs der Sohn, der psychiatrische Behandlung gebraucht hatte und für die Mutter eine Quelle großer Sorgen war. Ausgehend von ihrer Beziehung zu ihm konnten wir jedoch nach und nach ihre eigenen Konflikte in die Diskussion einbeziehen, und nun wurde sie selbst zum Mittelpunkt unseres gemeinsamen Interesses und zum Thema der in Gang gekommenen Konversation.

Ihr Sohn hatte in seiner Behandlung berichtet, daß bei ihr — zu einer Zeit, in der ich sie noch nicht kennengelernt hatte — ein Brustkrebs festgestellt worden war. Es stellte sich heraus, daß sie bereits vor längerer Zeit eine Geschwulst bemerkt hatte, aber einen Widerwillen dagegen empfand, einen Arzt zu Rate zu ziehen; dieser Widerwille war für sie sehr charakteristisch. Die Kosten für die Operation und den Spitalaufenthalt brachten das Familienbudget aus dem Gleichgewicht, so daß für die Behandlung des Sohnes kein Geld übrig blieb. Um die erforderlichen Mittel bereitzustellen, sollte — nach dem Vorschlag der Mutter — das Wohnhaus der Familie verkauft werden.

Dagegen hatte ich Einspruch erhoben; das Haus wurde nicht verkauft. Ich glaube, daß damit der Grundstein für ihre Übertragungsbeziehung zu mir gelegt war, obwohl sie mich noch nicht persönlich kannte. Wie sich später herausstellte, spielte das Haus mit dem dazugehörenden Garten in ihrem Gefühlshaushalt eine sehr große Rolle; beides zu verlieren, hätte für ihr Dasein einen uneinbringlichen Verlust bedeutet. Meine nachdrückliche Forderung, das Haus im Familienbesitz zu erhalten, war daher für sie eine große Erleichterung; so betrachtete sie mich schon vor Beginn unserer persönlichen Bekanntschaft als eine Art Schutzengel. Wie man erwarten konnte, wandte sich unser Gespräch bald auch der überstandenen Operation zu. Ich erfuhr zu meiner Überraschung, daß sie nicht in regelmäßigen Abständen auf eventuelle Rezidive ihrer Erkrankung untersucht werde. Als ich energisch darauf hinwies, daß diese Maßnahme unumgänglich sei, wandte sie ein, der Arzt würde sie wohl für hypochondrisch halten. Diesen Einwand machte sie mehrmals geltend, wenn wir auf die Frage der ärztlichen Nachuntersuchungen zu sprechen kamen. Obwohl ihr auch andere bestätigten, daß sie zumindest halbjährlich untersucht werden müsse, konnte sie die Befürchtung, als Hypochonder zu gelten, nicht ganz fallen lassen. Da sie nicht in Analyse war, konnte ich dieser ungerechtfertigten Furcht nicht auf den Grund gehen. Ihre Abneigung mochte wohl zum Teil auf die viktorianisch-puritanische Tradition zurückgehen, die körperlichen Dinge des Lebens zu übergehen und den eigenen Leib nicht zu beachten. Ihre Furcht war wahrscheinlich auch Ausdruck eines Versuches, die Möglichkeit einer Wiederkehr der Geschwulst energisch zu leugnen — man hatte ihr gesagt, daß sie aus einer lebensgefährlichen Erkrankung gerettet worden sei.

Aber mit ihrem Widerstreben muß auch eine tiefe masochistische Tendenz verbunden gewesen sein, die in der allgemeinen Struktur ihrer Lebensgeschichte deutlich wurde und auch in der Saumseligkeit zum Ausdruck kam, mit der sie nach der Entdeckung der Geschwulst ärztlichen Rat gesucht hatte. Diese Art von Masochismus — sie spielte auch in Fall II eine Rolle — wird nicht selten für den Patienten fatal.

Patienten mit Krankheiten psychogenen Ursprungs bemühen sich auffallend oft um ärztlichen Rat, während Kranke mit rein körperlichen Erkrankungen nur sehr zögernd zum Azt gehen. Viele Patienten machen den Eindruck, als würden sie vorallem den Wunsch hegen, sich ihrer guten körperlichen Verfassung zu vergewissern, während sie vor einer Situation zurückschrekken, in der sich das Gegenteil herausstellen könnte. Aber der Wunsch nach Vermeidung einer furchterregenden Situation liefert an sich noch keine ausreichende Erklärung dieser Komplikation. Sie kann in der Regel bei Patienten beobachtet werden, die unzweifelhaft masochistisch sind. Sie verschwören sich insgeheim gegen sich selbst, indem sie ihre Symptome verbergen — gewöhnlich unter Vorwänden wie Anstand, Schamgefühl oder Bescheidenheit (in Fall III werden wir einer weiteren klinischen Erscheinungsform des Masochismus begegnen).

Im vorliegenden Fall versprach die Patientin jedoch, nachdem die Frage einige Zeit erörtert worden war, sich den halbjährlichen Nachuntersuchungen zu stellen. Körperlich litt sie in dieser Zeit an neuralgischen Schmerzen in Schulter und Hals, die nach medizinischer Ansicht Folgeerscheinungen der Operation darstellten. Obwohl man sie von Zeit zu Zeit an ihren Vorsatz erinnern mußte, hielt sie ihn getreulich ein und widersetzte sich den periodischen Kontrolluntersuchungen nicht allzu energisch. Ungefähr drei Jahre nach der Mastektomie (etwa zwei Jahre nach Beginn unserer Bekanntschaft) erzählte sie einen Traum. Das war an sich schon ungewöhnlich, weil wir noch nie über ihre Träume gesprochen hatten; im Traum, der an ein rezentes Ereignis anknüpfte, sah sie ihr neugeborenes Enkelkind, das kurz nach der Geburt verstorben war, in einem Sarg.

Aus ihren Assoziationen wurde klar, daß im Hintergrund des Traumes ein Gefühl des wilden Triumphes über neugeborenes Leben stand — Leben, das zum Untergang verurteilt war, während sie selbst weiterleben durfte. Ich hatte das Gefühl, daß dieser viktorianischen, im allgemeinen gehemmten und pflichtbewußten Dame ein solcher Triumph absolut fern lag, und forderte nachdrücklich eine sofortige medizinische Untersuchung, obwohl die nächste reguläre Kontrolle erst in einigen Monaten fällig war. Die Untersuchung ergab, daß abermals eine bösartige Geschwulst vorlag und die Patientin operiert werden mußte. Der Rückfall der Patientin bot eine — allerdings traurige — Gelegenheit, einige Ziele der Psychotherapie zu erreichen. Die Patientin hatte zu dem Chirurgen, der sie beim ersten mal operiert hatte, kein volles Vertrauen und hatte sich auch im Krankenhaus nicht wohl gefühlt; sie hielt es aber für ihre Pflicht, bei diesem Arzt zu bleiben, und erwartete, sich der zweiten Operation unter ähnlichen Unannehmlichkeiten unterziehen zu müssen. Erst als ich nachdrücklich verlangte, sie müsse von einem Fachmann in einem der führenden Spitäler operiert werden, gab sie ihre bescheidene und anspruchslose Haltung auf. Sie entwickelte bald eine starke Bindung an den neuen Chirurgen und hatte das Gefühl, ihr Daseinskreis erweitere sich durch das Privileg, sich mit ihm zu unterhalten.

Dieser Chirurg war aber nicht nur ein hervorragender Fachmann, sondern auch ein bemerkenswerter Mensch, gescheit und in ästhetischen Dingen von einem Geschmack, der den Neigungen der Patientin entgegenkam. Das Gefühl, einem wohlwollenden Vaterersatz nahe zu sein und seine Wertschätzung zu genießen, war Balsam auf die alten Wunden aus der Beziehung zu ihrem Vater. Als bald danach ihr Ehemann die ersten Anzeichen einer tödlichen Erkrankung zeigte, vermochte sie neue Objektbeziehungen herzustellen, mit deren Hilfe sie seinem Tod relativ furchtlos entgegenblicken konnte. Nach dem Tod ihres Mannes stellten sich zwar Schuldgefühle ein, blieben aber auf ein Mindestmaß beschränkt. Nun hatte sie die Freiheit, von der sie seit ihrer Jugend geträumt hatte. Ihre Söhne waren selbständig und gaben nicht mehr Anlaß zu ständigen Sorgen wie in früheren Jahren. Zwar boten die tragischen Jahre des Zweiten Weltkriegs ihr eine Gelegenheit, sich ihrer gewohnten Lebensweise hinzugeben, aber diese Zeit ging schließlich vorbei, ohne für sie einen Verlust mit sich zu bringen. Allerdings ließ der Tod ihres Mannes sie mit relativ geringen Mitteln zurück, so daß es wahrscheinlich wurde, daß sie von ihren Söhnen abhängig

würde. Es stand fest, daß die Söhne sich für das Wohlergehen der Patientin verantwortlich fühlten und sie mit Freuden unterstützen würden — und sei es nur aus Dankbarkeit für ihre unerschütterliche Hingabe durch all die Jahre —, doch fühlte sich die Patientin abermals wertlos und sah der Möglichkeit, solche natürlichen Zeichen kindlicher Dankbarkeit zu empfangen, mit Sorge entgegen. Ihr Widerstreben gegen Vergnügungen und Befriedigungen natürlicher Selbstsucht war jedoch bereits unterminiert. Das einzige ernstliche Problem in dieser Zeit bestand in ihrer Eifersucht auf die Frau ihres Lieblingssohnes, die die Form einer teilweise gerechtfertigten, aber stark übertriebenen kritischen Einstellung annahm. An ihren Gefühlen für diese Frau konnte die Psychotherapie am wenigsten ändern: vielleicht tat es ihr gut, in der Schwiegertochter ein gut rationalisiertes Ziel ihrer Aggression zu besitzen.
Es war nicht schwierig, ihr bei der Einteilung der Freizeit, die sie nun zur Verfügung hatte, behilflich zu sein. Sie begann zu malen, erweiterte ihre sozialen Kontakte und folgte ihren literarischen Interessen. Nichts aber vermochte sie dazu zu bewegen, sich ihren größten Wunsch zu erfüllen: sie empfand eine tiefe Sehnsucht, ihr England wiederzusehen; ihr Zögern rechtfertigte sie mit den damit verbundenen Kosten. Ich war davon überzeugt, daß es sich dabei um eine Rationalisierung handelte. Aber offensichtlich war ihre Anpassungsfähigkeit hier an eine Grenze gelangt. Obwohl es sich bei diesem Schritt zur Unabhängigkeit und offenen Hingabe an ein Vergnügen um einen natürlichen und gerechtfertigten Wunsch gehandelt hätte, lag er jenseits der Grenzen, die ihr ein tiefer Masochismus auferlegte.
Als ich aus der Stadt wegzog, in der sie wohnte, schränkte sich unser Verkehr auf regelmäßige Briefe und gelegentliche Besuche ein, wenn wir zufällig zugleich am selben Ort waren. Alles schien in Ordnung zu sein, bis ich erfuhr, daß man bei ihr in der Brust Metastasen gefunden hatte und ein weiterer Spitalsaufenthalt nötig wurde. Die nun für sie verbleibende Lebensspanne wurde als sehr begrenzt beurteilt. Ich konnte mich nicht auf den Weg machen, um sie zu besuchen, schickte ihr aber Blumen und erhielt — in ihrer undeutlich werdenden Handschrift — die folgende Antwort:

> „Ich danke Ihnen, lieber Freund, die Rosen sind exquisit — sorgen Sie sich nicht um mich — der Doktor hat mir eine glänzend ausgebildete Schwester zugeteilt — er sagt, vielleicht habe ich noch diesen Sommer, aber er weiß es nicht sicher. Mit lieben Grüßen und Erinnerungen an zehn glückliche Jahre, herzlich [. . .]“

Der einzige noch erdenkliche Dienst, den ich ihr erweisen konnte, war ein Appell an ihren Arzt, den ich nicht kannte (der Chirurg, den sie so bewundert hatte, war inzwischen verstorben), er möge doch verhindern, daß sie Qualen erleiden müsse. Die Antwort war nicht ermutigend. Er sprach von

Mitgliedern seiner Familie, die tapfer die selben Prüfungen durchlitten hätten, und von Notwendigkeiten, denen man den Patienten eben nicht entziehen könne; bald danach erhielt ich Nachricht vom Tod der Patientin, so daß ich annahm, daß sie nicht übermäßig gelitten hatte.
Zwei voneinander unabhängige Probleme bedürfen nun der Erörterung. Das eine ist die bemerkenswerte Tatsache, daß ein Eindruck, der aus einem Traum herrührte, zur Entdeckung einer wichtigen körperlichen Veränderung krankhafter Art fühte. Das andere ist die psychiatrische Behandlung des sterbenden Patienten.

1. Somatischer Reiz und Unbewußtes

Als erster Schritt scheint notwendig zu sein, daß zweifelsfrei festgestellt wird, ob mein Drängen auf sofortige Untersuchung der Patientin wirklich durch ihren Traum und die daran geknüpften Assoziationen ausgelöst wurde, oder ob dabei andere Faktoren in Betracht kommen. So weit ich mich erinnern kann, hatte die Patientin in jener Sitzung keinerlei körperliche Beschwerden erwähnt, die sich irgendwie von ihren Mitteilungen in früheren Gesprächen unterschieden hätten.
Im Gegenteil, sie war mit der letzten Tragödie beschäftigt, ihr neugeborenes Enkelkind verloren zu haben, und sprach daher weniger als sonst von ihren neuralgischen Schmerzen. Auch an ihrer körperlichen Erscheinung war nichts, was die Notwendigkeit einer neuerlichen Untersuchung nahegelegt hätte. Mein Rat beruhte ausschließlich auf einem intuitiven Gedankenblitz, der besagte, ein Ausbruch des Triumphs bei dieser Patientin — ein gesteigertes Lebensgefühl nach einem traurigen Traum und angesichts einer großen Tragödie — sollte als Zeichen höchster Gefahr gewertet werden. Nachträglich zog ich den Schluß, ich könnte vorbewußt gedacht haben, daß nur das Gefühl einer bevorstehenden Katastrophe diese hoch sozialisierte Persönlichkeit bewogen haben könnte, ihre gut integrierte Moral abzuschütteln und sich einem Triumph hinzugeben, der bei einer anderen Persönlichkeitsstruktur nicht so überraschend gewesen wäre.

Jedenfalls ergeben sich folgende Erklärungsmöglichkeiten:
Erstens — die Gleichzeitigkeit von Traum und bösartiger Erkrankung könnte rein zufällig sein, ohne irgendwelche Zusammenhänge kausaler Art. Ein beliebiges ungewöhnliches Vorkommnis mochte bereits genügt haben, um meine ständige Bereitschaft zur Besorgnis zu aktivieren. Diese Möglichkeit eines zufälligen Zusammentreffens ist nicht zu eliminieren — eine Feststellung, die uns als die einzig richtige vielleicht genügen könnte. Aber ich kann mit Si-

cherheit ausschließen, daß ich jemals vor oder nach diesem Ereignis eine Kontrolluntersuchung der Patientin verlangt hätte; ich hatte sie lediglich an die halbjährlichen, von ihr selbst zugesagten Nachuntersuchungen erinnert.
Die zweite Möglichkeit ist, daß die Patientin auf einen inneren Reizzustand reagiert hat, der durch das Krebsrezidiv ausgelöst wurde. Der Traum könnte dann ein Abkömmling des Reizzustandes sein und damit bestätigen, was zahlreiche Autoren (Freud 1900; Stengel 1935; et al.) gezeigt haben — nämlich, daß Informationen über den Körper, die dem bewußten Denken unzugänglich sind, dennoch in den Traum Eingang finden. Im vorliegenden Fall hätte der manifeste Trauminhalt nicht unmittelbar die Krankheit verraten, wie es in den klinischen Beispielen Stengels der Fall ist, sondern die dem Traum zugrunde liegende dynamische Konstellation wäre bereits eine Verarbeitung jenes tieferen, unbewußten Körpergefühls. Mein eigenes Unbewußtes hätte also auf einen Vorgang geantwortet, der sich im Unbewußten der Patientin abspielte und in ihren Traumassoziationen nur auf Umwegen zum Ausdruck kam.
Eine dritte Annahme — eine Möglichkeit, auf die mich Dr. Julius Bauer (Los Angeles) hingewiesen hat — besteht darin, daß die Patientin eine Geschwulst oder einen Lymphknoten ertastete und diese Beobachtung entweder nicht erwähnte oder verdrängt hatte. Der Traum wäre dann durch einen Tagesrest in Gang gesetzt worden, eine Hypothese, die nüchterner als die zweite klingt und nicht Gefahr läuft, vom Internisten als Mystifikation angesehen zu werden.
Die uns verfügbaren Daten gestatten meiner Meinung nach keine Entscheidung darüber, welche der drei Möglichkeiten der Wahrheit am nächsten kommt. Die dritte hätte im nachhinein klinisch überprüft werden können, aber ich wurde erst nach dem Tod der Patientin auf sie hingewiesen.
Wo immer die Wahrheit in diesem Falle liegen mag, die Patientin hatte keinerlei Anlaß, ihren Arzt zu Rate zu ziehen, und dieser hatte keinen triftigen Grund dafür, den Termin der nächsten Untersuchung vorzuverlegen; die Situation gemahnt uns daran, daß die psychologische Beobachtung eines Patienten ein unentbehrlicher Begleiter der organischen Untersuchung sein kann.

Die Bedeutung der psychologischen Beobachtung als eines diagnostischen Instrumentes ist keine Neuentdeckung; ich betone sie nur deshalb, weil man heute vor allem vom umgekehrten Vorgang spricht, nämlich von der Ableitung psychischer Prozesse aus psychobiologischen Symptomen. Beispiele für die Diagnose einer organischen Erkrankung im Verlauf einer Analyse sind nicht selten, obwohl die psychoanalytische Technik einer körperlichen Untersuchung des Patienten im Wege steht. Jones (1927b) hat einen derartigen Vorfall berichtet: Ein Patient im vierten Lebensjahrzehnt klagte über einen

„Schmerz in der Nähe des Afters beim Schlafengehen" und wollte sich dieses Symptom als Parästhesie erklären. Verschiedene Umstände legten jedoch für Jones den Verdacht einer organischen Störung nahe, so daß er die sofortige Beiziehung eines Chirurgen forderte, der dann einen Mastdarmkrebs fand. Meine Problemstellung beruht auf der gewichtigeren und psychologisch interessanteren Frage, ob man auf eine organische Erkrankung auch dann schließen kann, wenn kein körperliches Symptom darauf hinweist.

Ich möchte ein klinisches Beispiel anführen, das in einem gewissen Ausmaß diese Problemstellung betrifft und mich als besonders instruktiv beeindruckt hat. Ein Psychoanalytiker wurde zur Behandlung einer etwas über vierzig Jahre alten Patientin beigezogen, die mehr als drei Jahre hindurch keine Menstruation gehabt hatte. Die Überweisung erfolgte durch einen hervorragenden Gynäkologen, der eine vorzeitige Menopause oder andere körperliche Ursache ausgeschlossen hatte.

Die Analyse machte insofern befriedigende Fortschritte, als die Patientin reichliches Material brachte und dabei auch viele Faktoren zutage traten, die mit ihrem körperlichen Hauptsymptom zusammenhingen. Nach einjähriger Analyse war der behandelnde Analytiker sicher, daß die seelischen Hintergründe ausreichend bearbeitet waren, um das Wiederauftreten der Periode zu gewährleisten. Das Symptom blieb jedoch unbeeinflußt, obwohl die Behandlung als solche einen günstigen Verlauf nahm. Bei diesem Stand der Dinge zog der Analytiker den Schluß, das Symptom müsse organischen Ursprungs sein.

Ein zweiter Gynäkologe wurde konsultiert und ein Granulosazelltumor erkannt; nach dessen Entfernung trat die Menstruation ein. Die Analyse wurde im Hinblick auf die behandlungsbedürftige Charakterstörung der Patientin weitergeführt.

Dieses Beispiel zeigt uns abermals eine Situation, in der der Analytiker nicht so sehr von seinen medizinischen Kenntnissen, sondern von Formaleigenschaften psychischer Prozesse geleitet wurde. Diese formalen Merkmale sind nicht lehr- und lernbar; die Fähigkeit, sie wahrzunehmen, hängt von einem gewissen Gefühl für den Sinn einer Gesamtsituation ab. Medizinisches Wissen und die mit ihm einhergehenden Denkschemata, auf die Beobachtung von Symptomen beschränkt, können für die intuitive Einstellung auf die Wahrnehmung dieser formalen Merkmale sogar hinderlich sein; ich habe gelegentlich bemerkt, daß nichtärztliche Analytiker für die kaum merklichen Unterschiede zwischen körperlichen Beschwerden aus psychischer beziehungsweise physischer Ursache ein besonderes Feingefühl besitzen.

Manche Psychiater meinen, daß die Differentialdiagnose hinsichtlich des seelischen oder körperlichen Ursprungs eines Symptoms auf Grund der Entstehungsgeschichte des Symptoms gestellt werden kann. Nichts ist so gefährlich und trügerisch wie dieser Irrglaube. Zwar gibt es viele Patienten, deren Krankengeschichte den Arzt auf die richtige Spur führt, aber — wie die Geschichte von Fall III zeigen wid — diese Erwartung kann zu völlig falschen Schlußfolgerungen führen. Gewiß, in einigen wenigen Fällen treten Symptome auf, die nicht von körperlichen Veränderungen ausgehen können, und Freud (1893) hat ein solches Syndrom beschrieben. Ich halte solche Fälle jedoch für Ausnahmen.

2. Zur Technik der Betreuung Sterbender

Als ich die letzte schriftliche Mitteilung der Patientin (s. S. 103) erhielt, war ich gerührt. Ich stand unter dem Eindruck, die Psychotherapie habe ihr etwas gegeben, das ihr nun auf merkwürdige Weise dabei half, den Tod in seelischem Frieden zu erwarten. Dieser unbekannte Faktor war nicht in meiner Absicht gelegen; ich hatte nicht vorhergesehen, daß ihr Leben diese tragische Wendung nehmen würde, sondern mich auf die beruhigenden Äußerungen der betreffenden Chirurgen nach den Operationen verlassen. Ich nehme an, daß die Patientin die Zeit der Psychotherapie als ein Geschenk von mir erlebt hatte, das ich ihr aus Zuneigung — wenn nicht aus Liebe — gemacht hatte.

Im Hinblick auf die Erfordernisse der letzten Phase war es offenbar günstig, daß ich ihr nie ein Honorar berechnet hatte. Das war unterblieben, weil ihre finanzielle Lage zusätzliche Ausgaben für Psychotherapie nicht gestattet hätte. Außerdem bezweifle ich, daß ihr Stolz das Eingeständnis ihrer Behandlungsbedürftigkeit erlaubt hätte, selbst wenn sie über ausreichende Mittel verfügt hätte. Daß sie kein Honorar bezahlte, gab ihr die Möglichkeit, die therapeutischen Interviews im allgemeinen rationalisierend als Zufallsbegegnungen aufzufassen und nur gelegentlich die unangenehme Lage zu erwähnen, in der sie sich ohne psychotherapeutische Hilfe befunden hätte.

Ein glücklicher Umstand war auch, daß professionelle Dienstleistungen — oder überhaupt Dienstleistungen — in unserer Gesellschaft zu Liebesdiensten werden, sofern sie kostenlos erbracht werden. Das Gefühl, geliebt zu werden, ohne eine der üblichen Gegenleistungen erbringen zu müssen — und sei es nur eine Verpflichtung zur Dankbarkeit —, mit anderen Worten, das Gefühl, unverdiente spontane Liebe zu empfangen, scheint zumindest in manchen Fällen als eine Art Gegenmittel gegen die Agonie des Todes zu wirken.

Damit will ich nicht den Anschein erwecken, als würde hier ein religiöser oder spezifisch ethischer Gesichtspunkt in die Psychotherapie eingeführt. Ich bin nicht der Meinung, daß eine derartige psychotherapeutische Maßnahme mehr Liebe erfordert als viele andere berufliche Situationen. Der einzige Unterschied zwischen der Psychotherapie bei Sterbenden und anderen Patienten besteht in der Notwendigkeit, dem sterbenden Patienten das Gefühl zu geben, das wir haben, wenn wir intensive Liebe erfahren, so daß sein anders nicht erträglicher seelischer Schmerz ermäßigt wird. Um mich nicht Mißverständnissen auszusetzen, füge ich zur Sicherheit hinzu, daß wir es hier mit dem Gefühl zu tun haben, *sublimierte* Liebe — vielleicht sollte man besser Zuneigung sagen — zu erfahren. Der wohltuende Effekt wäre zunichte, wenn die Zuneigung des Therapeuten auch nur den geringsten Eindruck von Leidenschaftlichkeit macht; jeglicher Beigeschmack von Leidenschaft müßte den Eindruck der Selbstsucht wecken und auch Schuldgefühle gefährlicher Art hervorrufen. Ich weiß nicht, ob das Bedürfnis, sich in eine sublimierte Art von Liebe gleichsam eingehüllt zu fühlen, ohne zu Gegenleistungen aufgerufen zu sein, genetisch mit bestimmten Erfahrungen aus der Mutter-Kind-Beziehung zusammenhängt oder Phantasien des Erwachsenen über diese Beziehung berührt. Im Rahmen der Regression, die manchmal beim Sterbenden eintritt (Felix Deutsch 1934) wird möglicherweise die Sehnsucht nach einem früheren Zustand der Lust, in dem auch das Gefühl höchster Sicherheit herrschen konnte, geweckt; oder vielleicht wird eine Sehnsucht nach der Verwirklichung einer diesbezüglichen Phantasie wiedererlebt. Eine zweite Annahme im Fall dieser Patientin könnte davon ausgehen, daß sie als Kind einen Vater phantasierte, der sich ihr hilfreich zuwenden und sie lieben würde; daß sie nach einem solchen Vater eine Sehnsucht empfand, die während ihrer Kindheit nie auch nur annähernd gestillt wurde, und erst jetzt — in sublimierter und daher von Schuldgefühlen freier Weise — durch eine Vaterfigur befriedigt wurde. Da aber gegenwärtig eine Tendenz dazu besteht, die Mutter-Kind-Beziehung als erste und ausschlaggebende Kraft für die weitere Charakterbildung zu betrachten (Coleman, Kris, Provence 1953), dürfte wohl die zuerst geäußerte Annahme bereitwilligere Aufnahme finden.

Ich glaube, wir gewinnen wieder relativ sicheren Boden, wenn wir an dieser Stelle zur Theorie Freuds zurückkehren. Von hier aus ergibt sich, daß der Sterbende von der Abfuhr intensiver selbstzerstörerischer Triebenergie bedroht ist; es läge jenseits seiner biologischen Möglichkeiten, diese Energie mit Hilfe der noch verfügbaren libidinösen Energiereserven zu binden. Um dieses Defizit ausgleichen zu können, ist er möglicherweise auf Zufuhr oder Einstrom von Libido aus äußeren Quellen angewiesen. Zu diesem Zweck scheint sich sublimierte Libido, die sich auf ein Objekt richtet — vielleicht die höchste Form der Liebe — am besten zu eignen. In diesem Zusammenhang wäre es interessant zu wissen, wie Krankheit und libidinöse Bedürfnisse wirklich zusammenhängen. Manche Krankheiten wirken stimulierend; wer an ihnen leidet, fühlt ein stärkeres Bedürfnis nach sexuellen Befriedigungen als gewöhnlich. Aber die meisten libidinösen Funktionen liegen in einem kranken Körper darnieder. Freuds Darstellungen (1914, 1920a) der funktionellen Libidoverteilung im Schmerzzustand lassen sich auch auf den Zustand des sterbenden Patienten übertragen. Hier ist die Libido zur Gänze für den Prozeß der Bändigung des bei den krankhaften Vorgängen mobilisierten Todestriebs in Anspruch genommen, so daß für die Erhaltung von Funktionen, die sonst mit Hilfe der Libido in Gang bleiben, nichts übrig bleibt. Wenn der Organismus seinen letzten und schwersten Kampf gegen diese Zerstörungskraft aufnimmt, würde jede Ablenkung der Libido von diesem Ziel schädlich wirken; die Zufuhr sublimierter Libido von außen dagegen erleichtert offenbar den Kampf. Eine Aufgabe des Psychiaters in dieser klinischen Situation besteht also darin, für eine optimale libidinöse Zufuhr zu sorgen. Ich versuche hier, eine Art ideales Modell der dynamischen Funktion des Psychiaters während der letzten Behandlungsphase zu konstruieren. Ein solches Modell dürfte zweckmäßig sein, obwohl die klinische Realität von so vielen Variablen und Imponderabilien abhängt, daß der Versuch, die Vielfalt der Situationsvarianten zu durchdenken, aussichtslos erscheint.

Neben der Hilfsbereitschaft und der antizipierenden Befriedigung von Bedürfnissen des Patienten kommen als Hauptäußerungen dieser sublimierten Liebe die Gefühle der Sorge und des Mitleids in Betracht. Diese beiden Gefühle sollten beim Psychiater automatisch zum Vorschein kommen. Angesichts der bevorstehenden Auslöschung eines Menschenlebens ist eine derartige Gefühlsbeteiligung fast unvermeidlich; außerdem hat der Patient einen berechtigten Anspruch darauf. Sorge und Mitleid dürfen sich aber zu keiner Zeit zu Gram und Verzweiflung steigern; diese Empfindungen sind den Angehörigen und Freunden des Patienten vorbehalten. Selten erhält der sterbende Patient von seiner Familie jene Art von psychischer Hilfe, deren er so dringend bedarf. Kummer und Verzweiflung drücken ihn nieder und unterhöhlen seine psychische Widerstandskraft gegen den näherrückenden Zusammenbruch. Sorge und Mitleid dagegen schaffen Vertrauen, Mut und Trost. Kummer und Verzweiflung untergraben die Moral des Patienten schon durch seine Anfälligkeit, sich davon infizieren zu lassen und die selbe Gefühlshaltung zu entwickeln. Sie weisen auf die Endgültigkeit der Lage hin und behindern die entgegengesetzte Haltung — die der Psychiater paradoxerweise fördern muß — die Haltung eines Glaubens an die Unzerstörbarkeit von Seele und Leib des Patienten. Tief in uns allen schlummert noch immer dieser archaische Glaube an die Unsterblichkeit. Wahrscheinlich werden wir nie ganz aus dem animistischen Glauben herauswachsen, obwohl er nicht in das wissenschaftliche Bezugssystem paßt, das den Arzt bei seiner praktischen Tätigkeit leitet. Wenn es aber um die Behandlung eines Patienten auf dem letzten Leidensweg geht, kommt der schlummernde Glaube, daß die Seele unvergänglich sei, sehr zustatten. Um den Zweck dieses Glaubens zu erreichen, bedarf es nur der Einbeziehung des Körpers. Jener Teil der Persönlichkeit des Psychiaters, der in direkten Kontakt mit dem Patienten tritt, muß zum Träger dieses Glaubens werden. Meine Betonung des animistischen Glaubens an das körperliche und geistige Weiterleben des Patienten als die vom Psychiater geforderte Einstellung sollte nicht mißverstanden werden. Damit meine ich nicht etwas, das der Verbalisierung bedürfte oder mit Worten gesagt werden kann; auch Sorge und Mitgefühl müssen nicht in Worte gekleidet werden, sondern werden vom Patienten emotional wahrgenommen, wenn sie nur aufrichtig sind und vom Herzen kommen. Der partielle Glaube des Psychiaters an das Überleben des Patienten soll natürlich nicht zu einer Unterschätzung seines ernsten Zustands führen. Es bedarf lediglich einer inneren emotionalen Zuversicht, daß lebendiger Geist und Körper dieses Patienten nicht zu etwas Unbelebtem werden können. Erst wenn der Patient in das Koma verfällt und bewußtlos ist, darf der Psychiater diesen magischen Glauben fallenlassen.

Kehren wir nochmals zu den einführenden Bemerkungen über Thanatologien zurück: Wenn der Psychiater sich mit einem Patienten befassen sollte, der die Vorstellung vom Tod als Matrix des Lebens verarbeitet hat und weiß, daß sein Tod das Grundgesetz des Lebens erfüllt, so wäre der archaische, animistische Glaube, den der Psychiater reaktivieren soll, nicht nur überflüssig, sondern würde sich sogar als Hindernis dieser großen Errungenschaft des Patienten in den Weg stellen. Andere klinische Umstände von nicht so idealer Art können jedoch eine zwiespältige Haltung des Psychiaters erfordern. Einem technisch begründeten Anspruch, gleichzeitig scheinbar unvereinbare Einstellungen zu haben, kann man nicht ohne Schwierigkeiten gerecht werden. Einerseits muß der Psychiater die Bedeutung und Schwere des Zustandsbildes klar erkennen und voll akzeptieren. Dafür ist es belanglos, ob der Patient sich des bevorstehenden Todes bewußt ist oder nicht. Irgendwo in ihm gibt es dieses Wissen, und die bloße Anwesenheit des Psychiaters genügt zur Herstellung eines Kontaktes mit dem Unbewußten des Patienten. Wenn der Psychiater zwischen einem Patienten, dem sein bevorstehender Tod nicht bewußt ist, und einem, dessen Krankheit eine günstige Prognose hat, keinen behandlungstechnischen Unterschied macht, wird er wahrscheinlich keine vorteilhafte Übertragungsreaktion hervorrufen. Die meisten Patienten würden trotz ihrer angeblichen (und vom Bewußtsein her gesehen, wirklichen) Unwissenheit über ihren Zustand meiner Ansicht nach die Widersprüchlichkeit im Verhalten des Therapeuten spüren. Dabei denke ich wiederum nicht an irgendwelche speziellen Verbalisierungen, sondern nur an die Haltungen des Psychiaters im Hintergrund der direkten Auseinandersetzung mit dem Patienten.

Anderseits — wie ich oben erwähnt habe — darf der Psychiater in seiner Überzeugung, daß der Patient letztlich unsterblich ist, nicht schwankend werden. Das resultierende Verhalten des Therapeuten muß zwar als widersprüchlich bezeichnet werden, aber der Patient erlebt diesen Widerspruch merkwürdigerweise nicht als solchen, sondern geradezu umgekehrt: als ein Verhalten, das seinen Erwartungen entspricht und ihn daher als harmonisch und logisch anmutet.

3. Ambivalenz und Übertragung

Der Patient möchte also einerseits die Vergewisserung, daß ihm kein ernstlicher Schaden geschehen wird, zugleich möchte er aber auch dem Ernst seines Zustands entsprechend behandelt werden. Das scheinbar widersprüchliche Verhalten des Psychiaters entspricht diesen widersprüchlichen Erwartungen des Patienten. Die Verknüpfung der beiden Aspekte wird vielleicht an einem klinischen Beispiel deutlicher:

Die in Fall III beschriebene Patientin starb ohne bewußte Erkenntnis der tödlichen Natur ihrer Krankheit und war überzeugt, an einer geringfügigen Störung zu leiden; dieser Glaube deckte sich mit dem Inhalt meiner Mitteilungen an sie und ebenso auch mit den Äußerungen der anderen behandelnden Ärzte. Ich hatte die Patientin vor Beginn ihrer tödlichen Erkrankung behandelt und ihr gewöhnlich monatliche Honorarnoten gesandt, die in Anbetracht des beachtlichen Wohlstands der Patientin ziemlich hoch waren. Als ich ihr wieder begegnete, war sie todkrank, und ich behandelte sie ab sofort, ohne ein Honorar auch nur zu erwähnen. Unter gewöhnlichen Umständen wäre dieses Vorgehen merkwürdig erschienen; die Patientin würde sich logischerweise danach erkundigt haben. Während dieser Behandlungsphase dagegen nahm sie es als selbstverständlich hin, daß ich sie nicht auf finanzielle Verpflichtungen hinwies, und zog aus meinem Verhalten keine Schlüsse, obwohl man erwarten konnte, daß sie den Verdacht einer wesentlichen Veränderung ihres Zustands schöpfen würde. Als ich anderseits erfahren hatte, daß sie die Monatsprogramme der von ihr bevorzugten Sendeanstalten abbestellt hatte, schickte ich ihr die entsprechenden Jahresabonnements als Geschenk. Damit wurde ihr ganz zwanglos die Idee einer beträchtlichen Spanne zukünftigen Lebens vermittelt und auch die beabsichtigte Wirkung erzielt.

An diesem Beispiel kann die nur logische, nicht aber psychologische Widersprüchlichkeit der therapeutischen Maßnahmen besonders verdeutlicht werden. Eine Sterbende sollte nicht mit vermeidbaren Trivialitäten des Alltags — wie der Bezahlung von Arzthonoraren — belästigt werden (ich folge hier lediglich dem technischen Ratschlag, den Federn in Bezug auf Patienten mit akuter und schwerer Depression gegeben hat); in dieser Hinsicht behandelte ich die Patientin mit jener Sorge und Anteilnahme, die ihr wirklicher Zustand gebot. Ich hätte es für falsch gehalten, ihr die üblichen monatlichen Honorarnoten zu übermitteln, obwohl der gesunde Menschenverstand auf das Risiko hingewiesen hätte, daß diese Unterlassung möglicherweise den Argwohn der Patientin wecken mochte. Auf der anderen Seite war es, objektiv gesehen, eine Verschwendung, Jahresabonnements für jemanden zu besorgen, der nur mehr wenige Wochen zu leben hatte; realitätsgerecht wurde dieser Schritt erst damit, daß er den animistischen Glauben des Therapeuten an die Unsterblichkeit der Patientin zum Ausdruck brachte. Der Vorfall illustriert nochmals die Vielfalt der Funktionen, die ein Geschenk in der klinischen Situation des bevorstehenden Todes erfüllen kann. Im vorliegenden Fall half es der Patientin, die Vorstellung des Weiterlebens zu bekräftigen. Die christlichen und viele andere Religionen haben hier richtungweisend gewirkt. Sie versuchen, die psychologische Eigenart des Todes zu verwischen, indem sie einen grundlegenden Unterschied zwischen Leben und Tod nicht gelten lassen, nämlich das Aufhören von Gegenwart und Zukunft. Für den Psychiater stellt — von seltenen Ausnahmen abgesehen — das religiöse Dogma keine wesentliche Hilfe dar; der Glaube an die Unsterblichkeit der Seele, so tief er im menschlichen Unbewußten verankert ist, stellt nur mehr selten eine *bewußt* verarbeitete Vorstellung dar, aus der das Ich Kraft gewinnen könnte. Gewöhnlich begegnet man nur einem verschwommenen Gefühl, wenn nicht überhaupt nur einer *façon de parler*, zu wenig ausgeprägt, um das Ich dagegen zu schützen, im Angesicht des Todes in Verzweiflung zu ertrinken. Darüberhinaus sind noch weitere Schwächen eines eventuellen Schutzes durch religiöse Überzeugungen zu bedenken. Hegt der Patient auch nur eine Spur von Zweifel und Skepsis, so kann sich der als Schutz für das Ich eingesetzte Glaube bereits als zusätzliche Belastung auswirken. In diesem Fall kann man feststellen, daß die psychischen Ereignisse während der letzten Lebensphase ohne eine Störung durch religiöse Überzeugungen weniger tragisch verlaufen. Besonders jene Glaubensinhalte, die das Ich an seiner nicht wieder gut zu machenden Sündhaftigkeit resignieren lassen, können unlösbare psychiatrische Komplikationen mit sich bringen. Aber in Anbetracht des allgemeinen Niedergangs der tiefen Frömmigkeit soll dieses Problem hier nicht weiter verfolgt werden. Dem Psychiater fällt die Aufgabe zu, im Rahmen eines für den Patienten annehmbaren Bezugssystems eine Gefühlsatmosphäre zu schaffen, die der Priester entweder auf Grund bestimmter Lehrmeinungen dem Patienten abverlangen oder bei ihm als Folge selbstverständlicher Einsichten in das Wesen des Menschen erwarten würde. Das oben erwähnte Beispiel zeigt, daß eine derartige Atmosphäre unter günstigen Voraussetzungen mit Hilfe von Maßnahmen geschaffen werden kann, die so einfach sind, daß sie einem Außenstehenden trivial erscheinen. Wenn die Psychotherapie nicht deutend vorgeht, sondern andere Maßnahmen setzt, macht sie oft einen recht simplen Eindruck. Erst wenn wir untersuchen, welche unbewußten und vorbewußten Inhalte durch das anscheinend Triviale angeregt und so mit ihm verbunden werden, wird es zweifelhaft, ob man solche Maßnahmen gering schätzen darf.

Einer der Hauptfaktoren der Technik ist die Vorwegnahme von Bedürfnissen des Patienten, die Aufgabe, nicht erst abzuwarten, bis der Patient seine Wünsche in Worte gekleidet hat. Diese Aufgabe wurde mir in Fall I leicht gemacht, weil die früher aufgebaute Beziehung der Patientin zu mir die Idee des Geschenkes bereits vorbereitet hatte. Die Blumen, die ich ihr sandte, fügten unserer Beziehung wahrscheinlich nicht eine völlig neue Facette hinzu, sondern wirkten wohl mehr als Erinnerung an die Vergangenheit und als Verdeutlichung einer schon lange anwesenden Idee. Daher war es relativ leicht, in der Patientin das Gefühl zu mobilisieren, daß sie nicht einsam war, sondern jemandem angehörte, und ihr damit die Isolation der Agonie zu ersparen.

Man kann zur Auffassung gelangen, der Faktor der Freiheit von Ambivalenz sei der Eckpfeiler einer therapeutischen Beziehung zum sterbenden Patienten. Diese Auffassung bedarf einer näheren Bestimmung. Eine nicht ambivalente Beziehung wird gewöhnlich nicht dadurch charakterisiert, ob und wie weit die Wünsche und Bedürfnisse eines Liebesobjekts in ihr zur Erfüllung gelangen. Beziehungen mit einem ungewöhnlichen Maß an Selbstverleugnung bis zur fast totalen Befriedigung aller Wünsche des Liebesobjekts können sehr wohl einen beträchtlichen Bodensatz an Ambivalenz aufweisen.

Es gibt Fälle, in denen eine scheinbare Wunscherfüllung in merkwürdiger Weise zu einer Ichschwächung beim Empfänger des Geschenks führt und damit zu seinem späteren Untergang beiträgt. Daher meine ich, daß die dem Objekt gewährten Wunscherfüllungen ebenfalls kein Maß für die Nicht-Ambivalenz einer Liebesbeziehung sind. Ambivalenzfreie Liebe verzichtet nicht auf Ansprüche und erwartet für ein Opfer auch irgendeine Gegenleistung. Die Ablehnung eines Wunsches ist mit ambivalenzfreier Liebe durchaus vereinbar. Hingegen ist das Bezugssystem der therapeutischen Beziehung zwischen dem Psychiater und dem Sterbenden in anderen Kategorien angelegt. Im Rahmen gewisser gleichsam axiomatischer sozialer Prinzipien hat der Patient einen Anspruch auf die Erfüllung seiner Wünsche, soweit sie nicht die Grenzen von Recht und Sitte überschreiten oder anderen schaden.

Dieser Faktor kommt normalerweise für diejenigen in Betracht, die persönliche Bindungen an den Patienten haben und abwägen müssen, wie weit Leistungen im Interesse des Sterbenden eine Hypothek auf die Zukunft rechtfertigen. Welche Konfliktreihen diese Situation mit sich bringen kann, ist allgemein bekannt. Welche Lösung ein Zyniker dafür erfinden kann, zeigt der nachstehend berichtete Vorfall: Die Frau eines wohlhabenden Mannes war ernstlich erkrankt. Eines Morgens erzählt sie ihm, sie habe im Traum den Engel des Todes gesehen; der Engel habe ihr gesagt, er würde sie verschonen, wenn ihr Mann ihr ein bestimmtes Schmuckstück kaufen würde. Überflüssig zu erwähnen, es war überaus kostspielig. Der verzweifelte Gatte sucht den Juwelier auf, kauft das kostbare Stück — bedingt sich aber aus, den Kauf rückgängig zu machen, falls seine Frau doch dahinscheide. Die Technik des Psychiaters ist von den Pflichten der Angehörigen verschieden. Neben seiner beratenden Funktion muß der Psychiater die Situation absehen können, in der seiner wunscherfüllenden Funktion der rechte Platz zukommt. Einen Wunsch über Aufforderung des Patienten zu erfüllen, hat kaum eine therapeutische Wirkung, sondern reiht den Psychiater funktionell in den Kreis der Angehörigen des Sterbenden ein. Wenn der Psychiater diese Aufgabe übernimmt, etwa weil der Patient tatsächlich im Stich gelassen wurde und jemand, der als Objekt seiner natürlichen Zuneigung in Frage kommt, sich um ihn kümmert, so handelt er nicht als Psychiater, sondern erfüllt eine allgemein menschliche Pflicht, auf die wir in unserem Zusammenhang nicht weiter einzugehen brauchen.

Es ist aber nicht so selten, daß die persönliche Umgebung des Patienten in ihren natürlichen Pflichten gegen den Sterbenden teilweise versagt, weil die Erwartung des Todes eines geliebten Menschen unvermeidlich intensive Konflikte weckt. Dann ergibt sich hier ein wichtiger Bereich, der in die Verantwortlichkeit des Psychiaters fällt.

Die persönliche Umgebung des Patienten wird von ihrer Aufgabe abgelenkt — abgelenkt durch Trauer und Verzweiflung, und ebenso auch durch die Abwehr solcher Affekte; diese Gefühlsreaktionen hängen wahrscheinlich mit der unvermeidlichen Ambivalenz zusammen, mit der die menschliche Natur belastet ist. Dieses Maß an, wie man sagen kann, „natürlicher" Ambivalenz stellt für den Sterbenden eine Bürde dar, die eine zusätzliche, von ambivalenter Beimischung freie Beziehung erforderlich macht. Freiheit von

Ambivalenz wird in dieser klinischen Situation zur Fähigkeit, dem Patienten jene Gefühle entgegenzubringen, deren er bedarf. Wie gesagt, es handelt sich um Sorge und Mitleid sowie die Zuversicht, daß der Patient in der gegenwärtigen Krise unsterblich sei. Ein Geschenk kann die einfachste Symbolisierung dieser Gefühlstriade werden. Während der Französischen Revolution haben Aristokraten, wie oft überliefert wurde, bis kurz vor ihrer Hinrichtung getanzt. Wie immer man den psychologischen Hintergrund solchen Benehmens im Angesicht des Todes auch deuten will — zweifellos war es ein Triumph der Verleugnung —, ich vermute doch, daß diese scheinbare Aussöhnung mit einem bitteren Los dadurch erleichtert wurde, daß der Tod hier als Massenschicksal auftrat, das nicht nur das eigene Selbst, sondern alles zerstörte, was die Todgeweihten hochgehalten, bewundert und geliebt hatten. Teile unseres Ichs sind an dem verankert, was wir lieben; Freud beschrieb diesen Sachverhalt mit dem Ausdruck der narzißtischen Besetzung. Werden Objekte zerstört, die stark mit narzißtischer Energie geladen sind, so verlieren wir mit ihnen einen Teil von uns selbst: ein Teil von uns stirbt. Den französischen Adeligen, die den Untergang ihrer Gesellschaft miterlebt hatten, mochte der eigene Tod, gemessen am vorangehenden Zusammenbruch ihrer Gesellschaft, zu einem Ereignis von zweitrangiger Bedeutung werden. Daraus läßt sich ableiten, daß der Neid auf die Überlebenden zum Schmerz des Sterbenden beiträgt. Wenn der Patient den Tod als Ereignis sieht, das ihn allein trifft, während das Leben für seine gesamte Umwelt weitergeht, erlebt er den Tod als unerträgliche Versagung. Zerstört der Tod dagegen nicht nur das eigene Selbst, sondern ebenso auch jedes geliebte Du, so kann der Schmerz sich paradoxerweise ermäßigen. Die gegenteilige Gefühlshaltung wurde öfter beschrieben — der Trost, den der Sterbende daraus gewinnt, daß sein Selbst sich in seinen Nachkommen verewigt. Der Tod wird dabei erfolgreich verleugnet; das Vorhandensein von Nachwuchs scheint die Zerstörung der eigenen Person aufzuheben. Zur erfolgreichen Aktivierung dieses Mechanismus ist jedoch erforderlich, daß keine nennenswerte Ambivalenz vorhanden ist. Während die Ambivalenz des Überlebenden gegenüber dem Sterbenden und Toten oft beschrieben wurde, ist es ebenso wichtig, auch an die Ambivalenz des Sterbenden zu denken. Wir sind dabei mit einem circulus viciosus konfrontiert. Der Sterbende spürt die Ambivalenz derer, die ihn überleben werden — das heißt, er nimmt unbewußt ihr unbewußtes Triumphgefühl wahr, daß der Tod vor ihnen halt gemacht hat, während er nach ihm selbst greift. Diese Wahrnehmung stimuliert ihrerseits die Ambivalenz des Sterbenden bezüglich der Lebenden und damit wiederum die Ängste der Umgebung.

Der Psychiater kann diesen Ambivalenzkonflikt des Sterbenden dadurch mildern, daß er ihm das Gefühl gibt, ein Teil seiner Persönlichkeit sterbe gemeinsam mit dem Patienten. Wir kopieren dabei in kleinem, symbolischen Maßstab den Tod eines Pharao, bei dem der göttliche Prinz alles, was er geliebt hatte, in sein Grab mitnahm. Wenn der Arzt zum Hauptobjekt für die Übertragung der Zuneigung des Patienten wird, wenn er gleichzeitig eine Stellung beibehält, die von dem impliziten Triumpherlebnis, wie es für die Überlebenden typisch ist, frei bleibt, und wenn er dem Patienten das Gefühl vermittelt, sein Tod sei für den Psychiater schmerzlicher als dessen eigener es wäre, dann wird er für den Patienten zu einer Quelle unvergleichlicher Unterstützung; der so getröstete Patient kann inmitten seiner Agonie zu einer masochistischen Erfahrung seines Todes finden, ohne gegen ihn zu rebellieren. Er vermag dann das bittere „Ich muß sterben“ in ein „Ich sterbe für dich“ zu verwandeln; der Tod kann dadurch sogar zur narzißtischen Befriedigung werden — wie für die Märtyrer, für die er ein hochaktiver Vorgang war, der zum Sieg der Kirche über die Bosheit des Heidentums führte.

Die Aufgabe des Psychiaters, wie sie hier umrissen wird, kann selbstverständlich nie perfekt erfüllt werden, weil sie die individuellen Fähigkeiten übersteigt. Ist eine annähernde Erfüllung geglückt, so wurde schon sehr viel erreicht. Der Schwerpunkt der Therapie liegt in dieser Situation viel weniger auf dem, was unternommen und gesagt wird, als auf dem, was der Psychiater selbst empfindet und als seine Empfindung dem Patienten vermitteln kann; daher wird die eigene Einstellung und Gefühlshaltung des Psychiaters zum Tod ausschlaggebend für den Behandlungserfolg. Wenn der Arzt den Tod routiniert als ein lediglich biologisches Vorkommnis auffaßt, kann er seine Pflicht gegen den Patienten auf dem Sterbelager nicht erfüllen.

Daß der Psychiater Haltungen aktivieren muß, die einander zu widersprechen scheinen, dürfte eine der größten Schwierigkeiten darstellen. Wir sind schon oben bei der Forderung nach Sorge, Mitleid und Glauben an die Unsterblichkeit des Patienten auf dieses Problem gestoßen. Es reicht aber noch weiter. Obwohl sublimierte Liebe in Form von Zuneigung gegeben werden soll, darf diese Zuneigung nicht „realistisch“ sein, wie wenn zum Beispiel ein geliebter Mensch aus dem privaten Umkreis des Arztes sterben würde. In diesem Fall würden sich Sorge und Mitgefühl wahrscheinlich zu Schmerz und Verzweiflung steigern, und der Arzt wäre nicht mehr eine Hilfe, sondern eine Gefahr für den Patienten. Die sublimierte Liebe darf also nie eine gewisse Intensität überschreiten, und doch darf sie dem Patienten nie als ein nur „theoretisches“ Gefühl erscheinen.

Ein Widerspruch besteht auch zwischen dem Wissen des Arztes, daß dieser bestimmte Mensch den Schrecknissen eines sicheren Todes ausgesetzt ist, und seiner Erkenntnis, daß diese bevorstehende Vernichtung eines Lebens als solche ein Naturereignis ist und keine andere Antwort verdient als andere Notwendigkeiten des Lebens, denen wir uns einfach beugen. Wenn sich zwischen diesen beiden sicherlich widersprüchlichen Haltungen kein Gleichgewicht herstellen läßt, wird der Patient sich entweder abgewiesen und ungeliebt fühlen oder zu einem extremen Agieren neigen.

So schwierig es scheinen mag, gleichzeitig widersprüchliche Haltungen beizubehalten, eine unmögliche Aufgabe ist es nach meinem Eindruck nicht. Das Ich ist daran gewöhnt, an widersprüchlichen Haltungen und Bestrebungen teilzunehmen. Hinter den Widersprüchen lassen sich gewöhnlich irrationale Faktoren feststellen, aber es gehört auch zu den an das Ich gestellten Anforderungen, ein gewisses Ausmaß an Irrationalität zu tolerieren (Heinz Hartmann 1947). Es gehört zu den Merkmalen seelischer Gesundheit, die im Leben des Einzelnen und der Gruppe unvermeidliche Irrationalität zu ertragen beziehungsweise zu teilen. Das Ich ist also imstande, gleichzeitig Haltungen zu aktivieren, die widersprüchlich sind, wenn man sie von einem rationalen Standpunkt betrachtet. In der hier beschriebenen klinischen Situation kommt es nur darauf an, daß diese menschliche Fähigkeit für einen konstruktiven und insofern rationalen Zweck eingesetzt wird. Um es konkret zu sagen: hinsichtlich des Glaubens an die Unsterblichkeit des Patienten setzt das Ich einen archaischen Wunsch des Es und eine Überzeugung aus dem verdrängten Teil der Persönlichkeit ein; in Bezug auf Sorge und Mitleid liegt eine Stellungnahme des Ich zu den unleugbaren Realfakten vor. Indem es in dieser therapeutischen Situation einander widersprechende Haltungen einnimmt, trägt das Ich lediglich ein Organisationsprinzip (Heinz Hartmann 1947) in einen Handlungsbereich, in dem oft Chaos und Mangel an Einsicht herrschen.

Noch größeres Gewicht aber kommt den Gedanken und Gefühlen über den Tod zu, die der Psychiater selbst hegt. Glaubensüberzeugungen des Psychiaters in Bezug auf den Tod und seinen Sinn können hier zur ernsten Gefahr werden. Der geringste Druck, der auf den Patienten ausgeübt wird, um ihm eine bestimmte Denkweise über den Tod aufzudrängen, die ihm ursprünglich fremd ist, kann eine unwiderrufliche Schädigung der Übertragungsbeziehung bewirken. In bestimmten Situationen (so in Fall II) ist es erforderlich, den Sinn von Tod beziehungsweise Leben zu diskutieren; aber dem Psychiater steht es dabei nicht zu, seine eigenen Glaubensvorstellungen, Ansichten und Überzeugungen zu vermitteln; seine Aufgabe ist vielmehr die Errichtung eines Bezugssystems, das den Bedürfnissen des Patienten möglichst gut zu dienen vermag. Es wäre ein Beweis unsäglicher Anmaßung und Überheblichkeit, wenn irgend jemand sich damit brüsten würde, daß seine persönlichen Ansichten mit diesem Erfordernis in jedem Fall zur Deckung zu bringen seien.

Nach meinem Dafürhalten stellt die Einsicht in das Wesen des Todes — als Vorbedingung und Erfüllung des Lebens — die Basis dar, von der aus der Psychiater überhaupt erst in diesem Bereich operieren kann. Aber der Mensch ist nicht so geartet, daß er diese Einsicht ohne weiteres auf den eigenen Tod anwenden könnte. Ebenso kann ihm diese philosophische Position nur sekundär zum Trost gereichen, sobald der Tod einen Menschen bedroht, der in seinem Gefühlshaushalt eine bedeutende Stellung einnimmt. Aber in einer Berufssituation, in der das Ich die Triebimpulse zu beherrschen vermag, stellt diese Einsicht eine unschätzbare Hilfe dar. Die unleugbare Tatsache, daß das Leben weitergeht, so unzeitgemäß der Tod im Einzelfall eintreten mag, steht in Beziehung zu der oben erwähnten Einstellung, daß der Patient biologisch und geistig im Grunde unsterblich sei. Das Gefühl des Bedauerns darüber, daß die Vernichtung aller einzelnen Manifestationen des Lebens zum Leben selbst gehört, führt wiederum zu jener Sorge- und Mitleidshaltung, deren ein sterbender Mensch so dringend bedarf.

Wenn sich der Therapeut der Größe des Augenblicks gewachsen zeigt und erkennt, daß der tragische Konflikt zwischen Eros und Todestrieb, wie er in jedem Individuum abläuft, nicht notwendig auch die Natur in ihrer Gesamtheit beherrscht, sondern im Gesamtzusammenhang des organischen Lebens auf diesem Planeten als Zustand der Harmonie erscheinen kann, wobei Eros und Todestrieb einander unterstützen und dienen — wenn er als Therapeut in solchen Bahnen denken kann, mag seine Ambivalenz spurlos verschwinden. Obwohl der Tod älter als das Leben ist und dessen Voraussetzung bildet, erfordern seine Kräfte die Ausbreitung des Lebens; das Leben wiederum hat in den Millionen von Jahren, seit das Organische sich dem anorganischen Urzustand abgerungen hat, zur Bildung immer höherer Strukturen geführt. Und doch wäre die Entfaltung solcher Wunder an organischer Strukturierung nicht möglich gewesen, wenn nicht der Tod zahllose Generationen von Vorstufen wieder auf den anorganischen Urzustand reduziert hätte. Was der Mensch als Kampf und Konflikt erfährt, was die individuelle Lebensform folglich als Leid und Schmerz erlebt, läßt sich doch auch als eingebettet in eine übergeordnete Harmonie sehen. Wenn es dem Kliniker gelingt, sich am Sterbelager seines Patienten zu einem Teil dieser übergeordneten Harmonie zu machen, dürfte er auch imstande sein, die maximale therapeutische Wirkung zu erzielen. Man kann sich allerdings fragen, wessen Geist einer Größe fähig ist, die sich in Wahrheit zu solcher Einsicht in die kosmische Harmonie von Leben und Tod erhebt.

Fall II

Eine Frau in der Mitte des fünften Lebensjahrzehnts, verheiratet und Mutter von drei Kindern, wurde mir zur Konsultation überwiesen. Sie hatte fachkundigen Rat für ihre Kinder gesucht und erhielt die Auskunft, sie sollte zuerst ihre persönlichen Probleme mit einem Psychiater besprechen. Tatsächlich war ihre Lage verzweifelt. Als Biologin war ihr klar, daß die Verbreitung von Krebsmetastasen im Körper ihr nur mehr wenig Zeit übrig ließ. In ihrer Vorgeschichte waren Elemente enthalten, die diese verzweifelte Gegenwart zusätzlich belasteten und unbeschreiblich tragisch machten.

Als jüngstes von drei Geschwistern war sie in einer kleinen osteuropäischen Gemeinde aufgewachsen und hatte schon früh die ungewöhnlichen Eigenschaften ihrer Persönlichkeit gezeigt. Ihre Intelligenz war überragend, ihr Denken aktiv, ihre Energien überschießend, ihre Hilfsbereitschaft außergewöhnlich. Sie wirkte anziehend und hatte ein schönes Gesicht. Fügt man hinzu, daß sie das Leben voll Optimismus betrachtete und meist von Heiterkeit und Fröhlichkeit beherrscht wurde, so könnte man wohl mit Recht sagen, daß die Natur anscheinend alles Gute verschwenderisch in diesem einen Menschen vereint hatte.

Während sie mir einen Abriß ihrer Lebensgeschichte gab, schien mir nichts darauf hinzuweisen, daß neurotische Symptome in ihrer Vergangenheit eine wichtige Rolle gespielt hätten — ein Eindruck, der sich erst auf Grund weiterer Informationen änderte. Sie war immer fähig gewesen, sich den schwierigen Situationen, durch die sie sich kämpfen mußte, in erfolgreicher und wirksamer Weise gewachsen zu zeigen. Sie hatte ihre Schulbildung fern von daheim erhalten und alle Unterstützung wegen der politischen Umwälzungen in Europa verloren. Auf der Flucht vor Hitler kam sie nach Frankreich, wo sie sich mit manueller Arbeit gerade über Wasser hielt, bis sie nach Amerika auswandern konnte. Hier verstand sie sich glänzend einzuleben, wurde zum Doktor der Philosophie promoviert und arbeitete als angesehener und erfolgreicher Biochemiker auf dem Gebiet der Krebsforschung. Sie hatte einen bekannten Architekten geheiratet und drei Kinder zur Welt gebracht, zwei Mädchen und einen Knaben, die sie vergötterte und die sich ihrer Ansicht nach glänzend entwickelt hatten. Allem Anschein nach fehlte also nichts zu einem harmonischen und angenehmen Leben; dazu kam, daß die Patientin dieses Leben nicht lediglich glücklichen Umständen verdankte, sondern einer überschießenden Energie, mit der sie jede Schwierigkeit in Angriff nahm; diese Vitalität hatte sie trotz aller Veränderungen ihrer äußeren Lebensbedingungen nie im Stich gelassen.

Ihre Verwandten, die in Europa zurückgeblieben waren, hatten ein anderes Schicksal. Der Vater, ein erfolgreicher Arzt, und ebenso ihre Mutter waren verschollen, wahrscheinlich wie alle anderen Verwandten mit Ausnahme eines Bruders ermordet worden. Die Patientin ertrug die Familientragödie ohne ausgesprochen neurotische Reaktionen und ohne auffallende Unterdrückung von Gefühlen. Ihr Verstand und Gefühl akzeptierten das Ausmaß der Tragödie, so daß sie ihrem Zorn und ihrer Trauer — den natürlichen Weggenossen derer, die ihre Lieben durch sinnlose Vernichtung verlieren — freien Lauf lassen konnte. Etwas anders reagierte sie auf die Mitteilung, daß ihr Bruder getötet worden war; dieser Verlust war nicht Teil eines historischen Schicksals vieler, sondern die Folge der persönlichen Rachsucht eines Mannes, den die Untreue seiner Frau in Wut gebracht hatte. Der Tod des Bruders rief anscheinend eine neurotische Reaktion hervor, die sich jedoch ausschließlich auf intrapsychische Prozesse und nicht auf ihr manifestes Verhalten auszuwirken schien. Zwar hatte sie während der Trauerperiode um den Bruder gelegentlich Selbstmordideen, die jedoch nie von ernsten Absichten begleitet wurden, sondern nur als Gedanken — ohne Störung des Gefühlslebens — in Erscheinung traten.
Einige Jahre vor der Begegnung mit mir hatte sie eine Geschwulst in der Brust gehabt. Der Tumor war entfernt und als gutartig eingestuft worden. Später zeigte sich in derselben Brust eine zweite Geschwulst; wie beim ersten mal riet der behandelnde Chirurg zu eine Biopsie. Der Operationstag wurde festgelegt und ein Krankenbett reserviert, als eine Freundin Einspruch gegen das „viele Aufgeschnittenwerden" erhob und ihr riet, zuerst noch einen anderen Arzt zu Rate zu ziehen. Als die Patientin darauf einging, soll der Zweitgutachter ihr erklärt haben, sie bedürfe keines chirurgischen Eingriffs. Die Patientin hatte sich vor der Operation zwar nicht besonders gefürchtet, fühlte sich aber doch sehr erleichtert. Der zweite Arzt verlangte alle sechs Monate eine Kontrolluntersuchung. Bei einer Reihe solcher Untersuchungen sagte er ihr, eine Operation sei nicht nötig. Dann aber änderte er seine Meinung und forderte nun einen sofortigen operativen Eingriff. Das brachte die Patientin in Wut; sie hatte den heftigen Argwohn, der Arzt, dem sie ohne Zögern vertraut hatte, könnte sie getäuscht haben. Sie wechselte den Arzt, ließ sich operieren und erfuhr, daß der Tumor diesmal bösartig war. Trotz aller medizinischen Vorkehrungen entwickelten sich Absiedlungen des Tumors unter der Haut sowie auch Metastasen in der anderen Brust. Die Patientin war verloren, und sie wußte das auch. Da ihre Hauptsorge die Zukunft ihrer Kinder nach ihrem Tod betraf, hatte sie nach dem Namen eines verläßlichen Kinderpsychiaters gefragt. Sie selbst wurde daraufhin einem Psychiater überwiesen; ich sah darin eine vernünf-

tige Maßnahme, weil es nicht richtig gewesen wäre, die Probleme der Kinder anzugehen, ohne ihre eigene seelische Beteiligung zu berücksichtigen — auch wenn ihr zu diesem Zeitpunkt kein deutlich pathologisches Verhalten anzumerken war. Im Gegenteil, auch die Tatsache ihres bevorstehenden Todes schien sie besser verarbeitet zu haben, als man erwarten konnte; gleichzeitig hoffte sie, mit moderner Hormon- und Strahlentherapie werde das Ende vielleicht so lange hinauszuzögern sein, daß ihre Kinder ein Alter erreichten, in dem der Tod der Mutter weniger Schaden anrichtete. Während die tragische Zukunftaussicht sie in tiefe Trauer stürzte, waren Zeichen von pathologischer Depression oder Melancholie nicht zu erkennen. Ihr Verhalten und ihre Gefühlsreaktion fiel lediglich durch das Fehlen eines bestimmten Gefühls auf, das man erwartet hätte, wenn man sie nach dem fiktiven Maßstab der Normalität beurteilen wollte. Sie behauptete nämlich, kein Gefühl von Zorn oder Haß für den Arzt zu hegen, der ihr so unklug von der Operation abgeraten hatte. Immerhin trug es zusätzlich zu ihrer Bitterkeit bei, daß die grauenhafte Katastrophe so leicht hätte vermieden werden können, und daß sie es wußte — seltsam, manchmal sind unsere Vorwürfe gegen das Schicksal weniger bitter, wenn unser Unglück durch absolute Notwendigkeit bedingt war.

So weit bei unserer ersten Besprechung festzustellen war, zeigte sich also keine psychopathologische Veränderung, die eine psychiatrische Behandlung rechtfertigen konnte. Ja, sogar wenn dies der Fall gewesen wäre, stellt sich bei einer so unermeßlichen Tragödie die Frage nach der Rolle des Psychiaters. Jeder Einzelfaktor schien darauf angelegt zu sein, ihre Lage zu verschlimmern. Wäre sie alt oder kinderlos, hätte sie ein unkreatives Leben geführt, wäre sie ein passiver und anlehnungsbedürftiger Mensch gewesen — jeder dieser Umstände hätte eine wenn auch kleine Schutzinsel dargestellt, auf der sich eine Rationalisierung errichten ließ, die der Patientin und dem Psychiater dabei helfen konnte, den Schmerz der Kranken zu mildern. Aber sie war jung; sie hatte Mann und Kinder, denen sie unentbehrlich war; sie war in sozial bedeutungsvoller Weise berufstätig und hatte nie gelernt, sich mit den Mächten der Realität einfach abzufinden. Dazu kam, daß ihr klar war, daß ein beiläufiges Gespräch mit einer Freundin durch die Tücke des Zufalls für sie der Wegweiser zum Grab geworden war. Außerdem versetzte ihre ausgezeichnete Ausbildung sie in die Lage, die Zeichen des Krankheitsfortschritts mit einer beängstigenden Objektivität zu verfolgen. Da sie über ihren Zustand von Anfang an kaum im Zweifel war, kamen ihr auch nicht die Illusionen und Phantasien zu Hilfe, deren heilsame Wirkung sonst einsetzt, wenn Scharfsinn und Klugheit in die Sackgasse geraten. Man weiß — sogar von Ärzten, zur Überraschung ihrer Kollegen —, daß

bei tödlich Erkrankten die Fähigkeit zum Selbstbetrug mittels Übersehen von Symptomen oder Fehlinterpretationen beträchtliche Ausmaße erreicht; im vorliegenden Fall hingegen war kein Ansatzpunkt für die Ausbildung illusionärer Selbsttäuschungen zu bemerken.
So realistisch und rational, wie sie in fast allen früheren Lebenslagen gewesen war, blieb sie auch in dieser letzten, obwohl man ihr gewünscht hätte, daß die Natur ihr mit irrationalen Mitteln einen letzten Trost bereite.
Sie erkannte die unmögliche Situation, in der sich der Psychiater hier befand, und spielte alle ihre Trümpfe gegen ihn aus. Wie schon im Verlauf des ersten Interviews klar wurde, bestand eines ihrer vorbewußten Motive für dieses Verhalten in der Demütigung, die sie bei der Vorstellung empfand, zu einem Psychiater geschickt worden zu sein. Obschon sie es in den folgenden Monaten energisch bestritt, war es klar, daß sie die für viele Biologen und Ärzte heute typische Verachtung für die Psychiatrie geteilt hatte — eine Haltung, die man besonders bei hervorragenden Fachleuten der Organmedizin sehr oft antrifft. Sie gab zu, daß sie zwar ohne Zögern anderen den Rat gegeben hätte, die Hilfe eines Psychiaters in Anspruch zu nehmen, daß sie aber die Vorstellung inakzeptabel und demütigend fand, daß ein Psychiater beigezogen wurde, um ihr selbst zu helfen. Damit trat erstmals ein Problem in Erscheinung, das später bedeutungsvoll werden sollte, nämlich ihre Unfähigkeit, Passivität zu akzeptieren, oder genauer gesagt, Situationen zu akzeptieren, in denen sie sich passiv unterwerfen mußte.
Ich hatte das Gefühl, daß sie im Begriff war, mich mit dem Bild eines überheblichen, herablassenden Psychiaters in Einklang zu bringen, der sich, überzeugt von ihrem neurotischen Zustand, über ihre Argumente hinwegsetzen würde. In Übereinstimmung mit meinen tatsächlichen Eindrücken sagte ich ihr, ich wisse nicht, ob ich ihr überhaupt helfen könne; ich hätte aus ihrer Darstellung den Eindruck, sie leide nicht an einer Neurose, ihre Haltung und Selbstbeherrschung seien überaus bewundernswert; ich hätte Zweifel daran, ob ich in einer ähnlich belastenden Situation so tapfer ausharren könnte; aber trotz des Risikos, ihre Zeit zu verschwenden, könnte sie wiederkommen und mich eine Zeitlang konsultieren, so daß wir beide Gelegenheit hätten, uns darüber klar zu werden, ob unser Gespräch vielleicht da und dort ihr gegenwärtiges Elend lindern könnte. Sie sagte zu, von diesem Angebot Gebrauch zu machen, und in Hinkunft wurde die Frage ihres Kommens oder Ausbleibens nie ein ernstes Problem, obschon sie während der ersten Wochen wiederholt meine Versicherung brauchte, daß man sie nicht deshalb zu mir geschickt hatte, weil jemand ein irrationales Verhalten bei ihr vermutete oder bemerkte, oder weil ich sie für krank im psy-

chiatrischen Sinn hielt. Mit meinem Vergleich zwischen ihrer Standhaftigkeit und meiner eigenen, der zu ihren Gunsten ausgefallen war, hatte ich offenbar beim ersten Gespräch den Aufbau einer positiven Übertragung begünstigt.

An dieser Stelle möchte ich eine Frage aufwerfen, die uns später in einem anderen Zusammenhang beschäftigen wird, nämlich die ethische Frage der Aufrichtigkeit und Ehrlichkeit dessen, was der Psychiater seinem Patienten mitteilt. Ich meine damit nicht die viel diskutierte Frage, ob ein Sachverhalt wie etwa die Prognose des Patienten immer wahrheitsgetreu mitgeteilt werden muß, sondern den weiteren Rahmen, in den eine Feststellung wie mein oben erwähnter Vergleich mit der Patientin fällt, bei dem ich meine eigene Unterlegenheit eingestanden hatte. Ich sagte in diesem speziellen Fall die Wahrheit, aber ich weiß, daß ich die selbe Bemerkung auch dann gemacht hätte, wenn sie mit der Wirklichkeit nicht übereingestimmt hätte.

Wenn der Psychiater aus ethischen Gründen das Prinzip der uneingeschränkten Aufrichtigkeit einführt, kann er meiner Meinung nach bei zwei Gruppen von Störungen keine angemessene Behandlung durchführen. Ich meine damit den neurotisch-delinquenten und den schizophrenen Formenkreis. Eine Beschreibung der dabei erforderlichen Behandlungsmethoden würde hier zu weit führen, aber man kann sagen, daß diese Krankheitsformen es oft erforderlich machen, daß der Psychiater am Anfang die Symptome des Patienten fast uneingeschränkt als gültige und korrekte Reaktionen auf äußere Vorkommnisse akzeptiert. Wenn der Psychiater überhaupt auf eine positive Beziehung zum Patienten Wert legt, muß er anfangs solche Ansichten vorspiegeln. Ich kannte einen Psychiater, der diese Vorgangsweise bei einem kriminellen Jugendlichen strikte ablehnte, weil sie ihm als verlogen erschien. Der Satz „de gustibus non est disputandum“ läßt sich mit mindestens gleicher Berechtigung auch auf Fragen der Moral anwenden, und ich versuchte nicht, meinen Kollegen zu überzeugen (ich hätte auch nicht gewußt, wie); dennoch möchte ich meine Einstellung rechtfertigen, weil diese Frage an verschiedenen Stellen dieses Buches beim Leser auftauchen mag.

Meine Argumentation ist ziemlich einfach: Zweifellos ist es unmoralisch, jemandem ein Messer in den Bauch zu stoßen, und doch ist ein ähnliches Verhalten bei Chirurgen nicht ungewöhnlich. In einer derartigen Lage findet sich mutatis mutandis auch der Psychiater. Der Chirurg genießt einem allgemein eingeführten Verbot gegenüber ein Ausnahmsprivileg, weil sein Messer den Patienten nicht verletzt, sondern rettet. Die vorgetäuschten Ansichten des Psychiaters schaden dem Patienten ebensowenig, sondern stellen einen Schritt auf dem Weg zu seiner Genesung dar, einem Zustand, in dem er die Wahrheit ertragen und von ihr profitieren kann.

Mit anderen Worten, aus einer psychiatrischen Ethik ergibt sich nicht nur das Recht, sondern die Pflicht des Psychiaters, dem Patienten jene Sinngehalte und Gefühle zu vermitteln, die seine Psychopathologie erforderlich macht. Die Realität, die zu Beginn der Behandlung als Bezugssystem dient, muß nicht notwendigerweise objektiv gegeben sein. Die klassische analytische Methode im Sinne Freuds, wie sie bei Neurosen angewandt wird, ist durch die Identität von Bezugssystem und objektiver Wirklichkeit gekennzeichnet. Der Analytiker vermittelt dem Patienten, was er an ihm wahrnimmt. Das Bezugssystem stellt dabei die Gesamtheit der psychischen Prozesse beim Analysanden dar. Die kompromißlose Aufrichtigkeit des Analytikers in der klassischen analytischen Situation ergab sich nicht aus ethischen Erwägungen, sondern rechtfertigt sich durch ihre Angemessenheit und Wirksamkeit. Sie ist die einzige Vorgangsweise, die dem Patienten die Möglichkeit gibt, seine Symptome loszuwerden. In der verwirrenden Vielfalt der Syndrome jenseits des umschriebenen Bereichs der Übertragungsneurosen liegen die Dinge ganz anders. Bei der neurotischen Delinquenz und bei den Schizophrenien zum Beispiel zielt die Technik darauf ab, den Patienten in einen Zustand zu versetzen, der die kompromißlose Aufrichtigkeit einer klassischen Analyse erst gestattet. Die klinische Situation, mit der ich bei dieser Patientin konfrontiert war, war in einer anderen Hinsicht abweichend. Wenn es klinisch geboten war, ihr eine Unwahrheit zu sagen, so hätte ich später keine Gelegenheit mehr, meine Äußerung richtigzustellen; das hier auftretende ethische Problem kommt in den meisten übrigen Situationen nicht vor. Ich glaube aber dennoch, daß auch in diesem Fall das oben erwähnte Prinzip, alle Behandlungsschritte streng nach den Bedürfnissen des Patienten zu organisieren, seine Gültigkeit behält.

Worin bestand in diesem Fall meine Aufgabe? Unter weniger ungewöhnlichen Umständen hätte ich meine Funktion darin gesehen, die Moral der Patientin mit Hilfe von Illusionen über eine mögliche Genesung zu stützen (so geschah es bei Fall III), aber diese Patientin hätte an jedem Versuch, den Ernst der Situation durch eine wenn auch nur ganz indirekte Andeutung herunterzuspielen, Anstoß genommen und jedes Vertrauen zu meiner Ehrlichkeit oder Intelligenz verloren.

Obschon ich meine Möglichkeiten, irgend etwas zum Wohlergehen der Patientin beizutragen, pessimistisch sehen mußte, gewann ich recht bald den Eindruck, die Krankheit der Patientin könnte für die Kinder zur Gefahr werden; ich sah die Möglichkeit, daß die Patientin kurz vor dem Ende verzweifeln, Selbstmord begehen und die Kinder in den Tod mitnehmen könnte, weil sie in einer in ihren Augen unfreundlichen, erbarmungslosen Welt ohne den Schutz mütterlicher Zuwendung aufwachsen sollten. Damit war auch ich in eine ganz besondere Lage geraten. Niemals fand dieser Hintergrund sprachlichen Ausdruck, weder in den direkten Äußerungen der Patientin noch in Anspielungen. Ich konnte sie auch nicht fragen, ob mein Argwohn gerechtfertigt war. Wenn man berücksichtigte, wie grauenhaft die Möglichkeit eines solchen Vorgehens war, so schien jede direkte Behandlung des Themas ganz ausgeschlossen. Unabhängig davon, ob die Patientin wirklich — bewußt oder unbewußt — eine Absicht oder Phantasie dieser Art hegte, hätte jede Anspielung meinerseits unweigerlich zum Abbruch unserer Beziehung geführt. Obwohl ich also für meine Vorahnung keinen Beweis hatte oder erlangen konnte, hielt ich es für meine Pflicht, dieses Problem als wichtigstes in meine Überlegungen einzubeziehen. Außer der allgemeinen Erwartung, daß ein Mensch in einer so schweren Krise jederzeit in einem kritischen Augenblick explosiv reagieren kann, erhöhten noch einige Einzelheiten dieses Falles meine Besorgnis. Ich hatte zu bedenken, daß die Patientin sich vorallem um die Kinder Sorgen machte und sehr zu Vorstellungen neigte, in denen ihr eigener Tod nur für ihre Nachkommenschaft tragisch war, während seine Bedeutung für sie selbst fast vollständig verleugnet wurde. Daran konnte man sehen, daß ihr Narzißmus weitgehend von ihrer Person auf ihre Kinder verschoben war — ein psychischer Prozeß, der bei fast jeder Mutter stattfindet, bei ihr aber gefährliche Ausmaße erreichte. So tragisch der Verlust der Mutter für die Kinder sein mochte, mein Eindruck war doch, daß die Patientin übertrieb. Sie sprach, als wären die Kinder gleichsam zum Untergang verurteilt, wenn sie sich nicht mehr ihrer annehmen könnte. Den Beitrag ihres Gatten schätzte sie sehr gering ein und vertrat die Meinung, er wisse nicht mit ihnen umzugehen. Kurzum, sie zeichnete die Zukunft ihrer Kinder in den düstersten Farben und forderte, es müsse nun eine Person gefunden werden, die nach ihrem Tod Mutterfunktionen übernehmen könnte. Diese Person sollte mit der Familie leben, so daß die Kinder sofort nach dem Tod der Mutter einen Ersatz hätten, an den sie sich bereits gewöhnen konnten. Zugleich aber hielt sie es für ganz unwahrscheinlich, daß eine Pflegemutter zu finden sei — und wie sich später, als man doch eine fand, herausstellte, war diese Vorstellung für sie unerträglich. Das extreme Mitleid mit den Kindern — ein Mitleid, das von der Voraussetzung ausging, das Leben mutterloser Kinder sei zerstört — war offenbar ein auf die Kinder verschobenes Selbstmitleid. Dieser stolze Mensch, unfähig zum Eingeständnis der Verzweiflung über sein eigenes Schicksal, konnte seinen wahren Gefühlen nur in dieser Verkleidung Ausdruck geben. Man muß auch ergänzen, daß die Patientin schon seit ihrer Jugend übermäßig um Kinder besorgt war; schon vor ihrer Ehe war das Weinen oder das Leiden eines Kindes ihr unerträglich. Der Eindruck, daß in diesem Bereich eine gefährliche Entwicklung drohte, wurde also noch durch diese neurotische Komponente ihrer allgemeinen Beziehung zu Kindern verstärkt. Die durchbrochene Abgrenzung zwischen dem Kind und der eigenen Person, der Schlüsselmechanismus des mütterlichen Altruismus, konnte demnach in diesem Fall destruktive Folgen zeitigen, wie es manchmal bei der Melancholie vorkommt. Unser theoretisches Verständnis führt zur Annahme, daß den Besorgnissen der Patientin eine narzißtische Überschätzung ihrer eigenen Wichtigkeit zu Grunde lag, als wollte sie sagen, „*Nur ich* bin imstande, ordentlich für meine Kinder zu sorgen", ein Satz, hinter dem sich ein selbstsüchtiger Impuls verbarg: „Kein anderer soll meine Kinder besitzen"

Aus zwei Gründen war das technische Problem dieser Situation sehr schwierig. Erstens, weil man nicht verbalisieren durfte — nicht nur aus dem angegebenen Grund, sondern auch, weil eine Bewußtmachung des Impulses vielleicht die Selbstkontrolle geschwächt hätte; und zweitens, weil es dabei nicht nur um das Wohlergehen der Patientin ging, sondern um Dritte, die nicht bei mir in Behandlung standen. Im allgemeinen konzentriert sich die Psychotherapie ganz auf die Bedürfnisse und den Vorteil des Patienten im weitesten Sinn. Auf die Interessen anderer Leute geht man nur soweit ein, wie es für das Leben des Patienten wichtig ist. Es wäre ein Verstoß gegen die Grundsätze der Psychotherapie, wenn der Therapeut seine altruistischen Strebungen auf Kosten der Genesung seines Patienten befriedigen wollte. Damit ist nicht gesagt, daß man der Selbstsucht und den egoistischen Impulsen des Patienten Vorschub leisten will, sondern nur, daß ein vorübergehender Verzicht auf ehtische Axiome dem Patienten helfen soll, spontan seine eigenen altruistischen Strebungen zu entfalten. In der vorliegenden klinischen Situation blieb diese Überlegung außer Betracht; der Patientin war es versagt, die Früchte ihrer Selbstlosigkeit zu ernten. Wollte man nur die Bedürfnisse der Patientin gelten lassen, so bestand das einzige Ziel in einer Milderung der ihr bis zum Tod auferlegten Leiden. Diese Beschränkung konnte aber eine endgültige Vereinigung der Patientin mit ihren Kindern im Tode nach sich ziehen.

Der gesunde Menschenverstand könnte sich einfach weigern, hier ein Problem zu sehen. Der Kliniker hat in der Praxis auch wirklich keine andere Wahl, als eine derartige Tragödie mit allen Mitteln zu verhüten. Dennoch bleibt die Tatsache aufrecht, daß wir hier auf ein Problem von beträchtlicher Tragweite gestoßen sind. Das wird noch deutlicher werden, wenn ich auf das damit verwandte Problem eines eventuellen Selbstmords der Patientin eingehe. Zu Beginn unserer Bekanntschaft hatte sie erklärt, daß sie zu den behandelnden Ärzten volles Vertrauen habe und ohne Einspruch zu jeder weiteren Operation oder anderen Therapie bereit sei, die als notwendig erachtet werde. Sie sei jedoch, fügte sie hinzu, auf keinen Fall bereit, längere Zeit in einem Spital dahinzusiechen, sich von Schmerzen peinigen zu lassen und ihre Zeit mit einem passiven Warten auf den Tod zu verbringen. Solche Fälle hatte sie wiederholt miterlebt; die Vorstellung, selbst alle Stadien allmählicher Verwesung bis zum erlösenden Ende zu durchleben, erfüllte sie mit Grauen. Sie war also entschlossen, Selbstmord zu begehen, sobald die Zeit für eine endgültige Hospitalisierung gekommen war. Auf diese Möglichkeit hatte sie sich vorbereitet und sich mit vielen Argumenten bewaffnet, die ihre Absichten als vernünftig erweisen sollten.

Nun gehört es zu den selbstverständlichen Pflichten des Psychiaters, den Selbstmord eines Patienten zu verhüten; diese Aufgabe bedarf keiner weiteren Rechtfertigung oder Begründung. Hier erhielt jedoch das ganze Problem eine andere Bedeutung. Im vorliegenden Fall hatte eine Patientin, deren Leben nicht zu retten war — die dazu bestimmt schien, unter großem körperlichen und seelischen Schmerz dahinzusiechen — den Entschluß gefaßt, ihr Leben einige Wochen vor dem natürlichen Ende zu beschließen. Wenn unser Denken und Fühlen bei diesem Thema frei von traditionsbestimmten, vorgefaßten und sentimentalen Ansichten wäre, wenn wir also rational an das Selbstmordproblem herantreten könnten, dann gäbe es in diesem Fall nur einen einzigen problematischen Faktor. Hatte die Patientin sich jemals die Wirkung ihres Selbstmords auf Mann und Kinder klargemacht? Wäre vielleicht diese Auswirkung auf die Angehörigen — je nachdem, ob die Patientin aus natürlicher Ursache oder durch Selbstmord starb — eine Verlängerung ihrer Leiden wert? Von diesem Faktor abgesehen kann ich kein vernünftiges Argument gegen die suizidale Absicht der Patientin erkennen. Gewiß, an Argumenten aus verschiedenen religiösen Quellen wäre kein Mangel, aber die Patientin hatte keine religiösen Bindungen und glaubte nicht an die Unsterblichkeit der Seele. Nichtsdestoweniger war ich heftig abgeneigt, den Plan der Patientin zu akzeptieren, und entschlossen, ihren Selbstmord zu vereiteln. Ich muß jedoch zugeben, daß meine Entschlossenheit irrationale Gründe hatte, und (ohne eine Antwort anzubieten) die Frage stellen, ob der Psychiater berechtigt ist, seine Gefühlshaltung gegen die Entscheidung des Patienten und in einer Sache, die ausschließlich diesen betrifft, zur Geltung zu bringen. Ich könnte damit argumentieren, daß ein Selbstmord dem bisherigen Lebensstil der Patientin nicht entsprochen hätte, und mich damit zu einem Vollzugsorgan ihres eigenen Überich machen; das Hauptanliegen der Patientin hatte doch darin bestanden, ihre Pflichten zu erfüllen und ihr Bestes denen zu geben, die sie liebte und deren Wohlergehen ihr am Herzen lag. Wäre die Patientin alleinstehend gewesen, so hätte mich ihre Selbstmordidee etwas weniger abgestoßen, und dennoch wäre das oben ausgeführte Argument nur eine Rationalisierung meinerseits gewesen. Es mag wohl so sein, daß die Großzügigkeit, einem anderen Menschen den Selbstmord zu „erlauben", mir einfach nicht zu Gebote stand. Wir diskutieren hier in einem Grenzbereich, wo das rationale Denken seine Macht verliert und nur die Hoffnung bleibt, daß das eigene Unbewußte den therapeutischen Willen nicht in die Irre führt.

Neben Problemen dieser Art, die schwerwiegende soziale Implikationen hatten, traten auch zahlreiche persönliche Schwierigkeiten auf. Dazu gehörten die Phantasien der Patientin über ihre Krankheit. Der Verstand behandelt Krankheiten nicht gemäß ihren objektiven Merkmalen, sondern jeder Patient pflegt subjektive Phantasien zu entwickeln, deren Inhalt vom unbewußten Sinn des Krankheitstyps und von der unbewußten Bedeutung des erkrankten Organs mitbestimmt wird. Manche Störungen bewirken jedoch charakteristische Reaktionen; so sind bekanntlich Scham, Demütigung und Schuldgefühl bei Geschlechtskrankheiten üblich, und auch Krankheiten wie Krebs rufen oft typische Phantasien hervor. Es stellte sich heraus, daß die Patientin viel weniger gelitten hätte, wenn sie schwer herzkrank gewesen wäre, obwohl eine solche Krankheit ihre Lebensspanne noch drastischer verkürzen konnte als der bösartige Tumor. Das Wachsen der Krebsgeschwulst führt zur Vorstellung einer Krankheit, die erbarmungslos und unaufhaltsam den Patienten von innen her auffrißt, während eine Herzkrankheit anscheinend das Gefühl vermittelt, daß ein chronischer Leidenszustand vorliege, der eines Tages nicht infolge seines unbarmherzigen Fortschreitens, sondern durch eine zufällig auftretende Komplikation zum Abbruch gelangt.

Das Element des Verschlungen- oder Gefressenwerdens schafft eine Atmosphäre des Unheimlichen, Grauenhaften, die bei den meisten anderen Krankheit fehlt. Der Krankheitsverlauf bei dieser Patientin war geeignet, diesen Faktor besonders zu betonen. Von Zeit zu Zeit stellte sie neue Knotenbildungen in der Haut fest. Die Brust füllte sich völlig mit Krebsgewebe, und die Speicherung seröser Flüssigkeit behinderte die Atmung. Der Bauch trat hervor, weil das bösartige Wachstum auch auf die Leber übergriff und diese sich vergrößerte (die Patientin hielt Aszites für die Ursache). Die Vorstellung eines inneren Feindes, der vom Körper Besitz ergreift und an die Stelle dessen tritt, was einmal der eigene Körper war, läßt sich naturgemäß dabei kaum vermeiden. Ein prognostischer Vergleich der Krankheit mit einem Herzleiden schien ihr vorübergehende Erleichterung zu verschaffen; wahrscheinlich bewirkte schon das Vergleichen und Verbalisieren an sich eine gewisse Ermäßigung des Gefühls von Unheimlichkeit.

Hinter der anfangs herrschenden Einstellung der Patientin, mit der sie ihre Abneigung gegen eine psychiatrische oder psychoanalytische Einflußnahme auf ihr Leben abschirmte, kam ziemlich unerwartet der magische Glauben zum Vorschein, daß die Enthüllung psychogener Faktoren vielleicht das Wachstum des bösartigen Tumors bremsen oder überhaupt zum Stillstand bringen würde. Sie zitierte einige Krankengeschichten, bei denen sie auf einen vermuteten Einfluß psychogener Faktoren auf die Krebsbildung hinweisen konnte. Sie prüfte auch ihre eigene Krankengeschichte hinsichtlich dieser Möglichkeit und warf die Frage auf, ob der gewaltsame Tod ihres Bruders sich auf die Konstellation ausgewirkt haben mochte, die schließlich ihr Erkrankung herbeiführte. Tatsächlich spielt der Tod von nahen Angehörigen in allen drei hier berichteten Fällen eine Rolle. In Fall I war eine Halbschwester, viel älter als die Patientin, viele Jahre wegen einer paranoiden Psychose in einer Anstalt. Diese Halbschwester erkrankte an Krebs und hatte in ihrem Wahn den Fluch ausgesprochen, die Patientin solle ein ebenso gräßliches Schicksal erleiden. In Fall III war die langwierige und schließlich zum Tod führende Krankheit des Ehemannes vor dem Auftreten der letzten Erkrankung der Patientin von größter Bedeutung. (Obwohl es reizvoll wäre, auf diesen Koinzidenzen eine psychosomatische Theorie bösartiger Tumoren aufzubauen, würde ich ein solches Vorgehen aus theoretischen Erwägungen, auf die ich hier nicht eingehe, für einen schweren Fehler halten.)

Als die Patientin eine in diese Richtung zielende Theorie vorschlug, brachte sie mich in ein Dilemma. Sie selbst bot hier jene überraschende, günstige Gelegenheit zur Entwicklung von Illusionen, nach der ich gesucht hatte, um ihr einen Funken Hoffnung zu geben und zur Aufrechterhaltung ihrer Moral beizutragen. Anderseits war es möglich, daß sie als gut ausgebildete und erfahrene Biologin, die ihre medizinische Denkweise ausschließlich aus dieser Quelle ableitete, mit ihrem Vorschlag einen Versuch machte, meine Glaubwürdigkeit mit einem Köder in Frage zu stellen. Würde ich anbeißen und sie zum Glauben an eine Genesung verführen, die ihres Wissens einfach nicht möglich war? Würde ich mich nun als einer von jenen entpuppen, die sie beschuldigt hatte, an die Psychiatrie als Allheilmittel zu glauben? Selbst wenn ich gewußt hätte, daß die Patientin nicht die Absicht hatte, mich zu prüfen, würde ich wohl nicht auf ihren Deutungsvorschlag positiv reagiert haben.

Der Heilungseffekt der Scharlatanerie auf so viele Menschen, die sich krank fühlen, beruht meiner Meinung nach nicht nur auf den Überzeugungen des Scharlatans und Quacksalbers. Beide sind notwendige Übel in einer Gesellschaft, in der der ausgebildete und wissenschaftlich arbeitende Arzt eine

Lücke offenläßt, die er nicht ausfüllen kann, weil viele Probleme noch der Lösung harren und daher in der gegenwärtigen Organisation der Heilbehandlung unbeachtet bleiben. Scharlatane und Quacksalber sind angesichts der unbefriedigten Begierden und Sehnsüchte vieler, die sich enttäuscht von glaubwürdigen ärztlichen Methoden abwenden, eine soziologische Notwendigkeit. Bis zu einem gewissen Grad könnte ein Scharlatan, der imstande wäre, volles Vertrauen zu seiner Wunderheilmethode zu wecken, durchaus die psychischen Bedürfnisse eines Menschen stillen, der sich in einer so verzweifelten Zwangslage befindet wie damals meine Patientin. Natürlich wäre diese Patientin zu einer solchen Gläubigkeit ganz unfähig gewesen. War sie schon religiösen Illusionen kaum zugänglich, so würde sie manifeste Quacksalberei noch viel weniger akzeptiert haben. Wenn ein neues Medikament eingeführt wurde, stellte sich heraus, daß sie die Literatur darüber studiert hatte und mich über seinen Wirkungsbereich informieren konnte.

Ich muß aber zugeben, daß ich immerhin im Prinzip damit einverstanden wäre, unter den vorliegenden Umständen einen Patienten zu einem bei Ärzten als Scharlatan geltenden Menschen zu schicken, wenn seine Art von Scharlatanerie für diesen Patienten akzeptabel ist. Ein derartiges Problem ergab sich auch wirklich im Verlauf der Behandlung dieser Patientin. Es war erforderlich, den letzten Hoffnungsfunken in ihr am Leben zu halten, indem die körperliche Behandlung bis zum verfügbaren Maximum intensiviert wurde. Diesbezüglich war ich auf die Ärztegruppe angewiesen, die für die körperliche Behandlung zuständig war. Als es den Anschein hatte, als würde es bald keine weitere Behandlungsmaßnahmen für die Patientin geben, machte ich den Vorschlag sie solle einige Wochen zu einem sehr angesehenen Arzt in Behandlung gehen, der kürzlich behauptet hatte, erfolgreich ein neues Krebsheilmittel verwendet zu haben, dabei aber von den Fachgenossen nicht anerkannt wurde.

Dagegen erhoben die behandelnden Ärzte Einwände; sie konnten aber glücklicherweise selbst andere Maßnahmen einführen, die die Behandlung hinreichend aktiv erhielten, so daß die Patientin nicht das Gefühl haben mußte, jede Hoffnung sei bereits aufgegeben worden. Warum zögerte ich also, die Patientin glauben zu lassen, daß die Psychotherapie den Verlauf einer bösartigen Geschwulst beeinflussen könnte? Bei der Behandlung eines Patienten können verschiedene Arten von Täuschung erforderlich werden. Ich denke dabei nicht an Quacksalberei, sondern an Täuschungen, die zur anerkannten medizinischen Praxis gehören. Wenn ein Internist einem Patienten sagt, eine bestimmte Behandlung werde ihm helfen, obwohl er weiß, daß der Patient verloren ist, so wird man diese Täuschung nicht

Quacksalberei nennen, sondern als unvermeidlichen Schritt ansehen, der dem Patienten seelischen Schmerz ersparen soll. Der Internist kann von der Täuschung ruhig Gebrauch machen, wenn er mit einigem Takt und etwas Umsicht vorgeht, da die betreffende Behandlungsmaßnahme bei Krankheiten dieser Art eingesetzt zu werden pflegt, und weil sich Laien und Fachleute darüber einig sind, daß Injektionen, Medikamente und Strahlen wohltuend und oft auch heilend wirken. Mit anderen Worten, diese Art von Täuschung ist dazu prädestiniert, die Ängste des Patienten zu mildern; der Patient weiß, daß derartige Mittel wirklich viele körperliche Krankheiten heilen, und die Wahrscheinlichkeit dafür, daß der Patient die Behauptung des Arztes akzeptiert, ist dementsprechend groß.

Würde man die Psychotherapie für den selben Zweck einsetzen, so ergäben sich zahlreiche Gefahren. Erstens ist die Zuverlässigkeit der Technik wesentlich geringer als bei der Verwendung physikalischer Behandlungsmethoden zu Suggestionszwecken. Die Gefahr, daß ein später auftauchender Zweifel den Anfangserfolg verdirbt, ist beträchtlich, und in der Psychotherapie ist kein Hindernis schwieriger zu überwinden als ein enttäuschtes Versprechen, eine enttäuschte Hoffnung, die der Therapeut selbst dem Patienten eingeflößt hat. Zweitens — und diesen Faktor halte ich für noch wichtiger — ist der Psychotherapeut in einem viel größeren Ausmaß von der Mitarbeit des Patienten abhängig als der Organmediziner, der mit körperlichen Behandlungsmethoden arbeitet. Antibiotica entfalten ihre wohltätige Wirkung fast unabhängig von der Bereitschaft des Patienten, gesund zu werden. Aber keine Psychotherapie kann sich gegen das unbewußte Bedürfnis des Patienten durchsetzen, der seine Symptome behalten will; in allen ernsteren Fällen muß dieses Bedürfnis zuerst behandelt werden, noch ehe mit der Behandlung des eigentlichen Symptoms begonnen werden kann. Wenn die Heilwirkung der Psychotherapie bei einer bestimmten Krankheit anerkannt ist und die Symptome dennoch der psychotherapeutischen Beeinflussung trotzen, so steigt die Gefahr, daß der Patient Schuldgefühle entwickelt; plötzlich sieht sich der Psychotherapeut dann vielleicht einem Patienten gegenüber, der sich bezichtigt, daß sein Zustand sich wegen seines eigenen Mangels an Bereitschaft zur Mitarbeit, wegen seines eigenen Widerstandes, von Tag zu Tag verschlimmere. Solche Situationen habe ich in Fällen von chronischen Infektionen und Herzkrankheiten, die von den Mitgliedern der psychosomatischen Schule zum größten Teil als psychogen aufgefaßt werden, auch tatsächlich beobachtet.

Wenn eine körperliche Behandlungsmethode nicht das erwartete Ergebnis zeitigt, findet der Patient keinen Grund zur Selbstanklage; stattdessen beschuldigt er vielleicht den Arzt oder die Unwissenheit seiner Epoche. In der Psychotherapie dagegen ist die Situation viel fragiler und komplizierter. Während eine Täuschung medizinisch gerechtfertigt ist, wenn sie in angemessener Weise zur Stärkung des Ichs des Patienten beiträgt, muß man auf sie verzichten, sobald die Möglichkeit besteht, daß sie die geringen Kräfte untergräbt, die dem Ich des Patienten noch zu Gebote stehen. Unter solchen Bedingungen begibt sich die Täuschung in die Nachbarschaft von Quacksalberei und Scharlatanerie, auch wenn von dieser Seite gelegentlich eine zeitweilige Erleichterung kommen mag. Im Fall meiner Patientin ging es in der ersten klinischen Situation, in der die Psychotherapie aktiv etwas für sie leisten konnte, um ihre Einstellung zu bestimmten Gefühlen. Sie kämpfte mit aller Kraft gegen den Impuls, zu weinen. Die Vorstellung, zu weinen, ließ sich nicht mit ihrer Unabhängigkeit, Aktivität und Selbständigkeit in Einklang bringen.

Wenn sie sich im Gespräch mit mir auf ihre schreckliche Situation konzentrierte, reagierte sie unweigerlich mit stärkeren Gefühlen als zu Hause, wo die Kinder, der Gatte, der Haushalt und ihre nachlassende berufliche Aktivität (die sie übrigens zu dieser Zeit ganz aufgeben mußte) sie ablenkten. Bald stellte sie fest, daß sie nur bei mir in Erregung geriet, worauf sie sich dafür entschuldigte und sich zu beherrschen versuchte. Sie schämte sich, wenn beim Anzünden einer Zigarette zu sehen war, daß ihre Hände zitterten, und fühlte sich gedemütigt, wenn ihr die Tränen kamen, sobald wir über ihre Krankheit sprachen. Gefühle, die sich in Zittern und Tränen verraten, waren in ihren Augen nichts als Zeichen von Schwäche. Ihre Abneigung gegen den Ausdruck von Gefühlen rechtfertigte sie in der üblichen Weise damit, daß sie unnütz seien.

Obwohl man es in diesem Fall nicht erwarten konnte, zeigte sich, daß sie sich nach solchen Gefühlserlebnissen zu Hause wohler fühlte. Dennoch dauerte es einige Zeit, bis sie sich mit der Wahrheit abfinden konnte, daß ihr Zustand das Mitleid anderer ebenso wie Selbstmitleid rechtfertige, und daß man sich schwerlich vorstellen könnte, wer ein größeres Anrecht auf Tränen hätte als sie. Es war ein großer Schritt vorwäts, als sie erstmals außerhalb der psychotherapeutischen Situation weinen konnte. Dies geschah in Anwesenheit ihres behandelnden Arztes; sie konnte sich allerdings nie so weit überwinden, daß sie ihrem Schmerz in Gegenwart ihrer Familie freien Lauf ließ. Wenn ihr zu Hause nach Weinen zumute war (was selten der Fall war), so ging sie ins Badezimmer und täuschte anschließend wieder die strahlende Laune vor, die vor ihrer Erkrankung für sie charakteristisch gewesen war.

Das Ausbleiben von Tränen in Gegenwart ihrer Kinder ließ sich noch aus einer rationalen Absicht rechtfertigen; sie benahm sich aber ebenso, wenn ihr

Mann oder andere erwachsene Familienmitglieder anwesend waren. Die Folge war natürlich ein unerträgliches Gefühlsklima im Hause. Ständige Ausbrüche tränenreichen Jammers im Format einer Hysterie wären viel erträglicher gewesen als dieses Trugbild tüchtigen Funktionierens bei einer scheinbar gleichmütigen Frau, deren wahrer Gefühlszustand dennoch auf ihrem Gesicht geschrieben stand. Ich glaube, ihr Kampf gegen Traurigkeit und Tränen konnte nicht in erster Linie als Abwehr von Gefühlen im allgemeinen oder als Abwehr spezieller Gefühle gedeutet werden, sondern diente der Vermeidung des Erlebnisses, daß sie im Leben eine totale Niederlage erlitten hätte. Ich gewann den starken Eindruck, daß der Hauptkonflikt um den Gegensatz von Aktivität und Passivität tobte. Dementsprechend mußte sie auch ihre Gefühlsreaktion gegen den zweiten Arzt*) minimalisieren, der durch seinen diagnostischen Irrtum solches Elend über sie gebracht hatte. Hätte sie sich echten Zorn oder Wut auf ihn gestattet, so wäre er damit automatisch von ihr als wichtiges Objekt anerkannt worden. Da sie aber behauptete, keinerlei besonders negative Gefühle für ihn zu erübrigen, gelang es ihr, ihn und die Folgen seines pflichtvergessenen Verhaltens als unwichtig zu erleben.

Fenichel (1939) prägte den Begriff der kontraphobischen Haltung; in Analogie dazu könnte man bei dieser Patientin von einer kontraparanoiden Haltung sprechen. Wenn jemals eine reale Situation einer paranoiden Reaktion Vorschub leistete, so war es ihre eigene. Die Fähigkeit zur paranoiden Reaktionsbildung war durchaus vorhanden, aber es war charakteristisch, in welcher Situation sie bei ihr zu Betätigung kam: Während der Behandlungszeit ermutigte ich sie, ihre Berufsarbeit wiederaufzunehmen, da ihr Leben nahezu ganz vom Warten auf das Ende ausgefüllt schien. Dazu war es notwendig, daß sie einen Lehrkurs besuchte. Sie war damit einverstanden, obwohl sie wirklich keiner weiteren Ausbildung bedurfte. Während des Kurses empfand sie, daß ein anderer Teilnehmer, ein Mann, vom Vortragenden ungerecht behandelt wurde; ihre Reaktion war überschießend. Sie ergriff die Partei des angeblich schlecht behandelten und gedemütigten Mannes, trat energisch für ihn ein und brachte, wenn sie zu mir kam, ihr tiefes Ressentiment zum Ausdruck und schmiedete Pläne für ihr Verhalten, wenn ein derartiges Ereignis noch einmal vorkäme. Das alles war umso auffälliger, als der angeblich so übel behandelte Mann kein Zeichen von Verstimmung zeigte und sich überhaupt nicht beschwerte, als die Patientin den Vorfall mit ihm besprach. Kein Zweifel, die Patientin

*) Als „zweiter Arzt" wird im folgenden der Therapeut bezeichnet, der die chirurgische Untersuchung der Patientin so folgenschwer verzögerte. — Anm. d. Ü.

zeigte hier eine deutlich paranoide Reaktion; sie betraf aber nicht ihren Kontakt mit ihrer eigenen Umwelt, sondern einen gedemütigten frustrierten Mann, der gezwungen wurde, seine Schwäche öffentlich preiszugeben.
Ich habe den Eindruck, daß diese Patientin ein unbewußtes, aber sehr ausgeprägtes Feingefühl dafür hatte, daß ein paranoides Symptom das Ergebnis einer schwachen Stelle in der Struktur des Ichs darstellt. Sie war an der Erhaltung ihrer sozialen Rolle als starke und furchtlose Frau hinreichend interessiert, um ihre paranoiden Tendenzen in den Dienst anderer zu stellen und ihren Altruismus als Schutzschild zu benützen. Die paranoide Idee flickt einen Riß in der Ichstruktur, einen Bereich, in dem sich das Ich schutzlos und minderwertig fühlt. In der paranoiden Idee erscheint das Objekt übertrieben groß und wichtig — es sei denn, Objekt und Ich koinzidieren. Mit ihrer Reaktion auf den Vortragenden implizierte sie, daß manche schwächlichen Männer vor Angriffen geschützt werden müßten; mit ihrer Reaktion auf den zweiten Arzt implizierte sie, daß sie selbst von niemandem ernstlich angegriffen werden könne. Für mich hatte es aber den Anschein, daß ihr Versuch, die Aggression gegen den zweiten konsultierten Arzt zu unterdrücken, ihre Toleranz gefährlich überforderte. In einer langen Diskussion versuchte sie zu beweisen, wie sehr ihre unstillbare Wut auf Hitler gerechtfertigt war, beharrte aber darauf, keinen Zorn auf den zweiten Arzt zu haben. Alles in allem habe er versucht, sein Bestes zu tun, und seine Motive seien nobel gewesen. Diese Rationalisierungen standen im Widerspruch zu ihren Äußerungen beim ersten Interview, als ihre wahren Gefühle unverkennbar waren. Bei dieser Gelegenheit hatte sie sarkastisch die gottähnliche Art und Weise beschrieben, in der sich der Mann aufgespielt hatte. Obwohl — wie sie selbst sagte — in jedem Lehrbuch zu lesen war, daß Tumoren der Brust chirurgisch zu untersuchen seien und jeder Sekundararzt das lernte (und sie selbst es genau gewußt hatte), beliebte es dem beigezogenen Arzt, dogmatisch zu verkünden, daß die übliche Vorgangsweise in diesem Fall nicht eingehalten werden müsse.
Doch mit einiger Ermutigung machte sie schließlich ihrer Erbitterung Luft und beschloß, einen Anwalt zu fragen, ob sie mit einer Klage wegen eines an ihr begangenen ärztlichen Kunstfehlers eine Chance habe. Abermals mußte sie dies mit einem altruistischen Motiv rationalisieren: wenn sie angemessenen Schadenersatz erhielte, wäre für ihre Kinder gesorgt. Sie kannte die Rechtslage gut und war der Meinung, ein Prozeß sei aussichtlos. Ich ermutigte sie dennoch, fachmännischen Rat einzuholen, weil ich wußte, wie günstig sie auf jede Gelegenheit zur Aktivität reagierte. Ich sorgte dafür, daß sie an einen verläßlichen Anwalt geriet. Von der Besprechung mit ihm kehrte sie erleichtert zurück. Der Anwalt hatte ihr von gerichtlichen Schrit-

ten abgeraten. Von diesem Zeitpunkt an kam der zweite Arzt nicht mehr in unseren Gesprächen vor. Der dynamische Hintergrund dieser Entwicklung war mir nicht klar; die Psychotherapie mochte einigen Einfluß darauf gehabt haben. Ich hatte versucht, ihr zu zeigen, daß ihre Wut auf den Arzt nicht weniger gerechtfertigt war als ihre Wut auf Hitler; ihr Argument, daß der Arzt keinerlei böswillige Absicht gehabt haben mochte — die Technik des *tout comprendre c'est tout pardonner* also —, konnte mit gleichem Recht auch auf Hitler angewandt werden. Ich weiß nicht, wie diese Gleichsetzung des zweiten Arztes mit Hitler auf ihr Unbewußtes wirkte. Ich würde annehmen, daß sie darin zum Teil eine Erlaubnis sah, zornig zu werden, und sich so von einer inneren Hemmung befreite. Zum anderen mag sie auch den Eindruck gewonnen haben, daß ich mich kompromißlos auf ihre Seite stellte und sie damit stärker an mich band. Die Entscheidung, ob man vor Gericht gehen sollte, war schwierig, weil Ärzte bekanntlich nicht gerne gegen die eigenen Kollegen aussagen. Vielleicht bedeutete meine extreme Feststellung für sie, daß ich bereit gewesen wäre, zu ihren Gunsten auszusagen, wenn ich diese Möglichkeit gehabt hätte. Wichtiger mochte mein Drängen gewesen sein, daß sie einen Anwalt aufsuchen solle. Hier konnte ich mit Taten veranschaulichen, daß es mir mit ihrem Recht, erbittert zu sein, wirklich ernst war. Es wäre vorstellbar, daß die Patientin, deren Wohlbefinden so stark von der Möglichkeit abhing, initiativ zu sein, das bißchen Entlastung, das sie bei der Besprechung der Rechtslage mit einem Fachmann gefunden haben mag, sozusagen als Kristallisationspunkt erlebte, der die unbewußte und unverankerte Aggression zur Ruhe brachte. Immerhin frage ich mich, warum die Patientin auf die Kleinheit der Chance, daß irgendein Arzt zu ihren Gunsten aussagen würde, nicht heftiger reagiert hat. Ich weiß nicht positiv, ob der zugefügte Schaden ihr einen gesetzlichen Anspruch verlieh, aber ihre Geschichte enthielt sicherlich ausreichendes Material für die Auffassung, daß ihr ein Unrecht zugefügt worden war. Von hier war es nicht weit zur Erwartung und Forderung, daß irgendeiner unter den Ärzten, die mit Hingabe, Fürsorge und Opferbereitschaft ihre körperliche Behandlung leiteten, auch aussagen werde, daß ihre Krankheit auf eine vermeidbare Fahrlässigkeit zurückging. Soweit ich weiß, stand diese Alternative nie zur Diskussion. Abgesehen vom Stolz der Patientin und der oben erwähnten kontraparanoiden Haltung dürfte auch eine unbewußte oder vorbewußte Phantasie (die außerdem auch einen Kern von Realität enthalten haben könnte) dafür verantwortlich gewesen sein, daß sie so rasch von der gerichtlichen Klage gegen den vermutlich so fahrlässigen Arzt Abstand nahm. Jedenfalls deutete die Patientin zumindest bei einer Gelegenheit die Möglichkeit an, daß sie den ärztlichen Gutachter nicht völlig genau informiert habe. Die Diagnose derartiger Tumoren hängt bekanntlich unter anderem davon ab, ob sie ihre Größe im Verlauf des Menstruationszyklus ändern. Die Patientin glaubte sich daran zu erinnern, daß sie sich einzureden versuchte, die Geschwulst sei zeitweise kleiner als sonst, und daß sie den Arzt über diese angebliche Beobachtung informierte. Als sie mir jedoch darüber Mitteilung machte, behauptete sie, daß sie rückblickend bezweifle, daß es so gewesen sei, und daß sie versucht haben müsse, das nahezu unmerkliche Wachstum des Tumors außer acht zu lassen. Ihr Bericht legte die Möglichkeit nahe, daß dieses geheime Paktieren mit dem Tod eine Folge der vorübergehenden Flaute ihrer Lebenslust gewesen war, nachdem sie Nachricht vom Tod ihres Bruders erhielt.

Eines der Hauptmuster ihres Lebens hatte sich zweifellos in ihrer Beziehung zu diesem um acht Jahre älteren Bruder ausgebildet. Als sie noch ein kleines Mädchen war, hatten ihre Eltern gesagt, sie hätte ein Knabe und er ein Mädchen sein sollen, da sie so aktiv und unabhängig war, während er eher in sich gekehrt und passiv war. Die gesamte Familienkonstellation war anscheinend günstig für die Entwicklung ihrer natürlichen Gaben gewesen, enthielt aber auch — wie so oft — den Keim ihres Untergangs. Ihr Vater war zur Zeit ihrer Geburt fünfzig Jahre alt, ihre Mutter vierunddreißig. Eine Schwester, zwölf Jahre älter als die Patientin, starb an Diphtherie, als die Patientin fünf war. Der Vater nahm die Patientin anscheinend als Ersatz für ihre verstorbene Schwester. Außerdem muß der alternde Mann, wie man sich leicht vorstellen kann, an diesem frühreifen und bezaubernden kleinen Mädchen besonders viel Freude gehabt haben. Dementsprechend extensiv war auch die Befriedigung ihrer ödipalen Strebungen. In den Biographien hervorragender Menschen findet sich oft die Familienkonstellation eines alten Vaters und einer jungen Mutter, und ich frage mich, ob diese Konstellation nicht dazu beigetragen hat, daß die Patientin in gewissem Ausmaß maskuline Züge entwickelte. Es wäre aber falsch, diesen Faktor ihrer Entwicklung zu überschätzen und dabei zu übersehen, daß die Entfaltung ihrer Weiblichkeit in keiner Weise unter der Beimischung von Männlichkeit gelitten hatte — einer Männlichkeit, die sich hauptsächlich in ihrem Bedürfnis nach Aktivität ausdrückte. Wie dem auch sei, die plötzliche Veränderung, welche die Patientin zum Liebling ihres Vaters machte, kam durch einen Todesfall zustande und muß, obwohl sie sie optimistisch machte (Freud 1917b) und eine vorteilhafte Ichentwicklung anregte, daneben auch den Schatten eines tiefen Schuldgefühls hinterlassen haben. Als sie nun die Nachricht vom tragischen Tod ihres Bruders erhielt (er wurde gewissermaßen getötet, weil er geliebt hatte), muß also eine Wiederbelebung frühester Konflikte stattgefunden haben.

Darin könnte der akute und vorwiegend unbewußte Hintergrund für ihre unheimliche Verschwörung gegen das eigene Leben bestanden haben. Alle Anklagen, die sie gegen den ärztlichen Gutachter erhob, konnten — wenn auch nur unter Berücksichtigung der Psychologie des Unbewußten — ebenso auch gegen sie selbst erhoben werden. Wenn jeder wußte, daß bei Tumoren der Brust eine Biopsie gemacht werden muß, warum nicht sie? Sie hatte volles Vertrauen zu ihrem behandelnden Arzt gehabt, und es bestand kein realistischer Anlaß zu weiteren Konsultationen. Sie sagte, sie hätte keine Angst vor einem operativen Eingriff, und sie hatte die erste Operation ohne Schwierigkeiten überstanden. Die Gefahr ging offensichtlich von Anfang an von ihrem Unbewußten aus; man muß die Möglichkeit gelten lassen, daß sie später einen aktiven Anteil daran hatte, sich ihr eigenes Grab zu schaufeln. Der vorliegende Fall bietet also Gelegenheit, einen Blick auf eine weitere Spielart des Masochismus zu werfen; ich möchte allerdings nicht dahingehend mißverstanden werden, daß ich die Patientin für ihr tragisches Ende alleinverantwortlich machen will.

Für diese Fragestellung ist es nicht wesentlich, ob ihr Tod der Erfolg ihres Masochismus gewesen war und als unbewußter Selbstmord betrachtet werden kann; es gehört zur ärztlichen Pflicht, zu wissen, daß die menschliche Rasse solchen Trieben unterworfen ist und der Kampf gegen sie genauso zu den Aufgaben des Arztes gehört wie die Unterstützung der Kräfte des Lebens. Der Todestrieb, der innerhalb der psychobiologischen Einheit am Werk ist, geht verschlungene und stille Wege; das Individuum, das sich in seine unberechenbaren Mechanismen verstrickt, ist ihnen für gewöhnlich hoffnungslos ausgeliefert und kann sich nicht durch eigene Anstrengung oder Klugheit daraus befreien. In solchen Augenblicken hängt das Überleben von äußerer Hilfeleistung ab. Die therapeutische Aufgabe ist überaus schwierig. Sie wird leichter, wenn der Patient einen Selbstmordimpuls verbalisiert, aber die Verantwortlichkeit des Therapeuten endet bei weitem nicht dort, wo die Gefahrensituation leicht erkennbar ist. Situationen, in denen kein greifbares Gefahrensignal bemerkbar ist, sind viel ernster. Eine klinisch wenig eindrucksvolle Depression, ein bizarrer Traum, das plötzliche Wiederauftauchen einer traurigen Kindheitserinnerung können unter Umständen schon ein hinreichender Anlaß sein, dem Patienten zu raten, er möge alle Situationen vermeiden, in denen das Unbewußte seine Absicht durchsetzen könnte. Wenn die Gefahr einmal erkannt ist, läßt sie sich gewöhnlich nicht allzuschwer beherrschen. Ich habe es immer für höchst bezeichnend gehalten, daß die zwei Selbstmordfälle in meiner Praxis für mich als Überraschung auftraten; ich hatte die Möglichkeit nicht vorausgesehen. Wenn der Arzt sich der Gefahr bewußt ist, geht offenbar schon von dieser Alarmbereitschaft eine therapeutische Wirkung aus, als würde die Warnung „tu es nicht", die in der therapeutischen Situation implizit gegenwärtig ist, sobald der Therapeut diese Möglichkeit in Betracht zieht, gegen die Selbstzerstörungstendenz des Patienten eine Schranke errichten. Selbst wenn man sich die Frage stellt, warum diese Patientin nicht Selbstmord beging, muß man meiner Meinung nach auch diesen Faktor berücksichtigen. Wie schon erwähnt, war sie entschlossen, ihrem Leben vor der letzten Spitalseinweisung ein Ende zu machen, hielt es aber für ihre Pflicht, sich solange wie möglich ihren Kindern zu erhalten. Jeder gewonnene Tag sei ein Segen für sie, sagte sie, und würde sie stärker und — gegen das endgültige Trauma, ihre Mutter zu verlieren — widerstandsfähiger machen. Ihr Plan, eine Person in den Familienkreis einzuführen, die später ihre Funktionen übernehmen sollte, klang recht vernünftig. Sie drängte mich, ihr eine Nachfolgerin zur Verfügung zu stellen. Bezüglich der Kinder zählte sie viele Gefahren auf, die sie schon lauern sah, und sah die düsterste Zukunft voraus, sofern nicht rechtzeitig Vorkehrungen getroffen würden.

Wenn sie über die Möglichkeit nachgrübelte, daß kein passender Ersatz für sie zu finden wäre, schien sie momentan nahe daran zu sein, dem vermuteten unbewußten Impuls — gemeinsam mit den Kindern aus dem Leben zu scheiden — Ausdruck zu geben. Sie verfiel dann darauf, es zu bedauern, daß sie überhaupt Kinder zur Welt gebracht hatte, oder sie sagte, es wäre besser, ihre Kinder wären krank und hätten nicht lange zu leben. In allen Diskussionen über die Zukunft der Kinder erwähnte sie nur ein einziges mal die Möglichkeit, daß ihr Mann sich nach ihrem Tod einmal wiederverheiraten könnte. Durch glücklichen Zufall fand ich einen Menschen, Frau N., der bereit war, sich in den Haushalt der Patientin einzuleben, und der fast allen Anforderungen der Patientin zu entsprechen schien. Aber es stellte sich bald heraus, daß die Patientin außerstande war, Frau N. auch nur zu begegnen, geschweige denn, sie zu Hause wohnen zu lassen. Die Patientin gab zu, daß man die Wirkung der Gegenwart von Frau N. im Hause nur mit dem Vergleich beschreiben könnte, den eigenen Sarg im Schlafzimmer zu haben. Da sich die Anwesenheit von Frau N. als unerträglich erwies, wurde beschlossen, daß die Patientin sie erst später rufen würde, wenn ihre Krankheit nicht mehr gestatten würde, daß sie am Leben der Kinder selbst aktiv Anteil nahm, und die Hilfe von Frau N. daher unentbehrlich würde.

Aber von diesem Zeitpunkt an wurde Frau N. zu einer wichtigen Gestalt im Phantasieleben der Patientin. Sie wurde sozusagen eine ständige Begleiterin. Die Patientin stellte sich ausführliche Gespräche mit ihr vor, in denen sie Frau N. erklärte, was sie mit den Kindern machen solle, wie sie zu behandeln seien und worauf man besonderes Augenmerk richten müsse. Diese Phantasien hatten offenbar zweierlei Funktion. Einerseits schuf und verarbeitete sie hier ein Spiegelbild ihrer selbst, das sie überleben und dort weitermachen würde, wo sie aufhören mußte. Da Frau N. eine entfernte Verwandte von mir war, wurde sie — wie auch der Patientin bewußt war — anderseits zu einem Stellvertreter meiner Person. In ihem Unbewußten war die Patientin im Begriff, ihre Kinder nach und nach mir zu übergeben. Einmal teilte sie die Phantasie mit, ich würde ihre Kinder adoptieren.

Der Mechanismus, auf den wir hier stoßen, ist ein Gegenstück zu dem nach Freud (1917c) dem Prozeß der Trauer zugrunde liegenden Vorgang. Bei der Trauer vollbringt das Ich die Aufgabe, allmählich die libidinösen Besetzungen aufzugeben, die den Repräsentanzen des verlorenen Liebesobjekts zugeordnet waren. Durch diese Arbeit befreit es die Libido für den Zweck, sich auf neue Objekte zu verlegen. In dieser Hinsicht hätte die Logik der Gefühle erfordert, daß die Patientin das gewöhnliche Ziel der Trauerarbeit erreiche, ehe der tatsächliche Verlust der Liebesobjekte eintrat.

Dabei wird eine allgemeingültige Regel für die Psychologie des Sterbens — besonders bei Menschen, die sich des nahenden Todes bewußt sind — erkennbar. Der Abschied würde ihnen leichter fallen, wenn sie sich durch eine Art vorwegnehmender Trauer von ihren Liebesobjekten trennen und dieses Ziel kurz vor dem Tod erreichen könnten. Dann hätten sie zur Zeit des Todes ihr Interesse bereits von der Welt abgezogen und könnten den Tod als natürliche Folge der nun herrschenden energetischen Konstellation akzeptieren. Aber unter gewöhnlichen Umständen ist das Ich zu dieser Leistung nicht fähig. Die von den Liebesobjekten zurückgezogene Libido würde erstens nicht, wie es sonst bei der Trauer um ein Liebesobjekt der Fall ist, Ersatzobjekte suchen. Zweitens ist der Rückzug libidinöser Besetzungen von Liebesobjekten fast unmöglich, solange die Tatsache wahrgenommen wird, daß die Liebesobjekte weiterhin existieren; diese Wahrnehmung regt das Ich zur Erneuerung der Besetzung an, wo es sie logischerweise im Angesicht des Todes zurücknehmen sollte. Tief religiöse Menschen können anscheinend solche Sequenzen durchleben; sie trennen sich von allem, das sie auf dieser Welt lieben, und besetzen mit der dadurch befreiten Libido das Bild ihres Gottes. Im Augenblick des Todes haben sie sich von der Welt schon verabschiedet und widmen sich nun ausschließlich der Erwartung einer neuen Welt, an deren Schwelle sie zu stehen vermeinen. Pfister (1930) hat eine Untersuchung von Gedanken und Phantasien vorgenommen, die sehr oft bei Personen vorkommen, die sich plötzlich mit dem anscheinend unvermeidlichen Tod konfrontiert sehen. Er stellte fest, daß das Denken des Menschen, der im nächsten Moment seinen sicheren Tod erwartet, in die frühe Kindheit zurückgeht und an Situationen anknüpft, in denen eine Gefahr überwunden wurde. Von solchen Situationen ausgehend führen die Vorstellungen wieder zur Gegenwart und enden mit einer lustvollen, manchmal halluzinatorischen Zukunftsvorstellung. Da dem Menschen nur wenige Sekunden zur Verfügung stehen, laufen alle diese Prozesse so skizzenhaft ab, daß nur wenige Einzelheiten ins Bewußtsein gelangen. Immerhin berichten überraschend viele Informanten, daß sie das Gefühl hatten, ihr ganzes Leben ziehe an ihnen wie auf einer Bühne vorüber, wobei die eigene Person dabei zu sehen war, wie sie sich in einer der Kindheit entsprechenden Weise verhielt. Pfister zog aus diesem Material einige sehr wichtige Schlüsse, die ich an dieser Stelle nicht diskutieren möchte; ich möchte aber einen zusätzlichen Eindruck wiedergeben, der sich für mich aus diesem Material ergab. Es scheint, daß das Ich im Augenblick höchster Gefahr eine neue Persönlichkeit konstruiert, indem es anscheinend die gesamte Vergangenheit wiedererlebt — und dabei Situationen mit erfolgreich überstandenen Gefahren betont — und diese Vergangenheit in eine Zukunft fortsetzt, die glücklich, schön und völlig frei von dem schrecklichen Unglück ist, das in Wirklichkeit jetzt auf den Menschen zukommt. Um eine solche neue, überlebende Persönlichkeit zu konstruieren, muß das Ich gleichsam einen Anlauf nehmen und sich auf jene Situationen stützen, in denen es trotz größter Gefahr überlebt hat. Wenn das Ich in diesem Rekonstruktionsprozeß bei der Gegenwart angelangt ist, weicht es von der Wirklichkeit ab und ersetzt das im nächsten Augenblick verlorene Selbst durch ein neues, dem eine schöne Zukunft beschieden ist. Dieser Mechanismus der Erschaffung einer neuen Persönlichkeit im Angesicht plötzlicher Lebensgefahr tritt nicht bei allen Menschen in gleicher Weise auf; ich glaube aber, man konnte ihn bei der Patientin, von der hier die Rede ist, durchaus beobachten. Frau N. wurde zum neuen Ich der Patientin, welches weiterleben und sich ihrer Kinder annehmen würde. Während das Ich sich bei der Trauer von der Bindung an das Objekt befreit, das heißt, während es eine Objektbeziehung abbaut, verschafft sich der Patient mit einem neuen Ich die Illusion, er werde überleben und kostbare Objektbeziehungen fortsetzen. Dieser Prozeß einer Ich-Erschaffung — im Sinn einer Wiedergeburt — wurde dadurch begünstigt, daß Frau N. und die Patientin gleichen Geschlechtes waren und Frau N. mit mir verwandt war.

Die Phantasie eines imaginären Begleiters hatte noch weitere Bedeutungen, von denen ich hier eine diskutieren werde. Aus den übertrieben pessimistischen Befürchtungen der Patientin über die Zukunft ihrer Kinder und aus ihrer Abneigung, Frau N. als jenem Menschen zu begegnen, der diese Ängste ermäßigen könnte, läßt sich der Schluß ziehen, daß es der Patientin auf die Überzeugung ankam, für das Leben ihrer Kinder unersetzlich zu sein. Mit dem Zugeständnis, daß die Kinder sich trotz ihres Todes angemessen entwickeln könnten, wäre die Patientin meiner Meinung nach einer Depression verfallen, sofern nicht ihre Fähigkeit, ihre düstere Zukunftsaussicht zu ertragen, überhaupt gänzlich zusammengebrochen wäre.

Ihr Ich war hier in einem scheinbar unlösbaren Dilemma gefangen. Die Vorstellung, daß die Kinder künftig vernachlässigt und ungeliebt wären, war ihr unerträglich, während zugleich die Überzeugung, unersetzlich zu sein, eines der stärksten Bande war, die sie in dieser Welt verankerten. Nach einem unwandelbaren Gesetz des Unbewußten hatte jede Veränderung auf einer Seite dieser Gleichung Rückwirkungen auf die andere. Immerhin zeichnete sich mit der Gestalt der imaginären Begleiterin näherungsweise eine Lösung ab. Frau N. lieferte ihr den Stoff einer Wunschphantasie, mit der sie ihr Denken ausfüllen und gegen den Schmerz der Wirklichkeit ankämpfen konnte, ohne die Realbeziehung zu den Kindern zu gefährden, indem sie eine Wettbewerbssituation schuf. Da die imaginäre Gestalt in engem Zusammenhang mit meiner Person stand, erweiterte sich ihre Phantasie darüber hinaus zur Vorstellung, daß sich jemand um die Kinder kümmern würde, der für sie die Bedeutung einer Vaterfigur hatte. Ihr Vater wäre wahrscheinlich der einzige Mensch gewesen, dem sie ihre Kinder ohne Konflikte anvertraut hätte. Tatsächlich findet man oft die Kleinmädchenphantasie, dem Vater Kinder zu schenken und dabei das eigene Leben zu verlieren (die wohlverdiente Strafe zu erhalten). So hatten mehrere Umstände zusammengewirkt, um eine günstige Konstellation vorzubereiten und eine Libidinisierung der Idee des Todes zu bewerkstelligen.

An dieser Stelle konnte ich auch in Bezug auf den Zeitfaktor einen Hebel ansetzen. Als ich einige Wochen verreisen mußte und die Patientin die Adresse von Frau N. haben wollte, um in meiner Abwesenheit mit ihr in Verbindung zu treten, falls es notwendig sei — so drückte sie die Angst aus, daß der Tod sie vor meiner Rückkehr überwältigen könnte —, brachte ich meine Billigung für eine Verabredung mit Frau N. zum Ausdruck, fügte aber hinzu, daß sie sich dabei sehr aufregen würde und lieber warten sollte, bis ich zurückkehrte und bei dieser Begegnung anwesend sein könnte. Hier ergab sich also abermals eine Gelegenheit, durch mein Verhalten auszudrücken, wie ich über die Überlebensaussichten der Patientin in einem bestimmten Zeitraum dachte — ein Vorgehen, das viel überzeugender ist als verbale Bestätigungen (siehe meine Bemerkungen über diese Technik im vorangegangenen Fallbericht). Bloßes Zureden vermag den Patienten nie in gleicher Weise zu überzeugen, weil er mit Recht denkt: wenn das Gegenteil wahr wäre, würde es mir keiner sagen.

Nachdem die Präliminarien unseres beruflichen Kontaktes erledigt waren und die Patientin sich an ihre Besuche in meiner Ordination gewöhnt hatte, ergaben sich zwei Hauptaufgaben: erstens, Zeit zu gewinnen, und zweitens, sie für das letzte Stadium ihrer Krankheit vorzubereiten. Damals verriet die Haltung und äußere Erscheinung der Patientin im täglichen Kontakt noch keinerlei Anzeichen ihrer Krankheit. Ihr Gang war energisch, ihre Bewegungen kräftig und entschieden, sie sah nicht unterernährt aus, und ihr Gesichtsausdruck war heiter und freundlich. Als subjektive Beschwerden nannte sie meist Schmerzen in der Schulter und Müdigkeit. Diese war wahrscheinlich durch Beruhigungsmittel und durch die Krankheit selbst bedingt. Man hatte während dieser Phase den Eindruck, daß jeder Tag, den die Patientin ohne übertriebene Sorge und Kümmernis überstand, einen Gewinn darstellte; mein Hauptziel war, sie ohne unerwünschte psychiatrische Zwischenfälle so nahe wie möglich an die letzte Phase der Krankheit heranzuführen, vor der sie solche Angst hatte. Es war klar, daß dann eine Änderung in der Behandlung und Technik stattzufinden hätte. Wie schon angedeutet, bestand die Gefahr, daß die Patientin inzwischen immer tiefer in eine Atmosphäre des Wartens auf den Tod absinken würde.
Zwischen der Bedeutung der Gegenwart in der Struktur der psychologischen Zeit und in der Struktur der physikalischen Zeit besteht ein Unterschied (Georg Simmel 1918). In der physikalischen Zeit erscheint die Gegenwart punktförmig, in der psychologischen hat sie Ausdehnung, je nach Alter, Stimmung und anderen Faktoren. Für das Kleinkind liegt der nächste Tag oft in ferner Zukunft, für den Erwachsenen mag die Gegenwart noch bis in die nächste Woche reichen. In der historischen Zeit kann die Gegenwart auch Jahre oder Jahrzehnte umfassen.
In gelegentlichen Bemerkungen der Patientin zeigte sich ein Bedürfnis, sich frei von Todesgefahr etwas vorzustellen, was man ihre biologische Gegenwart nennen könnte. In ihrem Fall erstreckte sich die biologische Gegenwart auf etwa drei Monate. Sobald sie aus Gesprächen mit dem behandelnden Arzt die Überzeugung gewann, daß die Hormon- und Strahlentherapie sie weit über dieses Zeitlimit hinaustragen würde (in Wirklichkeit lebte sie von unserer ersten Begegnung an noch sechzehn Monate) — sobald also, mit anderen Worten, ihre biologische Gegenwart von der Vorstellung des Todes gereinigt war, vermochte sie die Gegenwart wieder als Betätigungsfeld zu betrachten. Die verschiedenen Maßnahmen, die getroffen wurden, um ihr die Aufrechterhaltung von Aktivitäten zu erleichtern, brauchen wohl nicht im einzelnen aufgezählt zu werden.
Die zweite Aufgabe, nämlich die Vorbereitung auf die Endphase, erwies sich als weit schwieriger. So ausgezeichnet die Patientin befähigt war, auf

schwierige Umweltsituationen zu reagieren und sich ihnen anzupassen, so hartnäckig weigerte sie sich, das Elend der Endphase zu akzeptieren. Man könnte sogar sagen, daß ihr großes Anpassungstalent bei realen Schwierigkeiten mit einer ebenso großen Untauglichkeit für die letzte Phase vor dem Tod einherging. Offenbar konnte sie den bevorstehenden Tod nicht als etwas ihr Auferlegtes, sondern nur als Erfolg einer von ihr selbst ausgeführten Handlung akzeptieren. Von eigener Hand zu sterben hatte vielleicht für sie gar nicht die Bedeutung des Todes. Hier gab es einen Bereich, in dem die direkte psychoanalytische Intervention in Form von Deutungen angezeigt schien. Der tiefer liegende Konflikt bezog sich auf die heftige Abwehr jenes weiblichen Masochismus, den Helene Deutsch (1930, 1933) so glänzend dargestellt hat. Die Vorstellung, im Spital dahinzusiechen, langsam zu verfaulen, künstlich am Leben erhalten zu werden, bis der Tod sich nicht mehr länger hinhalten ließ, und schließlich obduziert zu werden, flößte ihr maßloses Entsetzen ein. So deprimierend die Endphase für den Krebspatienten auch ist, die Schreckensvisionen dieser Patientin gingen weit über die Grenzen der Realität hinaus und erhielten aus den geheimen Quellen ihres tiefen Masochismus zusätzliche Nahrung — eines Masochismus, den sie aus dem Aufbau ihrer Persönlichkeit eliminiert hatte, indem sie ihn in das Gegenteil, eine bewundernswerte Fähigkeit zur *aktiven* Realitätsanpassung, verkehrte. Gerade aus ihrer totalen Unfähigkeit, sich in das Endstadium ihrer Krankheit vorwegnehmend einzufühlen, wurde diese Überbetonung der Aktivität verständlich.

Ich fühlte mich an den antiken Mythos von Alkestis, Frau des Admetos, Königs von Thessalien, gemahnt. Als Admetos in jungen Jahren sterbenskrank wurde, machten es die Parzen zur Bedingung seiner Verschonung, daß ein anderes Menschenwesen für ihn den Tod erleiden müsse. Seine Untertanen, seine Freunde, selbst seine betagten Eltern schreckten vor der Idee eines solchen Opfers zurück, nur seine treue Gattin Alkestis entschloß sich zu diesem letzten Schritt. Eine Ähnlichkeit zwischen Alkestis und meiner Patientin ergab sich daraus, daß beide am Wissen um den Zeitpunkt ihres Todes litten, wie es Euripides Alkestis sagen läßt: Und ich muß sterben. Nicht morgen, übermorgen kommt dies Unglück über mich, sondern jetzt schon soll mein Name mit denen genannt werden, die nicht mehr sind.

Aber es gibt auch einen wesentlichen Unterschied. Der Tod der Alkestis geschah freiwillig und hatte seinen Sinn. Die Patientin dagegen erlebte ihren bevorstehenden Tod als ungewollt und vollkommen sinnlos. Obwohl Alkestis eine freie Entscheidung getroffen hatte (wirklich frei oder erzwungen durch die Notwendigkeit, Ambivalenz zu verbergen, litt sie unter ihrem Los, beklagte es und bat um Mitleid. Indirekt forderte sie von Admetos eine Belohnung, als sie sagte: Wohlan; nicht als Entschädigung — denn nichts ist teurer als das Leben — will ich's fordern, doch vergiß nicht dies Geschenk, das rechtens mein ist: heirate nicht wieder! Sie rechtfertigt dieses Ansinnen mit dem künftigen Wohlergehen der Kinder und spielt dabei auf die üble Behandlung an, die Kinder gewöhnlich durch Stiefmütter erfahren.

Die Patientin — wenn die Spekulation gestattet ist — war eine Persönlichkeit, die sich wohl wie Alkestis im Mythos verhalten hätte; wenn sie einen Funken Sinn in ihrem traurigen Los entdeckt hätte, würde sie wahrscheinlich ihre Leiden ohne Zögern bis zum natürlichen Ende auf sich genommen haben. Zu ihren bewußten Idealen gehörte nicht das griechische, daß nichts kostbarer sei als das Leben; was sie vor dem Warten auf den Tod zurückschrecken ließ, war eher das Fehlen eines Sinnes oder Zweckes, wie man aus dem folgenden erkennen kann:

Die letzte Phase bot der Patientin wirklich nicht die geringste Möglichkeit zur aktiven Bewältigung und verurteilte sie dazu, in einem Zustand reiner Passivität zu verharren. An dieser Stelle ist eines der wenigen neurotischen Symptome, die vor Beginn der letzten Erkrankung bestanden hatten, zu erwähnen. Aus der Krankengeschichte war ersichtlich, daß die Patientin vor öffentlichen Reden regelmäßig an Lampenfieber litt und auch in einigen anderen Situationen Angstanfälle erlebte, die sich gegen exhibitionistische Wünsche richteten. Im Mittelpunkt dieses Konfliktes stand ihr Mißfallen an ihren Brüsten, die ihr zu groß vorkamen. Ihre Schreckensvision von einer nur mehr vegetierenden Lebensweise und nachfolgenden Obduktion war auch von der Angst gefärbt, angestarrt zu werden und damit hilflos gegen einen in ihren Augen feindseligen Übergriff zu sein. Wie in vielen anderen klinischen Fällen war auch hier die Abwehr des Masochismus mit der des Exhibitionismus kombiniert.

Objektiv war das Stadium, das der Endphase der Krankheit voranging, von Leiden und Passivität gekennzeichnet — zumindest würde ein Außenstehender es so betrachten —, aber bei genauerer psychologischer Beobachtung konnte man bemerken, daß die Patientin dieses Stadium in ein psychisch eher aktives umgewandelt hatte. Die Operationen hielten sie nicht lange an das Spitalbett gefesselt, sie war nach überraschend kurzer Zeit wieder auf den Beinen und nahm ihre häusliche Tätigkeit wieder auf, auch wenn sie dabei unter großen Schmerzen litt. Ebenso bot ihr die Beherrschung von Ermüdungs- und Erschöpfungszuständen nach der Strahlenbehandlung eine Gelegenheit zum Ausdruck ihrer aktiven Einstellung. Auch das Ausbleiben einer Hypersexualität trotz intensiver Hormontherapie erlebte sie als nicht geringen Triumph. Als die beträchtlichen Abwehrmaßnahmen, die sie gegen den libidinösen Ansturm getroffen haben mußte, zu versagen begannen und sie sich heftigen libidinösen Bedrängnissen ausgesetzt sah, war sie ziemlich verzweifelt. Glücklicherweise reichte die Verbalisierung dieser Schwierigkeit dazu aus, den Abwehrapparat wieder voll aufzubauen, und nach einigen Tagen gewann sie wieder ihre Selbstkontrolle und klagte nie wieder über unerwünschte Empfindungen. Man konnte also sehen, daß diese ganze, nach außenhin wie eine ununterbrochene Leidenskette wirkende Phase in eine Periode höchster psychischer Aktivität umgewandelt wurde, indem die Patientin den unvermeidlichen Konsequenzen ihrer Leiden erfolgreich die Stirn bot.

Man konnte sogar sagen, solange ihr Zustand noch irgendeine Art von Bewegung gestattete, genügte dies als Schutz gegen die Gefahr der Selbstpreisgabe an ihre tiefen masochistischen Wünsche. Die Patientin sah mit Recht voraus, daß sie in der letzten Phase der Krankheit ohne derartige Abwehrmittel auskommen müßte. Auch die Vorstellung des Überwältigtwerdens durch den Tod, ohne eine Möglichkeit, aus eigenem Willen seinen Zeitpunkt zu bestimmen, hatte für sie eine masochistische Bedeutung. Zuerst begegnete ich ihren Argumenten zugunsten eines Selbstmords mit Hinweisen auf die Folgen, die ein solcher Schritt für die Kinder und ihren Mann hätte. War ihr denn nicht klar, fragte ich, daß ein Tod durch Selbstmord für die anderen viel schwerer zu ertragen ist als ein natürliches Ende? Ich bat sie, zu bedenken, wie sie sich fühlen würde, wenn die Rollen zwischen ihr und ihrem Mann vertauscht wären. Sie antwortete auf eine unlogische Weise, die allerdings den psychischen Hintergrund der Gesamtsituation beleuchtete. Sie sagte: „Sicher würde ich meinem Mann eine Spritze geben, so daß er für immer einschläft." Damit war nicht ein versteckter Anspruch auf Euthanasie gemeint, da ich bereits wiederholt über ihr unzweifelhaftes Recht gesprochen hatte, Freiheit von Schmerzen zu fordern und zu erwarten; sie hatte mir zugestanden, daß man normalerweise keinen Patienten so leiden läßt, wie sie es sich immer ausgemalt hatte. Ich hatte sogar das Gefühl, daß sie vor einer Euthanasie zurückschreckte; daß sie sozusagen Euthanasie nur in Form eines Selbstmordes akzeptieren konnte. Die zitierte Bemerkung zeigt nach meiner Ansicht nur, daß ihre Unfähigkeit zur Passivität sich auf alles und jedes erstreckte. Was sie wirklich meinte, war: „Natürlich, ich wäre nicht so zaghaft und kleinmütig, es nicht für andere zu tun, aber ich könnte es niemals über mich selbst ergehen lassen."

Diese Diskussion wiederholte sich mehrmals. Aus naheliegenden Erwägungen hörte ich bald auf, ihre Kinder als unglückliche Opfer im Falle ihres Selbstmords anzuführen, aber ich mahnte sie daran, wie ihre Ärzte einen Selbstmord erleben würden. Ich fragte sie, ob sie sich jemals überlegt habe, was der Selbstmord eines Patienten für seinen Arzt bedeutet. Dagegen verteidigte sie sich mit der Behauptung, ich könnte mich ihrem Selbstmord nicht widersetzen, wenn ich sie wirklich gern habe und verstehe. Sie wollte, daß wir dieses Thema, das sie so beunruhigte, fallen ließen, weil die Gewißheit, daß dieser Ausweg immer noch offen blieb, ihre einzige Stütze sei. Ich versprach also, nicht mehr auf diesen Punkt zurückzukommen; ich wisse, daß keines meiner Argumente sie überzeugen könne, aber es sei meine Pflicht gewesen, ihr meine Meinung zu sagen. Schließlich und endlich habe sie ein fast vollkommenes Leben geführt, sich mit ihren vielen guten Werken turmhoch über den Durchschnitt erhoben, und ebenso auch mit ihrem ständigen Kampf für Recht und Gerechtigkeit und für den Schutz der Schwachen. Ein Selbstmord passe in meinen Augen überhaupt nicht zu ihrem Lebensstil, und sie möge doch nicht zu guter letzt den glänzenden Erfolg dieses Lebens verderben. Da sie nun aber fest dazu entschlossen sei, fügte ich hinzu, sei es nun schade um jedes weitere Wort. Und das stimmte anscheinend auch, denn gelegentliche Bemerkungen ließen erkennen, daß ihre Absichten unverändert geblieben waren.

Bei einem bestimmten Anlaß jedoch schien ich ihre Entschiedenheit ins Wanken gebracht zu haben. Sie war dabei, die Erfülltheit ihres früheren Daseins mit der sinnlosen Leere der letzten Phase zu vergleichen. Selbst jetzt, setzte sie fort, da sie nicht in ihrem Beruf arbeiten könne und jeden Tag viele Stunden im Bett verbringen müsse, habe ihr Leben noch einen Sinn, weil ihre Gegenwart für die Kinder wichtig sei und sie auf diese Weise eine Aufgabe erfülle. Wenn sie aber einmal ins Krankenhaus kommen und wissen werde, daß es kein Nachhausegehen mehr gebe, und wenn sie nicht mehr aufstehen könne, dann wäre sie nichts mehr als ein Haufen nutzlos verrottenden Fleisches. Dann wäre ihr Leben sinnlos. Sie sei bereit, vor keinem Schmerz zurückzuschrecken, solange noch Sinn in ihrem Leben sei — aber wieso versuche ich dann, sie auch dann noch zu Qualen zu verdammen, wenn jeder Sinn verschwunden und das Leben völlig zwecklos geworden sei? Darauf entgegnete ich, in meinen Augen begehe sie einen groben Fehler. Bevor diese Krankheit begonnen hatte, war ihr Leben — wie das Leben im allgemeinen — schon ohne Sinn und Zweck. Die Philosophen haben schon immer vergeblich versucht, den Sinn des Lebens zu finden. Der einzige Unterschied zwischen den beiden Phasen, von denen sie gesprochen habe, bestehe darin, daß sie der einen Phase einen Sinn zuzuschreiben vermöge, der anderen hingegen nicht. In Wirklichkeit, sagte ich, seien beide gleich sinn- und bedeutungslos. Die Patientin wurde verwirrt, sagte, sie verstehe mich nicht, und begann zu weinen. Wir waren fast am Ende der Sitzung angelangt. Ich erwartete, daß sie in späteren Gesprächen auf mein Argument zurückkommen werde, aber sie tat es nicht. Ich hatte den Eindruck, daß dieses Gespräch ein Wendepunkt war und die Selbstmordabsicht unterminiert hat. Tatsächlich beging die Patientin auch nicht Selbstmord, sondern hielt sich bis zuletzt an den Maßstab ihrer Vergangenheit; das heißt, sie war den Erfordernissen der Realität gewachsen. Ich kann allerdings nicht entscheiden, ob dies unter dem Einfluß der psychiatrischen Behandlung geschah oder ob das Leben der Patientin ohne Behandlung genauso geendet hätte. Ich lasse diese Frage offen, obwohl die Kranke mich mit dem Näherrücken der Endphase offensichtlich mehr und mehr idealisierte und schließlich sogar sagte, sie habe zu meiner Behandlung größeres Vertrauen als zur körperlichen Therapie, die sie erhielt. Als die ersten Zeichen einer endgültigen Verschlechterung ihres Zustandes auftraten, als wiederholt Thorazentesen vorgenommen werden mußten und die Patientin manchmal Morphium benötigte, um den Transport ins Krankenhaus ertragen zu können — Maßnahmen, die sie richtig deutete und von denen sie immer behauptet hatte, sie würde sie nicht ertragen —, da sagte sie: „Ich hätte nie erwartet, auf diesem Niveau leben zu können." Bei diesem Anlaß sprach sie mir auch in tief bewegtem Ton ihren Dank aus, während sie dies zuvor nur gelegentlich und wie nebenbei getan hatte. Nach diesem Gespräch erwähnte sie übrigens nie wieder Gefühle der Dankbarkeit.

Ich weiß nicht, ob die psychotherapeutische Unterstützung beanspruchen kann, den Selbstmord der Patientin verhindert zu haben. Es ist möglich, daß sie trotz ihrer Entschlossenheit so sehr am Leben hing, daß sie zu diesem letzten Schritt einfach nicht fähig war.

Läßt man aber die Möglichkeit gelten, daß das erwähnte Gespräch sich tatsächlich so auswirkte, wie der klinische Eindruck vermuten läßt, so ist die folgende Überlegung statthaft: Meine Äußerung, daß das Leben in jeder Phase und Form sinn- und bedeutungslos sei, muß im Zusammenhang mit vorhergehenden Deutungen betrachtet werden; meine direkten Deutungen hatten ausschließlich einen Bereich betroffen: ihre Konflikte um Aktivität und Passivität, den Wert, den sie auf ein (nach Erfolg und sozialer Verantwortung) „männliches" Leben legte, ihre Tendenz, Männer höher einzuschätzen als Frauen, ihre Empfindlichkeit gegen die Demonstration männlicher Überheblichkeit und ähnlicher Haltungen. Mit anderen Worten, ich versuchte einiges Material herauszuarbeiten, das in der psychoanalytischen Theorie unter die Termini „weiblicher Kastrationskomplex" und „Penisneid" fällt. Natürlich fehlten genetische Deutungen und ein wirkliches Durcharbeiten im psychoanalytischen Sinn; das wäre auch nicht möglich oder auch nur ratsam gewesen. Ich versuchte auch bei ihrer ausgedehnten Intellektualisierung zu helfen. Wir diskutierten ausführlich über die korrespondierenden Probleme der männlichen Entwicklung; zu dieser Zeit stellte das Verhalten ihres kleinen Sohnes das beste klinische Beispiel dar, das man sich für die psychoanalytische Theorie der psychosexuellen Entwicklung beim Mann nur wünschen konnte. Ihre Überschätzung der männlichen Kreativität mag unter dem Eindruck der Theorie, die ich ihr darstellte, zeitweilig nachgelassen haben — der Theorie nämlich, daß der Kulturbeitrag des Mannes deshalb größer sei, weil der Mann das weibliche Privileg, Kinder in die Welt zu setzen, kompensieren müsse und letzten Endes „noch nie ein Mann etwas so Wunderbares geschaffen hat wie ein Baby". Die Patientin schien einen Standpunkt zu akzeptieren, der dem weiblichen Penisneid einen männlichen Gebärneid gegenüberstellt. So nährten also diese Diskussionen bei ihr einigen Zweifel über die Angemessenheit ihres unbewußten Triumphgefühls, erfolgreich gegen Männer konkurrieren zu können. Obwohl mein Angebot an Theorien dahin zielte, den Schmerz zu verringern, den es ihr unbewußt bereitet haben mochte, „nur" eine Frau zu sein, könnte ich dennoch auch einen deprimierenden Effekt erzielt haben, weil ich dabei Wertmaßstäbe in Frage stellte, die sie bis dahin für objektiv gültig gehalten hatte. Man könnte ihre Lage mit der eines Jugendlichen vergleichen, der mit großer Mühe seine masturbatorischen Impulse unterdrückt hat und plötzlich erfährt, daß es keine triftigen Einwände gegen Onanie bei Jugendlichen gibt. Die klinische Erfahrung zeigt, daß derartige Mitteilungen nicht immer die vom Therapeuten erwartete Wirkung haben, sondern daß der Jugendliche darauf mit einer Depression reagieren kann, weil er nun ohne dieses Rüstzeug gegen eine verbotene Form der Sexualbefriedigung kämpfen muß. In ähnlicher Weise mußte die Patientin ziemlich überraschend zur Kenntnis nehmen, daß die verborgene dynamische Quelle einer überschießenden Energie, die sie in sozial konstruktive Kanäle gelenkt hatte, in Wahrheit eine Illusion darstellte. Kurz gesagt, ihr Vorurteil wirkte sich zweifach aus; es war eine Leidensquelle, aber auch eine Quelle energischen kompensatorischen Handelns. Die therapeutischen Gespräche linderten zwar den Schmerz, warfen aber den Schatten des Zweifels gerade auf jene Aktivitäten, die sie selbst am höchsten schätzte.

Nach dieser Vorarbeit fiel meine Bemerkung über die allgemeine Sinnlosigkeit des Lebens auf fruchtbaren Boden. Für die Patientin mag sich daraus der folgende Sinnzusammenhang ergeben haben: es ist sinnlos, mit Männern in Wettbewerb zu treten, weil Frauen ohnehin kreativer sind; es ist aber ebenso sinnlos, eine Frau (passiv) zu sein; wenn man zum Schluß gelangen kann, daß jede Aktivität sinnlos ist — warum sollte man sich dann gegen die offenkundige Sinnlosigkeit der Passivität zur Wehr setzen?

Ich kann weder für noch gegen diese Annahme klinisches Beweismaterial vorbringen, weil ich im letzten Krankheitsstadium nicht bei der Patientin war; ich glaube aber doch, daß meine Bemerkungen gemeinsam mit dem unaufhaltsamen Voranschreiten des Krankheitsprozesses ihre Aktivität gerade so weit schwächten, daß sie die zum Selbstmord erforderliche Energie nicht mehr mobilisieren konnte.

Die Patientin hatte anscheinend keine Depression im klinischen Sinne. Als die Zeit für ihre letzte Spitalseinweisung kam, versuchte sie sich, wie ich erfuhr, zuerst durch Hinausschieben zur Wehr zu setzen, dann durch den Wunsch, nach kurzer Hospitalisierung entlassen zu werden. Der Psychiater, der an meine Stelle getreten war, gab dem behandelnden Arzt den Rat, in diesem Stadium mit mehr Entschiedenheit aufzutreten. Man sagte der Patientin, sie müsse besser kooperieren und verstehen, daß sie als Patientin dem Arzt nicht eine von ihr bevorzugte therapeutische Strategie aufnötigen könne. Das genügte; nach einem kurzen Zwischenspiel mit aktivem Widerstand arbeitete sie bereitwilligst mit. In den letzten paar Tagen war sie verwirrt — höchstwahrscheinlich wegen der starken Sedierung — und sprach über Arbeiten, die sie erledigen müsse, und über Verabredungen, die einzuhalten seien. Sie starb unvermittelt am fünfundzwanzigsten Tag des Spitalaufenthaltes.

Am Ende dieses Berichts möchte ich auf eine praktische Schwierigkeit hinweisen, die meiner Ansicht nach nur bei der psychiatrischen Behandlung Sterbender auftritt und die ich zu meinem Bedauern nicht entsprechend vorhergesehen hatte. Bekanntlich kann in den meisten medizinischen Fächern, und besonders bei der Psychoanalyse, die Abwesenheit des Therapeuten zum Problem werden, sei sie durch Urlaub oder andere Gründe bedingt. Bei der Analyse von Neurotikern kann dieses Problem verhältnismäßig leicht gelöst werden. Vielfach wurde sogar beobachtet (Alexander und French 1946), daß sich eine Unterbrechung der Behandlung, wie sie beim Urlaub des Therapeuten eintritt, auf den Behandlungsverlauf günstig auswirkt. Schwieriger wird das Problem der Abwesenheit bei Delinquenten und Schizophrenen, besonders in den frühen Behandlungsphasen. Die technischen Maßnahmen, die eine unerwünschte Auswirkung auf den Patienten verhüten sollen, brauchen hier nicht erörtert zu werden; es ist allgemein üblich, daß man Patienten mit schwerer Psychopathologie nicht in Behandlung nimmt, wenn bis zur ersten absehbaren Unterbrechung nicht ausreichend Zeit für die Errichtung einer brauchbaren und dauerhaften Übertragungsbeziehung vorhanden ist. Ich denke dabei an ein spezielles klinisches Beispiel, das bei mir einen unauslöschlichen Eindruck hinterließ. Ein ungewöhnlich begabter und scheinbar gut angepaßter Mensch suchte analytische Behandlung für ein akutes

Problem und begann kurz vor den Ferien des Analytikers mit einer Probeanalyse. Der Patient leistete ausgezeichnete Arbeit, die erste Behandlungsphase verlief vielversprechend. Hochwichtiges Material wurde in die Analyse gebracht; Analytiker und Patient trennten sich in der Absicht, die Behandlung nach der Sommerpause fortzusetzen. Im Herbst jedoch weigerte sich der Patient, die Behandlung wieder aufzunehmen, und auch in den folgenden Jahren konnte keinerlei Überredungskunst ihn umstimmen. Darüber hinaus nahm sein Leben eine Wendung, die zunehmend deutlich machte, daß er zum Opfer eines katastrophalen Wiederholungszwanges geworden war und dadurch schließlich ein tragisches Ende nahm. Ich hatte immer den Eindruck, der Beginn dieser Analyse hätte auf einen günstigeren Zeitpunkt verschoben werden müssen, obwohl ein akuter (übrigens nicht gefährlicher) Konflikt vorlag. Natürlich bleiben drei wichtige Fragen offen: Hätte der Patient dann unter einem anderen Vorwand ebenfalls die Behandlung abgebrochen? Hätte die Analyse auch unter optimalen Bedingungen überhaupt den Wiederholungszwang beherrschen können? Wäre er auch ohne Stimulierung durch die Behandlung dazu bestimmt gewesen, seinem unbeherrschbaren Agieren zum Opfer zu fallen? Wie immer die Antworten lauten mögen, klinische Umsicht sollte dem Risiko eines Behandlungsbeginns, der aus äußeren Gründen bald unterbrochen werden muß, möglichst aus dem Wege gehen.

In den meisten klinischen Situationen kann der behandelnde Arzt durch einen anderen ersetzt werden; bei der psychiatrischen Behandlung von Sterbenden hingegen sollte diese Möglichkeit grundsätzlich ausgeschlossen werden. Im vorliegenden Fall konnte ich es nicht ändern, daß ich etwa vier Wochen vor dem Tod der Patientin abreisen mußte. Ich hatte sie mehrere Wochen zuvor darauf vorbereitet und sie aufgefordert, während meiner Abwesenheit zumindest einmal wöchentlich einen Kollegen zu sehen. Die Patientin wehrte sich dagegen. Ich sagte ihr, daß ich meine Abreise an sich für unentschuldbar hielt und mich nur unter äußerem Zwang dazu bereitfinden mußte. Sie protestierte abermals; ich setzte fort, ich sei sicher, sie würde an meiner Stelle die Stadt nicht verlassen, wenn ein Patient sie so dringend benötigte. Hier bot sich mir eine realistische Chance, meine Anteilnahme und meine Gefühle auszudrücken, eine Gelegenheit, die sich bisher in der psychotherapeutischen Situation nicht ergeben hatte. Die Patientin schien beeindruckt und versprach, sich zu fügen — in einem schwachen Augenblick, wie sie später sagte, als sie von ihrem Versprechen entbunden werden wollte. Als ich abreisen mußte, machte ihr Zustand Besuche in einer ärztlichen Ordination kaum mehr möglich; eine Kollegin besuchte sie mehrmals zu Hause*). Eine freundschaftliche Beziehung entstand, besonders als sich herausstellte, daß Ärztin und Patientin einander vor vielen Jahren begegnet waren. Während der kurzen Phase aktiven Widerstandes gegen die Hospitalisierung erwies sich die psychiatrische Hilfe als unschätzbar. Ich weiß nicht, ob meine Abwesenheit auf die vorübergehende Tendenz der Patientin zum Agieren eher hemmend wirkte — ob sie vielleicht enttäuscht und deprimiert war und ihre Tatkraft darunter litt. Es ist möglich, daß meine Gegenwart es ihr viel schwerer gemacht hätte, die Realität der letzten Spitalseinweisung zu akzeptieren. Diese Überlegung ist natürlich rein spekulativ und ändert nichts am Prinzip, daß der behandelnde Psychiater eines sterbenden Patienten keine Verpflichtungen übernehmen darf, die ihn vom Krankenbett fernhalten könnten, so lange der Patient noch bei klarem Bewußtsein ist. Der für die körperliche Seite der Therapie zuständige Arzt ist ersetzbar, der Psychiater — kurz vor dem Tode des Patienten — ist es prinzipiell nicht.

In diesem Stadium fließen alle Funktionen, die der Arzt erfüllt, die realistische ebenso wie die imaginären (als Freund, Elternersatz, Priester, Erlöser, Medizinmann) in einen unbestimmten Komplex zusammen, in dem Wirklichkeit und Phantasie nicht mehr zu trennen sind; das heißt, es wird sinnlos, die ärztlichen Aufgaben in solchen Begriffen zu beschreiben, weil die psychischen Funktionen dabei sind, sich aufzulösen und jene Struktur einzubüßen, die Realität und Phantasie oder ähnliche Polaritäten überhaupt erst sinnvoll macht.

Der Psychiater, der sich während der vorangehenden Krankheitsphase als Rahmen für die Liebes- und Haßgefühle, als Aggregat aller Akteure angeboten hat, die auf der Lebensbühne des Patienten eine Rolle spielten, wird in diesen Augenblicken unersetzbar. Die Trennungslinie zwischen äußerer und innerer Realität verwischt sich; der Psychiater hört auf, ein Übertragungsobjekt zu sein. Was bei der Behandlung der Lebenden ein Werkzeug darstellt, das dem Patienten zurück in sein Leben hilft, wird hier zum Selbstzweck und verfolgt kein weiteres Ziel mehr.

*) Ich bin Dr. Claire Selzer für die selbstlose Bereitschaft, in diesem Notfall für mich einzuspringen und die Patientin in vorbildlicher Weise zu betreuen, zutiefst verbunden.

Fall III

Während in den beiden ersten Falldarstellungen der Schwerpunkt bei den psychiatrischen Erfordernissen vor dem Tod des Patienten lag, behandelt dieser dritte Bericht als zusätzliches Thema Ereignisse, die nach dem Tod der Patientin stattfanden und ein für den Psychiater recht peinliches Nachspiel bildeten. Mit anderen Worten, hier soll auch auf die Gefahrenquellen, die der Tod des Patienten für den Psychiater birgt, aufmerksam gemacht werden. In diesem Fall war die psychiatrische Behandlung zufriedenstellend verlaufen und hatte ihre Ziele erreicht — zuerst, indem sie einen schwerkranken Menschen zur aktiven und angemessenen Teilnahme an der Ordnung seiner recht komplizierten Angelegenheiten veranlaßte, und später, indem sie der Patientin half, mit ihrer Krankheit zu leben, ohne sich des bevorstehenden Todes bewußt zu werden. Kurz vor ihrem Ableben hatte die Patientin jedoch ein Testament unterzeichnet, in welchem sie mich ohne mein Wissen mit einem beträchtlichen Legat bedachte. In weiterer Folge sagte ein naher Verwandter, der das Testament anfocht, aus, ich hätte die Patientin im Stadium der Unzurechnungsfähigkeit auf ungebührliche Weise beeinflußt.

Dieses Nachspiel eignet sich meiner Meinung nach trotz seiner relativen Ungewöhnlichkeit gut zur Beleuchtung von Faktoren, die in latenter Form nicht selten vorkommen dürften, sich aber im klinischen Bereich selten so deutlich bemerkbar machen. Wie der Leser sich vorstellen kann, wird der Vorfall zu einer Diskussion über berufliche Ethik Anlaß geben; in diesem Punkt unterliegt die Psychiatrie anderen und wesentlich strengeren Anforderungen als jedes andere Arbeitsgebiet.

1. Der Behandlungsverlauf

Die Patientin, eine schmächtige blasse Frau in den frühen sechziger Jahren, lebte, als ich sie kennenlernte, in höchst schwierigen Verhältnissen. Ihre äußere Lage hatte sich verschlechtert, als ihr Mann, ein erfolgreicher Werbefachmann von hypomanischem Temperament und bizarrem Charakter, lebensgefährlich erkrankte und seine latenten destruktiven Tendenzen in einem Ausmaß zu Tage traten, das für seine Umgebung kaum mehr erträglich war.

Auf diese Belastung war die Patientin nicht vorbereitet; sie hatte die meiste Zeit ihrer Ehe eine Art Scheinexistenz geführt, ein von ihrem Mann aufgezwungenes Schattendasein, das sich ganz den sozialen Verpflichtungen einer Dame der Gesellschaft zu widmen hatte. Zugleich achtete ihr Mann streng darauf, sie von allen realistischen Kontakten fernzuhalten; sie durfte keinen Scheck unterzeichnen, keine Geldfrage regeln, nicht einmal Arrangements für ihr ausgefeiltes gesellschaftliches Leben treffen. War irgend einmal etwas Praktisches zu tun, so stellte er eine Sekretärin oder eine andere Hilfskraft ein, um zu vermeiden, daß sie sich — seiner Phantasie nach — die Hände schmutzig mache. Trotz gelegentlicher schwächlicher Proteste hatte die Patientin diese Rolle gut und zur Zufriedenheit des Gatten gespielt. Die schweren Beschränkungen, die er ihr auferlegte, waren jedoch, wie sie sagte, eine Quelle großen Unglücks für sie. Ihr Lebensstil hatte seine Spuren hinterlassen. Ihre Bewegungen und ihre Redeweise waren bewußt ruhig, affektiert und manieriert; ihre Kleider richteten sich nach der nächsten Mode und ihr Make-up verbarg perfekt jedes Zeichen des Alters. Sie machte den Eindruck einer höchst kultivierten und mit bestem Geschmack gekleideten Modepuppe. Ihre allzeit bereiten Bemerkungen über tatsächlich bestehende soziale Einflüsse sollten jedoch nur einen ausgedehnten Ichdefekt verdecken.

Nur aus diesem Grund hatte diese Lebensweise für sie akzeptabel werden können; man könnte sagen, der bizarre Lebensstil, zu dem ihr Mann sie zwang, war für sie einer der wenigen Wege, mit der Realität in Beziehung zu bleiben, auch wenn es nur eine Pseudobeziehung war. Ein anderer Teil ihrer Psychopathologie, der nicht von direkten gesellschaftlichen Einflüssen mitbedingt war, kam in der Geschichte ihrer Kinderlosigkeit zum Vorschein. Ihr heftiges Verlangen nach eigenen Kindern war nie in Erfüllung gegangen, weil eine schwere Menstruationsstörung einen operativen Eingriff erfordert hatte. Inzwischen war sie über die psychogene Ätiologie des Symptoms aufgeklärt worden und dachte vorwurfsvoll an den Gynäkologen, der zur Operation geraten hatte. Dabei fand sich wiederum eine Rationalisierung unter Mitverwendung eines Realfaktors, zugleich aber zeigte sich auch ihr Masochismus, denn die Operation war durch ihre unablässigen Klagen praktisch erzwungen worden. Um ihre Kinderlosigkeit auszugleichen, hatte sie eine Verwandte ins Haus genommen und mit der Absicht gespielt, sie zu adoptieren. Die beiderseits bestehende Ambivalenz interferierte jedoch so weit mit der immerhin teilweise konfliktfreien Gefühlsbeziehung, daß die Adoptionsabsicht nicht verwirklicht wurde. Dessenungeachtet bestand hier eine Art Mutter-Tochter-Beziehung, die noch andauerte, nachdem die Verwandte geheiratet hatte und nach O. übersiedelt war; es war diese Verwandte, die mich um Hilfe bat und mich mit der Patientin bekannt machte.

Der Ichdefekt der Patientin machte sich bei einer Reihe von Symptomen bemerkbar. Sie war überempfindlich gegen Anzeichen von Aggression in ihrer Umgebung und wurde aus diesem Grund leicht deprimiert. Ihre übergroße Empfindlichkeit führte zu Übertreibungen, die zeitweise den Eindruck paranoider Ideen machten. Dazu gesellte sich eine ganze Reihe von Symptomen, hauptsächlich im Bereich des Verdauungssystems, die man trotz der später entdeckten lebensgefährlichen Krankheit als psychosomatisch auffassen mußte. Die Patientin war fast ständig mit ihrem Körper beschäftigt und verbrachte selten einen Tag, ohne einen Anlaß zu irgendwelchen körperlichen Beschwerden zu haben.

Eine Diagnose war nicht leicht zu stellen. Schizophrenie — wie einige ihrer Symptome es anzudeuten schienen — kam nicht in Betracht. Außer neurotischen Symptomen wie Angst, fallweiser Depression und psychosomatischen Beschwerden hatte sie einen bizarren Charakter mit starken Tendenzen zur Abhängigkeit und zum Agieren. Ihre Impulsivität und Empfindlichkeit belasteten ihre Objektbeziehungen. Die Fähigkeit, Unlust zu ertragen, war ausgesprochen gering; kam ein Gespräch auf ein unangenehmes Thema, so wurde sie verwirrt oder ihr Gedächtnis streikte. Es wurde zunehmend klar, daß sie kaum je ganz unbeaufsichtigt leben können würde, aber es stellte sich auch heraus, daß sie sich so weit erholt hatte, daß nur ein Minimum an Aufsicht benötigt wurde. Angesichts ihrer beträchtlichen ambivalenten Tendenzen bedurfte sie einer Beziehung, die von dieser bösartigen Beimischung frei war und ihr gestatten würde, von Zeit zu Zeit ihre reale Situation zu überdenken.

Im Lauf der Krankengeschichte werde ich noch Gelegenheit haben, die Faktoren zu diskutieren, die es mir anfangs nicht ratsam erscheinen ließen, die Behandlung dieser Patientin zu übernehmen; im Moment begnüge ich mich mit der Feststellung, daß die Lage nach einigen Interviews nicht mehr so hoffnungslos aussah und sich gewisse Möglichkeiten zur Wiederherstellung der Patientin abzeichneten.

Die therapeutische Beziehung kann in drei Phasen, die jeweils andere Techniken erforderten, gegliedert werden: Die erste dauerte etwa drei Monate und endete mit dem Tod des Mannes der Patientin. Die zweite erstreckte sich ungefähr über die folgenden acht Monate und endete mit der Übersiedlung der Patientin von C. nach O. Die dritte Phase begann nach einer Unterbrechung von zehn Monaten, die die Patientin bei Verwandten zubrachte und nach der sie zur Behandlung nach C. zurückkehrte. Diese Phase endete vierzehn Wochen später mit dem Tod der Patientin.

Die erste Behandlungsphase verlief günstig. Die Patientin gewann einiges Verständnis für die Besonderheiten ihres Mannes und für seine Erkrankung, verhielt sich ihm gegenüber angemessener und ließ sich durch seine Extravaganzen nicht mehr so verwirren. Ich war dem Mann nie begegnet und daher auf Informationen aus zweiter Hand angewiesen, die ausnahmslos auf psychopathologische Besonderheiten seiner Persönlichkeit hinwiesen. Es gab kaum jemanden, der mit ihm längere Zeit auskommen konnte. Er war unzweifelhaft tyrannisch veranlagt, versuchte zu dominieren, auszubeuten und alle, mit denen er in Berührung kam, zu mißbrauchen; aber nicht selten wurde auch er gerade von denen ausgebeutet, die er als Opfer seiner Launen auserkoren hatte. Wenn er mit Menschen zu tun hatte, benutzte er angeblich eine Technik, die unvermeidlich zu ihrer Erniedrigung führte. Er gab ihnen exorbitante Geschenke; wurden sie angenommen, so fühlte er sich zur Annahme berechtigt, der Empfänger sei korrupt und bestechlich. Wurden sie abgelehnt, so schien ihm der Ablehnende als unrealistisch und urteilsschwach entlarvt zu sein. Diese Information zählte zu den Gründen, aus denen ich anfangs wenig Lust hatte, mit der Behandlung der Patientin zu beginnen. Ihr Mann würde mich sicherlich als ungebetenen Eindringling betrachten, der die fast sklavische Abhängigkeit seiner Frau unterminierte — eine Abhängigkeit, die das Fundament für das relative Äquilibrium in dieser Ehe war. Er würde sich daher einer der vielen ihm offenbar zu Gebote stehenden Techniken bedienen, um den Therapeuten seiner Frau zu eliminieren. Ich mußte mir eingestehen, daß die erwähnte Technik der Erniedrigung oder Abwertung ungewöhnlich einfallsreich und praktisch unüberwindlich war. Ich sagte der Patientin offen, daß meiner Meinung nach ihr Mann unausweichlich eine Quelle ständiger Einmischungen in die Behandlung werden würde und solche Einmischungen umso schwerer zu unterbinden wären, als er körperlich krank sei. Die Patientin war jedoch bereit, weniger Zeit mit ihm zu verbringen und in die Stadt zu ziehen, während er (auf ärztlichen Rat) auf dem Lande wohnte. Damit war eine Möglichkeit geschaffen, den allmählichen Rückzug der Patientin aus der Rolle der Gesellschaftspuppe herbeizuführen. Die leichte Erhöhung innerer Aktivität wirkte sich auch vorteilhaft auf ihre psychosomatischen Symptome aus. Zugleich mit dem Gefühl einer aktiveren Einstellung zu ihrem Mann und mit der Entdeckung, daß sie auch dann ihre innere Unabhängigkeit bewahren konnte, wenn sie auf seine Wünsche einging, wuchs ihre Angst davor, wie es nach dem Tod ihres Mannes weitergehen solle.

Die Patientin erzählte mir von ihren düsteren Vorahnungen in Bezug auf die Geschäftspartner ihres Mannes; sie fürchtete, nach seinem Tod in finanzielle Abhängigkeit von ihnen zu geraten und ihnen auf Gedeih und Verderb ausgeliefert zu sein. Solche Vorgefühle über die Absichten der Compagnons mochten paranoid wirken, aber die Verwandte der Patientin hatte mir versichert, daß in diesem Fall keine ihrer Übertreibungen vorlag. In diesem Stadium konnten die düsteren Vorahnungen und Erwartungen der Patientin nicht beseitigt werden; die Diskussion über dieses Thema erreichte gerade einen Höhepunkt, als ihr Mann starb. Damit änderte sich die therapeutische Aufgabe natürlich grundlegend. Von einem Tag zum anderen fiel die Patientin aus ihrem Elfenbeinturm und stand vor großer Verantwortung und schwerwiegenden Entscheidungen. Eine finanzielle Abhängigkeit oder ein Leben unter beengten finanziellen Verhältnissen war offensichtlich jenseits ihrer beschränkten Anpassungsfähigkeit, so daß die Anforderungen einer hochakuten Realsituation einen wichtigen Teil der Therapie darstellten. Zur Überraschung aller Beteiligten erwies sich die Patientin als Frau mit sicherem Urteil; sie entfaltete Aktivitäten in unerwartetem Ausmaß, sie entließ den Anwalt ihres Mannes und konsultierte einen anderen, der sich als ausgezeichnet erwies. In der Therapie war sie verständnisbereit, so oft eine Störung geeignet schien, die realistische Handhabung einer verwickelten Geschäftssituation zu behindern — Situationen, die zeitweise stürmische Wendungen nahmen und sie in große Aufregung versetzten. Sie schaffte es, ihre neurotischen Launen von der realen Geschäftssituation zu isolieren und erntete ungeschmälert die Früchte eines guten Geschäftsverstandes, der bis dahin von einem unvorteilhaften sozialen Milieu hinter ihren vielen Launen in Schach gehalten wurde.

Diese allgemeine Besserung schien jedoch abermals in Frage gestellt zu sein, als ein Internist die Quelle ihrer körperlichen Leiden entdeckt zu haben meinte und zu einer Bauchoperation drängte. Dieser Notwendigkeit sah die Patientin mit großer Angst entgegen; schließlich aber wurde sie durch die gute Aussicht auf Befreiung von ihren Magen-Darm-Symptomen zur Einwilligung veranlaßt. Trotz der unvermeidlichen Todesangst arbeitete sie vor und nach der Operation gut mit den Ärzten zusammen, die fest an einen günstigen Ausgang glaubten. Leider verschlimmerten sich nach der Operation die gastrointestinalen Symptome und eine zweite Operation wurde notwendig. Auf Grund einer Biopsie stellte ihr Arzt einen chronischen Entzündungsprozeß fest. Schwere postoperative Komplikationen setzten ein, die lebensbedrohlich wurden, und zwei Tage lang hatte man wenig Hoffnung, daß sie sich wieder erholen würde. Aber sie kam wieder zu Kräften; einige Wochen später war sie auf den Beinen und anscheinend gut in Form. Manchmal war es wirklich überraschend, wieviel Vitalität und Energie sie zeigen konnte. Während der schwierigen Wochen nach der Operation, die sich gut zum Agieren geeignet hätten, zeigte sie nahezu keine Zeichen von Psychopathologie.

Vielleicht gehörte sie zu jenen Menschen, deren Stärke sich erst unter widrigen Umständen erweist, wenn ihre Schuldgefühle durch die Wunden schmerzhafter Ereignisse zum Schweigen gebracht sind. Man muß aber auch an die Möglichkeit denken, daß die Patientin die für manche hysterischen Charaktere typische Gabe besaß, den unmittelbaren Erfordernissen gerecht zu werden, so lange es für den persönlichen Vorteil nötig ist.

Um diese Zeit kamen auch ihre Geschäfte zu einem erfolgreichen Abschluß; sie konnte damit rechnen, daß sie den gewohnten und für ihr Wohlbefinden so wichtigen Lebensstandard beibehalten durfte. In der Psychotherapie hatte sie Fortschritte erzielt. Sie war sich ihrer Schuldgefühle gegenüber ihrem Mann bewußt geworden und verlor nach und nach die Angst, für seinen frühen Tod bestraft zu werden. Daß sie selbst nach der Operation knapp am Tode vorbeiging, mag für sie die Bedeutung eines symbolischen Ausgleichs gehabt haben. Einige der Konflikte ihres Lebens wurden besprochen, zum Beispiel ihr Konflikt in der Frage der Kinderlosigkeit und die daraus folgende Ambivalenz gegenüber ihren Verwandten, die sie ins Haus genommen hatte; allgemein schien die Patientin in ihren Entscheidungen verläßlicher, im Verhalten gegen andere vertrauenswürdiger. Als die erwähnte Verwandte den Vorschlag machte, die Patientin solle nach O. übersiedeln, um näher bei ihr und ihrem Gatten zu leben, hielt ich die Idee für gut, weil sie nichts besonderes in C. zu halten schien und diese Verwandten zu den wenigen Leuten gehörten, die sie gern hatte. Aber die Patientin war von dem Vorhaben weniger angetan. Ihre alten Konflikte über die fast adoptierte Tochter waren keineswegs erledigt; sie stimmte aber zu, ihre Therapie in O. fortsetzen zu wollen. Ein gewichtigeres Argument war, daß ich ihr unentbehrlich geworden sei und sie genau wisse, daß kein anderer Psychiater ihr so helfen könne wie ich. Eine Übertragungsanalyse kam nicht in Frage. Schon ihr Alter machte eine Analyse unmöglich. Außerdem hatten meine wiederholten Eingriffe in die Realsituation, all die Anlässe, bei denen sie auf direkten Rat von mir angewiesen war, die Übertragungssituation mit einem Hilfs- und Abhängigkeitsverhältnis legiert. Ich wußte also, daß hier kein Argument fruchten würde. So wählte ich den Ausweg, ihr zu sagen, daß ich ihre Vorstellungen akzeptiere, sie aber gern überprüft sehen würde; ich machte den Vorschlag, sie solle einen Monat lang von einem anderen Psychiater behandelt werden und sich selbst Gewißheit verschaffen, ob sie recht habe. Damit war die Patientin einverstanden; nach einem Monat mußte sie zugeben, daß ich recht gehabt hatte. Der neue Psychiater leistete ihr ebenso gute Dienste. Nun stand ihrer Übersiedlung nach O. nichts mehr im Weg. Kurz vor ihrer Abreise fand noch eine Begegnung statt. Sie schien mir in bester Verfassung zu sein; es schien sie zu beruhigen, daß sie entsprechend unabhängig von mir war. Sie freute sich darauf, an ihren künftigen Wohnsitz zu übersiedeln.

So schienen also alle Weichen für sie gestellt zu sein, den Rest ihres Lebens in Frieden und Behaglichkeit mit ihren Hobbys und all den Annehmlichkeiten eines Mitglieds der Oberschicht zu verbringen. Ich dagegen hatte die Lektion verstanden, nicht vorzeitig eine Patientin als ungeeignet zur Psychotherapie einzustufen, wie es zu Beginn dieses Falls geschehen war.
Zehn Monate lang hörte ich kaum etwas von der Patientin; dann wurde mir plötzlich mitgeteilt, daß sie O. verlassen habe und mich sehen wolle.
Als wir uns trafen, alarmierte mich ihre körperliche Erscheinung. Sie war blasser als früher, hatte abgenommen und war kurzatmig geworden. Sie hustete von Zeit zu Zeit, war aber sicher, daß die körperlichen Symptome ebenso wie nächtliche Angstanfälle, die seit einigen Wochen auftraten, seelischen Ursprungs waren. Sie war vor der Abreise und nochmals nach der Ankunft in C. gründlich untersucht worden, wobei für den Husten keinerlei pathologische Veränderung verantwortlich gemacht werden konnte. Sie sprach verbittert über ihre Verwandte, erzählte einige Vorfälle, die ihren Verbleib in O. unerträglich gemacht hatten, und warf mir vor, ich hätte ihre Übersiedlung nicht zulassen dürfen. Sie war entschlossen, in C. zu bleiben, nie wieder nach O. zurückzukehren und in Hinkunft auf eigenen Füßen zu stehen. Sie fühlte sich unabhängig und war gewiß, ihre Angelegenheiten jetzt selbst mit Erfolg regeln zu können, weil sie gegen den Rat der Familie zurückgekehrt war, die Übersiedlung allein vorbereitet hatte und ohne Begleitung gereist war — etwas, das ihr früher Angst eingejagt hätte. Nur das Wiederauftreten von Angst in der Nacht und der Husten störten sie. Sie bat mich, ihr zu helfen, diese Symptome loszuwerden, so daß diesmal nichts mehr der Erfüllung ihres seit früher Jugend gehegten Wunsches im Wege stünde, nämlich ein unabhängiges Leben zu führen. Einige kurze Fragen ergaben, daß kurz vor dem Auftreten des Reizhustens und der Angst ein Mensch, der in ihrem Leben eine wichtige Rolle gespielt hatte, gestorben war. Es war naheliegend, zwischen Reizhusten, wiederkehrender Angst und einem Schuldgefühl, wie sie es nach dem Tod eines nahestehenden Menschen zu entwickeln pflegte, einen Zusammenhang zu suchen.
Aber trotz dieser anscheinend eindeutig psychogenen Zusammenhänge und der Feststellung zweier Spezialisten, daß ihr körperlich nichts fehle, sagte ich ihr (aus Gründen, die später erörtert werden sollen), ich müsse auf einer neuerlichen körperlichen Untersuchung bestehen und wünsche, daß sie bei einem Arzt in Behandlung stehe, der mit psychiatrischen Techniken vertraut sei, aber mehr über Innere Medizin wisse als ich. Die Patientin war enttäuscht, weigerte sich aber nicht und suchte einen Spezialisten auf. Zu meinem Entsetzen wurde ich daraufhin informiert, daß ein bösartiger inoperabler Tumor festgestellt wurde. Ich konnte nur tief bedauern, daß der

Tod diese Patientin vor der Zeit einholen würde, nachdem sie unter vielen Schwierigkeiten alle Kraft zusammengenommen hatte, um schließlich doch einige Lebensmöglichkeiten zu verwirklichen, die so lange in ihr bereit gelegen hatten.

Offenbar sollte man vermeiden, die Patientin über die Art ihrer Krankheit aufzuklären. Das war auch die Meinung des Internisten, der bereit war, die Patientin seelisch und körperlich zu betreuen. Der Patientin wurde daher mitgeteilt, der körperliche Ursprung ihrer Krankheit sei gefunden; es handle sich um eine Erkrankung, die längere Zeit behandelt werden müsse und später vielleicht einen Spitalsaufenthalt erfordern werde. Sie dankte mir überschwenglich für die Rettung ihres Lebens, da ich ja auf einer weiteren Untersuchung bestanden hatte, und bat darum, sich mit mir in Verbindung setzen zu dürfen, falls ihr später danach zumute sei. Ich protestierte gegen ihren Glauben und versprach, ihren Wunsch zu erfüllen.

Als der Krankenhausaufenthalt notwendig wurde, bat der Internist mich, ihn zu vertreten, und ebenso auch, als er Ferien machte. Dabei fand ich die Patientin leicht deprimiert; sie klagte über die Schmerzen und war von der Hartnäckigkeit ihrer Symptome entmutigt. Angesichts ihrer Klagen entschieden wir, daß ich die Behandlung wieder übernehmen solle; ihre starke Bindung an mich mochte mir bessere Chancen geben, ihr über die letzte Phase der Krankheit hinwegzuhelfen, als dem Internisten, den sie noch nicht lange kannte. Der Internist und ich teilten demgemäß ihre Behandlung unter uns auf.

Die klinische Aufgabe war ungewöhnlich. Eine Patientin, die entschlossen war, sich voll Energie dem Leben zuzuwenden, war todkrank und wußte nichts über die Hoffnungslosigkeit ihres Zustands. Sie sollte daher nicht erfahren, wie schwer ihre Krankheit war; sie sollte ermutigt werden, ihren Optimismus und ihre Moral aufrecht zu halten, und vor dem Absturz in eine Depression bewahrt bleiben. Es stand fest, daß es keine Alternative als das Verschweigen des wirklichen Krankheitsbildes vor der Patientin gab; jede andere Vorgangsweise hätte schwere psychopathologische Erscheinungen ausgelöst. Ein Faktor verdiente jedoch spezielles Augenmerk. Kurz nach der Rückkehr aus O. hatte die Patientin mir gesagt: wenn sie wüßte, daß sie bald sterben würde, so würde sie sofort ihr Testament ändern und einen Teil des Geldes, das bis dahin für die quasi adoptierte Tochter bestimmt war, anderen Verwandten vermachen, die finanzielle Hilfe brauchten. Da ihre Krankheit aber gutartig sei, sehe sie keinen Grund zur Eile. Pointiert — und offensichtlich in der Absicht, mich zu testen — fügte sie hinzu, daß ich, der sie nie im Stich gelassen hätte, sie auffordern würde, ein neues Testament abzufassen, wenn ihr Leben zur Zeit in Gefahr wäre. Es ergab sich also, daß meine Entscheidung, die Illusionen der Patientin über ihre baldige Genesung zu unterstützen, für einige Verwandte insofern nachteilig sein konnte, als sie im Fall des Ablebens der Patientin vor einer Änderung des Testaments weniger erben würden. Ich entschied aber, das seelische Wohlbefinden der Patientin müsse mein oberstes Ziel sein, obwohl die benachteiligten Familienmitglieder eventuell mit Recht über mich Beschwerde führen würden, wenn sie alles wüßten. Ich weiß auch sehr gut, daß manche Mediziner und Juristen mich für meine Auffassung tadeln könnten; aber ich sehe keine Alternative, so lange das Wohl des Patienten das oberste Ziel des Arztes bleibt — wie es ja schließlich auch sein soll.

Nach einiger Zeit jedoch — zwei Wochen vor dem Tod — beschloß die Patientin, ihr Testament zu ändern und schien erleichtert, als sie es geschafft hatte. Von einer früheren Erfahrung her wußte ich, daß sie hinsichtlich des Schreibens von Testamenten abergläubisch war und sich erst jeweils zu einer Entscheidung durchringen mußte, ehe sie die nötige Entschlußkraft aufbrachte.

Für die letzte Behandlungsphase hatte ich mir folgenden Arbeitsplan zurechtgelegt: Ich wollte mir die starke Gefühlsbindung der Patientin an mich und ihr auf mich projiziertes Allmachtsgefühl zunutze machen. Die zu entwickelnde Technik stand abermals im Gegensatz zu den üblichen Methoden bei der Behandlung von Neurotikern, bei denen ein Anwachsen der Übertragung über das Optimum hinaus sofort beschnitten werden muß, um den Phantasien des Patienten über die Allmacht des Therapeuten entgegenzuwirken.

Natürlich war diese letzte Phase von den Auswirkungen der tödlichen Krankheit überschattet. Der körperliche Verfall der Patientin machte erschreckend rasche Fortschritte; ich fürchtete sehr, daß die Phantasie einer Genesung durch den sichtbaren Beweis des Gegenteils, unter den unzweideutigen Veränderungen ihrer äußeren Erscheinung, zusammenbrechen könnte. Die narzißtische Befriedigung aus ihrem anziehenden Äußeren war eine wichtige, vielleicht sogar die wichtigste Quelle ihres Lebensmutes. Krankenhäuser, so gut für die körperliche Versorgung Sterbender eingerichtet, nehmen auf das seelische Wohlbefinden nicht immer Bedacht. Ein Schrank mit einem riesigen Spiegel war neben dem Bett aufgestellt worden, als sollte die Patientin stets an die Vergänglichkeit ihrer irdischen Existenz erinnert werden; dann wurde aber rasch für Blumen vor diesem Spiegel gesorgt. Die zornigen Ausbrüche gegen die Verwandte ließen nach; als sie dem Gefühl Ausdruck gab, sie könne ihr nun verzeihen, schien sie auf dem besten Wege, inneren Frieden zu erlangen. Sie starb im Schlaf, ohne je bewußt bezweifelt zu haben, daß sie auf dem Weg der Besserung sei; sie glaubte bis zuletzt, ich hätte mit der Zuweisung zum Internisten ihr Leben gerettet, und sie würde nun bald ein aktives Leben führen und längst gehegte Wünsche verwirklichen.

II. Das Nachspiel

Während ich mit dem Ergebnis, die Patientin vor einer Depression geschützt zu haben und ihr so ein Sterben ohne Gefühlsagonie zu ermöglichen, zufrieden sein konnte, bereitete mir die Information, die Patientin habe mir ein beträchtliches Legat hinterlassen und mich als Testamentsvollstrecker vorgesehen, eine höchst peinliche Überraschung. Offensichtlich wäre die Annahme irgendeines Vorteils aus dem Vermächtnis einer Patientin unethisch gewesen; ich teilte also dem Anwalt mit, daß mein Legat den anderen im Testament bedachten Personen oder wohltätigen Einrichtungen zufließen müsse, je nachdem, welche Vorgangsweise hier am Platz sei. Über die Annahme der Funktion des Testamentsvollstreckers war ich im Zweifel. Als man mir sagte, meine Ablehnung würde möglicherweise zum Ausbruch von Familienzwisten führen, stimmte ich unter der Bedingung zu, daß jene Vorbehalte, die ich bei dem mir zugedachten Legat geltend machte, auch für diese Funktion gelten müßten. Kurz danach schrieb mir jedoch Herr X., der Gatte der schon erwähnten Verwandten der Patientin, einen Brief mit der Mitteilung, er leide unter Depressionen, weil er ernste Zweifel an meiner Ehrenhaftigkeit hege. Es kam zum Austausch einiger Briefe; ich bekräftigte meine Entscheidung, kein Legat anzunehmen. Diese Antwort schien ihn vorerst zu beruhigen; später behauptete er jedoch, daß andere Verwandte, die die Patientin besucht hatten, ihn darüber aufgeklärt hätten, daß sie zur Zeit der Abfassung des Testamentes eindeutig verwirrt gewesen sei. Dies zwinge ihn nun, so schrieb er, zu rechtlichen Konsequenzen.

Kurze Zeit später ließ er vor Gericht das Testament der Patientin anfechten und beeidete, daß die Patientin bei der Testamentsabfassung nicht zurechnungsfähig gewesen sei; das Testament sei auf Grund ungebührlicher Beeinflussung durch mich — der zum Vollstrecker und Hauptbegünstigten des Testaments gemacht wurde — erschlichen worden. Später wurde der Streit beigelegt, und Herr X. zog seine Einwände zurück.

Diese Ereignisse müssen nach zwei verschiedenen Gesichtspunkten untersucht werden. Einzelne psychiatrische Probleme, die zwar mit den Besonderheiten dieser Patientin zusammenhängen, jedoch von allgemeinem psychiatrischen Interesse sind, wurden noch nicht erörtert. Ferner ergibt sich eine Reihe von Problemen aus der Testamentsanfechtung und der schweren Bezichtigung, die gegen den behandelnden Psychiater erhoben wurde. Ich möchte zuerst auf einige der psychiatrischen Probleme eingehen.

Der Reichtum des Patienten — ein Faktor, der relativ selten in psychiatrischen Diskussionen eine Rolle spielt — ließ mich die Aussichten bei dieser Patientin anfangs mit Skepsis betrachten. Im allgemeinen beobachten wir viel häufiger den schädlichen Einfluß von Armut und Entbehrungen. Nun kann aber auch die entgegengesetzte Situation für eine Psychotherapie zum Verhängnis werden. Es scheint ganz allgemein für Psychotherapie zu gelten, daß Extreme aller Art ihre spezifischen Schwierigkeiten mit sich bringen.

Die Einkommensgruppe, aus der die Patienten mit der günstigsten psychotherapeutischen Prognose meiner Meinung nach kommen, ist die obere Mittelschicht. Dies würde auch mit dem allgemeinen Beitrag dieser Schicht zum Wohlstand der U.S.A. übereinstimmen. Die Reichen — obwohl es viele Ausnahmen gibt — haben eine Weltanschauung, für die der Glaube charakteristisch ist, alles im Leben könne mit Geld gekauft werden. In gewissen historischen Perioden steigerte sich dieser Glaube bis zur Auffassung, auch die ewige Seligkeit sei käuflich.

In der Psychotherapie und Psychoanalyse unterliegt der Patient schweren Versagungen, weil die Mehrzahl der Wünsche des Patienten, wie sie in der Übertragungssituation entstehen, nicht befriedigt werden darf. Ein reicher Patient versucht dann automatisch — fast reflexartig — den Psychiater aus seiner relativ sicheren und distanzierten therapeutischen Haltung herauszulocken, indem er ihm Geschenke anbietet, das heißt, mittels Bestechung. Erweist sich der Psychiater als unbestechlich, so können solche Patienten dadurch so unerträglich frustriert werden, daß sie unter diesem oder jenem Vorwand die Behandlung aufgeben. In der Psychoanalyse bereitet dieses Problem weniger Schwierigkeiten als in der Psychotherapie, da die letztere eine engere persönliche Beziehung erfordert.

Auch die hier beschriebene Patientin, deren positive Übertragung sich schon vom ersten Gespräch an rasch entwickelte, bediente sich zeitweise einer ähnlichen Technik und bot mir größere und kleinere Geschenke an. Sie akzeptierte jedoch ohne Verstimmung meine wiederholte Erklärung, warum die Annahme von Geschenken für die psychotherapeutische Situation schädlich wäre, und reagierte nicht mit Unfreundlichkeit oder Feindseligkeit auf das Gefühl der Zurückweisung, das bei der Ablehnung eines Geschenkes unweigerlich entsteht.

Eine weitere belastende Komplikation dieses Falles war der körperliche Zustand der Patientin. Ihre Krankengeschichte sollte allen zur Warnung dienen, die der Meinung sind, der körperliche oder seelische Ursprung einer Erkrankung könne auf Grund ihrer Entstehungsgeschichte unterschieden werden. So oft eine solche Differenzierung auch zu gelingen scheint, unterliegt sie doch immer einem schweren Risiko — aus Gründen, die sich leicht aus den Schriften Freuds ableiten lassen. In der Traumdeutung (1900) hat Freud die Beziehung zwischen körperlichen Faktoren und Traummechanismen geklärt. Ein körperlicher Faktor, etwa ein unbefriedigtes körperliches Bedürfnis oder ein Reiz infolge äußerer Stimulierung, ist geeignet, die selben psychischen Mechanismen (Traumarbeit) in Gang zu setzen wie ein ausschließlich innerseelischer Reiz. Das heißt, Vorstellungen und Erinnerungen — kurz, psychische Inhalte aller Art — heften sich an den körperlichen Faktor und dringen in den Traum ein, indem sie das zusätzliche Potential des physischen Reizes gegen den Verdrängungswiderstand zum Einsatz bringen. Derartige Prozesse, bei denen ein Impuls die Stärke eines anderen gleichsam entlehnt, sind nicht selten. Wenn man Gelegenheit hat, einen Akt der Selbstverteidigung zu analysieren, bei dem gerechtfertigte aggressive Handlungen begangen wurden — Handlungen, die allem Anschein nach für das Überleben wirklich notwendig waren, so wird man vielleicht überrascht sein, gerade bei ihnen die Befriedigung höchst primitiver und tief verdrängter Impulse zu entdecken, während scheinbar nur der vernünftige Zweck der Selbsterhaltung verfolgt wurde. Ebenso findet man in Träumen, die unter dem Einfluß starker physischer Bedürfnisse auftreten, höchst primitives Material. Untersucht man körperliche Krankheiten unter diesem Aspekt, so findet man bei vielen Patienten dieselbe Doppeldeutigkeit vor. Bei den meisten körperlichen Erkrankungen unterliegt der psychische Apparat einer mehr oder weniger konstanten Reizung; diese wird aber nicht unbedingt auch als solche wahrgenommen, sondern kann zum Vehikel für tief verdrängtes Material werden, das nun die Gelegenheit hat, auf dem Umweg über die körperliche Störung in einer wenn auch stark verhüllten Erscheinungsform in den Bereich des Bewußten vorzudringen. Bei der Anamnese körperlicher Symptome eines Patienten kann man daher — oft überraschend schnell — eine Geschichte der Neurose des Patienten erhalten (Felix Deutsch 1949); dies wird dann oft (und fälschlich) als Beweis dafür interpretiert, daß das betreffende Symptom psychogenen Ursprungs sei.

Man muß aber hier zwischen zwei ganz verschiedenartigen klinischen Situationen unterscheiden. In einer langen und gründlichen Psychoanalyse erfährt man, daß eine körperliche Krankheit regelmäßig das Unbewußte affiziert. Das heißt, eine psychoanalytische Untersuchung der seelischen Vorgänge vor, während und nach einer körperlichen Krankheit beweist, daß im unbewußten und verdrängten Teil der Persönlichkeit regelmäßig seelische Inhalte mit Reizen verknüpft werden, die von der körperlichen Störung hervorgerufen werden; das bedeutet aber nicht, daß dieses an körperliche Reize geknüpfte unbewußte Material regelmäßig auch in den Bereich des Bewußten, oder — wie man heute sagen würde — des Ich übertritt. Ein gesundes Ich wird trotz der körperlich bedingten Unterstützung solches Material jenseits der Verdrängungsschranke halten.

Es ist aber allgemein bekannt, daß auch ein ausgezeichnet angepaßtes Ich sich in den Anfangsstadien einer Krankheit täuschen lassen kann und auf körperliche Reize so reagiert, als wären sie rein seelischer Herkunft. Erst wenn eine bestimmte Reizintensität überschritten wird, beantwortet das Ich den Reiz automatisch so, wie es seiner wahren Natur entspricht; seelischer Inhalt und körperliche Reizgrundlage trennen sich also wieder. Dieser Differenzierungsvorgang mißlingt bei jenen Patienten, deren Ich eine infantile Beziehung zum Körper beibehalten hat. Solche Patienten reagieren fast genauso unspezifisch wie das kindliche Ich, bei welchem eine psychologische Differenzierung zwischen körperlichen und psychogenen Symptomen unmöglich (und vielleicht auch unnötig) ist.

Das körperlich kranke Kind ist auch emotionell krank; umgekehrt beeinflußt auch eine emotionelle Störung die physiologischen Funktionen. Daher wird beim Kind jede schwere körperliche Erkrankung zum seelischen Trauma.

Bei meiner Patientin hatte die Strukturbeziehung des Ichs zum Körper nicht jenen Grad an Differenziertheit erreicht, der für die Aussonderung eines vom Körper ausgehenden pathologischen Reizes aus dem Strom der im Es und im unbewußten Ich produzierten Reize erforderlich ist. Man kann sagen, die Struktur der seelischen Repräsentanz der organischen Krankheiten entsprach hier der Struktur eines Traumes, der unter dem Eindruck eines starken körperlichen Reizes entsteht.

Vom Beginn der Behandlung an hatte ich von der Patientin zu hören bekommen, daß ihre Beschwerden im großen und ganzen „psychosomatisch“ seien — bis dann eine organische Erkrankung diagnostiziert wurde. Als die Symptome nach der Entlassung aus dem Krankenhaus bestehen blieben, wurden sie abermals so lange ihrer Neurose zugeschrieben, bis weitere Röntgenbefunde eine zweite Operation nahelegten. Aus dem Spital wurde sie mit der irrigen Diagnose einer gutartigen Darmstörung entlassen. Vor ihrer Rückkehr aus O. hatte sie ein Internist untersucht, der ihren Beschwerden psychische Ursachen zuschrieb, und dies wiederholte sich bei der fachärztlichen Untersuchung nach ihrer Ankunft in C. Im Anschluß daran, bei ihrer ersten Sitzung mit mir, präsentierte sie eine perfekte psychogene Entstehungsgeschichte ihrer Symptome; nur hatte ich mittlerweile meine Lektion gelernt und bestand auf einer neuerlichen körperlichen Durchuntersuchung. Ich glaube, dieser Fall bestätigt, daß gerade bei jenen Patienten, deren körperliche Symptome ungewöhnlich leicht zu psychischen Ursprüngen zurückzuverfolgen sind, eine organische Erkrankung vermutet werden sollte, sofern die erwähnte archaische Amalgamierung von seelischem Apparat und Körper-Ich gegeben ist.

Bei Patienten mit echter Hysterie ist es im allgemeinen nicht so einfach, die psychogene Vorgeschichte eines körperlichen Symptoms zu eruieren; bei ihnen ist das Ich viel differenzierter als beim vorliegenden Erkrankungstyp.

Wenn man sich erklären will, wie diese Patientin mit ihrer schweren körperlichen Krankheit selbst erfahrenen Internisten eine ausschließlich neurotische Störung vortäuschen konnte, so muß man wohl auch den tiefen masochistischen Gewinn aus einer solchen Täuschung berücksichtigen. Bei der gegebenen Lokalisation des bösartigen Tumors hätte eine frühere Diagnose des wirklichen Zustands den Krankheitsverlauf nicht wesentlich beeinflußt; wenn aber ein operabler Tumor vorliegt, kann der eigene unbewußte Masochismus zur indirekten Todesursache für den Patienten werden.

IV. Das Testament als Problem

Nun sollte noch das oben erwähnte Nachspiel — die Anfechtung des Testaments — besprochen werden. Die Auswirkungen eines Testaments auf die nähere oder weitere Umgebung des Patienten sind ein Strukturelement seines Todes. Mit Hilfe eines letzten Willens dehnt der Mensch seinen Einfluß auf die Welt jenseits des Grabes aus; die Verwirklichung dieses Einflusses wird gesetzlich gewährleistet. Die Sozialpsychologie eines Todesfalles kann daher nicht an wesentlichen Bestimmungen des Testamentes vorübergehen. Wie ich schon erwähnte, erfolgte eine Anfechtung des Testaments durch einen Verwandten der Patientin und hauptsächlich im Hinblick auf zwei Umstände: erstens, daß die Patientin zur Zeit der Abfassung nicht testierfähig gewesen sei, und zweitens, daß ihre Absichten im Testament nicht frei zum Ausdruck kämen, weil sie unter ungebührlicher Beeinflussung durch den Psychiater gestanden sei und diesen zum Testamentsvollstrecker sowie zum Begünstigten eines beträchtlichen Legats gemacht habe. Ich werde die Besprechung dieses Themenkomplexes in drei Teile gliedern und muß den Leser um Verständnis bitten, wenn ich dabei gelegentlich in das trockene und oft umständliche Gebiet der Jurisprudenz gerate. Aber der besondere Reiz dieses Problems liegt darin, den juristischen Aspekt mit dem psychologischen zu vergleichen — eine Möglichkeit, von der zum Nachteil der Allgemeinheit und der Weiterentwicklung des Rechts nur selten Gebrauch gemacht wird. Der erste Teil ist hauptsächlich einer Darstellung des Rechtsproblems gewidmet, der zweite befaßt sich mit demselben Problem unter dem Aspekt der modernen Tiefenpsychologie, der dritte schließlich enthält Bemerkungen über einige Folgerungen hinsichtlich verwandter Themen.

V. Zum Sachverhalt: ungebührliche Beeinflussung einer unzurechnungsfähigen Person

Obschon die medizinisch-rechtliche Seite dieses Falles verhältnismäßig einfach ist, möchte ich zuerst auf den juristischen Aspekt eingehen, um zu zeigen, welchen Kontrast zu dieser Unkompliziertheit die Vielfalt der in Ethik und Recht auf Grund der Theorien und Entdeckungen der Tiefenpsychologie neugestellten Probleme bildet. Da ich kein Jurist bin, halte ich mich an zwei Texte jüngeren Datums (Davidson 1952; Guttmacher und Weihofen 1952), die für den Psychiater als Leitfaden in derartigen Fragen geschrieben wurden. Die erste Behauptung von Herrn X. lautete, die Patientin habe der Fähigkeit, ein gültiges Testament abzufassen, ermangelt. Nach Davidson ist diese Fähigkeit durch drei Merkmale bestimmt: (1.) Der Erblasser muß wissen, daß er ein Testament macht; (2.) er muß die Art und den Umfang seiner Besitztümer kennen; und (3.) er muß die natürlichen Objekte seiner Gunst erkennen. Das erste Merkmal war durchaus gegeben. Während der Abfassung des Testaments beziehungsweise kurz danach wurde die Patientin von vier oder fünf Ärzten gesehen. Keiner von ihnen stellt Anzeichen einer Desorientierung fest, für den gesamten Zeitraum bis zum endgültigen Koma wurde ihre Zurechnungsfähigkeit nie in Zweifel gezogen. Sie erkannte den Anwalt, den sie beizog, obwohl sie ihn viele Jahre nicht gesehen hatte, und sie hatte der Schwester gesagt, sie wolle während seiner Anwesenheit von niemandem gestört werden. Als sie am folgenden Tag ihre Unterschrift leistete, fungierte eine fremde Spitalsbesucherin als dritte Zeugin. Das Testament wurde der Patientin in Gegenwart dieser Zeugin vorgelesen und die Patientin unterhielt sich lange und vernünftig mit ihr über alles mögliche.

Das Vorliegen des zweiten Merkmals (Kenntnis von Art und Umfang des Eigentums) wird durch das Testament selbst dokumentiert. Darin werden die Besitztümer korrekt aufgezählt und den Erben Beträge vermacht, die ziemlich genau dem Gesamtwert des Vermögens entsprechen; erschwerend war dabei gewesen, daß das Vermögen aus verschiedenartigen Sachwerten bestand — Aktien, Schuldverschreibungen, Anleihen usw. — und die Patientin niemanden um Hilfe bitten konnte; der Anwalt kannte ihre Vermögensverhältnisse nicht.

Auch das dritte Merkmal wird durch das Testament selbst nachgewiesen; dieses enthält eine lange Liste fast aller Verwandten, die weitgehend mit den Namen im älteren, vor der ersten Operation aufgesetzten Testament übereinstimmt. Die einzigen Punkte, die eines Kommentars bedürfen, sind die Aufnahme des Psychiaters in das Testament und die Verkleinerung des Anteils von Frau X. (der Gattin des Privatklägers) im Vergleich mit der älteren Fassung; ich werde auf diese beiden Punkte noch zurückkommen. Einer von ihnen unterliegt einer recht expliziten gesetzlichen Bestimmung: nicht die Hinterlassung irgendwelcher Besitzümer an die natürlich begünstigten Hinterbliebenen wird gefordert, sondern lediglich, daß der Erblasser diese natürlichen Objekte seines Wohlwollens oder „seine Pflichten gegen jene, die mit ihm verwandt sind oder gesetzliche oder moralische Ansprüche an ihn haben" (Guttmacher und Weidhofen 1952), erkennt*.

Hinsichtlich des zweiten Teils der eidesstattlichen Erklärung — die Patientin sei ungebührlich beeinflußt worden — kann folgendes gesagt werden: Ich war über die Absicht oder das Vorgehen der Patientin nicht informiert. Als ich in Gegenwart von Zeugen davon erfuhr, gab ich meinen Entschluß bekannt, das Legat nicht anzunehmen. Als ich seinerzeit von der tödlichen Erkrankung der Patientin erfuhr, hatte ich sie an einen anderen Arzt über-

---

* Die *Testier*fähigkeit des Erblassers geht verloren, wenn das Testament nachweislich im Zustand der Geistesstörung oder Trunkenheit zustande kam. Um Zweifel auszuschließen, muß der Erblasser das Testament mit eigener Hand schreiben oder vor geeigneten Zeugen unterfertigen oder bei Gericht hinterlegen. — Die *Handlungs*fähigkeit des Erblassers geht verloren, wenn er einem Zwang oder Betrug unterliegt, oder wenn er Anordnungen nicht selbst trifft, sondern nur die Vorschläge eines anderen bejaht. Wenn der Erblasser einzelne Personen oder Gegenstände verfehlt hat, werden die betreffenden Anordnungen ungültig, während die richtig bezeichneten aufrecht bleiben (Österr. ABGB §§ 565 bis 587 und analoge Bestimmungen des BGB). — Anm. d. Ü.

wiesen und die Therapie erst auf Wunsch von Patientin und Arzt wieder übernommen. Da in der Übereinstimmung des Testaments mit den Wünschen der einflußnehmenden Partei eine Voraussetzung für ungebührlichen Einfluß zu sehen ist, legen die genannten Faktoren wohl hinlänglich dar, daß keine ungebührliche Einflußnahme bei der Abfassung des Testaments vorgelegen hat.
Wenn man denselben Sachverhalt nun vom Standpunkt der modernen Tiefenpsychologie untersucht, stellt man fasziniert fest, daß eine einfache, unzweideutige Rechtslage plötzlich recht kompliziert erscheint und damit auch illustriert, wie wenig sich echte Psychologie bisher auf das Rechtssystem ausgewirkt hat.

VI. Übertragungsbeziehung, unbewußte Beeinflussung, Folgerungen

Ein moderner Psychiater würde mit Recht feststellen, daß die Patientin, auch wenn mein Verhalten kein Indiz für ungebührlichen Einfluß im rechtlichen Sinn enthält, sehr wohl von mir beeinflußt wurde und sogar psychologisch so unfrei gewesen sein mag, wie es bei ungebührlichem Einfluß im rechtlichen Sinn der Fall ist. Tatsächlich hatte auch der Kläger selbst in einem Schreiben darauf hingewiesen; er wolle nicht, so schrieb er, den Therapeuten beschuldigen, seinen Einfluß zur eigenen Bereicherung geltend gemacht zu haben, sondern er denke an eine unbewußte Ausnützung der Übertragung oder an unbewußten Opportunismus.
Unbewußter Mißbrauch einer Übertragung oder unbewußter Opportunismus sind durchaus möglich und kommen sicher auch gelegentlich vor. Interessanterweise berücksichtigt das Gesetz aber solche unbewußt ausgeübten Einflüsse nicht. Es erkennt eine ungebührliche Beeinflussung nur dann, wenn ein Testament „durch Täuschung, Drohung oder nachdrückliche Suggestion seitens eines dominierenden Verwandten oder Vertrauten zustande kam, der wissentlich die Willensschwäche des Erblassers ausnützt.“ (Guttmacher und Weidhofen 1952.)
Die Forschung hat jedoch in neuerer Zeit eine Fülle von Beobachtungen erbracht, die den manchmal fast unheimlichen Einfluß des Unbewußten einer Person auf das Unbewußte einer anderen nachweisen. Ich kann mich noch gut an eines der ersten Vorkommnisse erinnern, bei denen ich greifbare klinische Hinweise auf das mögliche Ausmaß solcher Einflüsse erhielt; vielleicht ist es der Mühe wert, dieses Vorkommnis kurz zu schildern.
Während ich in der Armee diente, bat mich eine Frau, ihrer kleinen Tochter zu helfen. Das vierjährige Mädchen litt an einer schweren Phobie, die es ihm

unmöglich machte, nach Eintritt der Dunkelheit allein zu bleiben. Ich war in einer kleinen Gemeinde ohne Kinderpsychiater stationiert und wußte nicht, wie ich bei einem so kleinen Kind vorgehen sollte; daher schlug ich der Mutter wöchentliche Sitzungen mit mir vor. Als ich die Anamnese der Mutter aufnahm, verneinte diese die Frage nach groben neurotischen Störungen in ihrer eigenen Kindheit. Nach sieben oder acht Sitzungen erinnerte sie jedoch plötzlich, mit vier Jahren an derselben neurotischen Störung gelitten zu haben, an der jetzt die Tochter erkrankte. Sobald diese Erinnerung bewußt geworden war, verschwand das manifeste Symptom des Mädchens. Ich hatte der Mutter keine Vorschläge gemacht, wie sie der Tochter begegnen oder sie behandeln solle, und zog daher den Schluß, daß das Symptom des Mädchens mit der verdrängten Erinnerung der Mutter zusammenhing und verschwinden konnte, sobald das Unbewußte der Mutter die Erinnerung freigab.

Wenn der Psychiater eine ungewollte, unbewußte Beeinflussung des Patienten vermeiden soll, müßte er mit dem eigenen Unbewußten von seiner eigenen Analyse her vertraut sein. Aber selbst die Einhaltung der goldenen Regel Freuds (1937), daß der Analytiker alle fünf Jahre seine eigene Analyse wiederaufnehmen sollte, bietet keine Gewähr für die vollständige Kenntnis des eigenen Unbewußten; wir müssen uns damit abfinden, daß das Unbewußte eine furchtbare Macht ist. Auch die Erkenntnisse der letzten drei Jahrzehnte über die mannigfaltigen Techniken, die das Ich — oft auch mit Erfolg — bei der Auseinandersetzung mit dem Unbewußten verwendet, lassen uns die Macht des Unbewußten nicht weniger schrecklich erscheinen als zur Zeit der ersten Entdeckungen Freuds. Auf die eine oder andere Weise setzt es sich gegen alle Ichfunktionen durch und kann zuweilen das Ich gerade dann am gründlichsten beherrschen, wenn dieses seine eigenen realistischen Zielsetzungen abzusichern vermeint. Diese immer vorhandene Möglichkeit einer Überlistung des Ichs durch das Unbewußte stellt eine nicht zu unterschätzende Gefahr dar, und dies gilt besonders für die Psychotherapie.

Diese Feststellung bedarf natürlich eines Vorbehalts: unter angemessenen Bedingungen kann man wohl erwarten, daß ein Psychiater oder Psychoanalytiker die Übertragung weder bewußt noch unbewußt zu opportunistischen Zwecken (zum Beispiel in der oben beschriebenen Weise) mißbraucht. Das ist nicht so sehr eine Sache des Unbewußten im hier gemeinten Wortsinn, sondern eine Sache des Charakters. Der Kläger stellte das Problem nicht wirklich in seinem vollen Gewicht dar; die Frage lautet, ob ein dem Therapeuten unbewußter Wunsch vom Patienten — wahrscheinlich ebenfalls unbewußt — wahrgenommen und im Sinn einer intensiven Übertragungsbeziehung beantwortet werden kann. Je stärker die Übertragung, desto hellhöriger wäre das Unbewußte des Patienten in seinen Reaktionen auf unbewußte Wünsche des Therapeuten.

Es ist durchaus möglich, daß ein Therapeut, auch wenn seine bewußten Motive über jeden Zweifel erhaben sind, ungewollt bei seinem Patienten die Neigung entstehen läßt, ihm ein Geschenk zu machen. Ich brauche hier nicht alle Möglichkeiten zu konstruieren, auf welche Weise dies geschehen kann. Uns interessiert die Frage: wie kann man feststellen, ob unbewußte Tendenzen das Verhalten des Arztes so gesteuert haben, daß beim Patienten eine derartige Neigung entsteht? Die Beteuerung des Therapeuten, daß er sich nichts zuschulden kommen ließ, hat in diesem Fall keinen Wert, weil er seinen unbewußten Motiven nur dann folgen kann, wenn er sie *nicht* kennt. Er findet sich in der schwierigen Lage, eines ihm nicht bewußten unmoralischen Verhaltens bezichtigt zu sein und auf Grund der psychotherapeutischen Situation keinen Entlastungszeugen beibringen zu können; das inzwischen verstorbene Opfer seines angeblich unmoralischen Verhaltens kann ebenfalls nicht mehr befragt werden. Ich glaube jedoch, daß die unbewußten Strebungen des Therapeuten es nicht bei einem einzelnen Versuch bewenden lassen würden, sondern in einer Vielzahl von Situationen zum Vorschein kämen. Die Momente, in denen man das Auftauchen unbewußter Strebungen im vorliegenden Fall am ehesten erwarten konnte, waren die Entdeckung der tödlichen Krankheit, auf die ich aber unverändert mit dem Wunsch nach einem Therapeutenwechsel reagierte, und die Information über das Legat, dessen Annahme ich sofort verweigerte; beide Fakten waren dem Kläger zur Kenntnis gebracht worden.

Im Extremfall hätte der feste Glaube an eine unbewußte Beeinflussung eines Patienten durch den Therapeuten groteskte Konsequenzen; das läßt sich an einem erfundenen Beispiel zeigen: Nehmen wir an, ein Patient begeht während der psychoanalytischen oder psychiatrischen Behandlung Selbstmord. Der Therapeut wird eines Kunstfehlers bezichtigt. Er sagt über alle therapeutischen Maßnahmen und die von ihm durchgeführte Therapie aus. „Soweit gut", sagt der Ankläger, „aber wie steht es mit Ihren unbewußten Todeswünschen gegen den Patienten? Schließlich hat er Ihre Nachtruhe gestört und keine Anzeichen der Besserung gezeigt. In modernen Lehrbüchern der Psychiatrie liest man auch, wie schwierig es sei, der unterdrückten Aggression des Patienten standzuhalten; diese Aggression komme in einer Depression zum Vorschein und bewirke regelmäßig Reaktionen bei der Umgebung des Patienten. Wie war Ihre Reaktion? Können Sie beeiden, daß Sie nie vom Tod dieses Patienten geträumt oder unbewußt seinen Tod gewünscht haben? Konnte der Patient nicht Ihrer Mimik oder einer Geste entnehmen, daß Sie bedauerten, ihn je übernommen zu haben? Hat ihn nicht vielleicht diese unbewußte Mitteilung von Arzt zu Patient so belastet, daß er schließlich den Tod suchte?"

Welcher Analytiker könnte wirklich beschwören, daß er nie gegen einen Patienten, der später Selbstmord beging, einen unbewußten Todeswunsch hegte?

Wir sehen, das Problem ist nicht präzis genug formuliert. Die Frage kann nicht lauten, ob dies oder jenes im Unbewußten des Therapeuten vorgegangen sein mag, sondern nur, wie das Ich des Therapeuten auf den unbewußten Reiz reagierte, sofern ein solcher vorhanden war. Wenn ein Patient einem Therapeuten ein Legat vermacht, liegen folgende Möglichkeiten nahe: (1) Der Patient agiert in der Übertragung, die einen integralen Teil der Therapie bildet; (2) der Therapeut mißbraucht (a) vorsätzlich oder (b) unbeabsichtigt eine therapeutische Situation.

Die erste Möglichkeit kann einen unvermeidlichen Zwischenfall in einer sonst angemessen geführten Therapie darstellen, oder sie kann als Folge eines technischen Fehlers ohne Bezug zur Persönlichkeit des Therapeuten auftreten. Der Fall (2a) wäre ein Vergehen, (2b) ein Zeichen mangelnden beruflichen Könnens. Stehen keine weiteren Daten zur Verfügung, so hängt die Auslegung bei der testamentarischen Begünstigung durch einen Patienten von der persönlichen Situation jener Person ab, die eine der Möglichkeiten als gegeben ansieht, sobald ihre Vorstellungskraft dies gestattet.

Es drängt sich aber ein weiterer Gesichtpunkt von noch größerer Bedeutung auf. Die Patientin handelte ohne Zweifel unter dem Einfluß einer starken Übertragung, und besonders starke Übertragung kann in gewisser Hinsicht mit Hypnose verglichen werden; daher stellt sich die Frage, ob nicht das Agieren in der Übertragung an sich schon als ein Agieren unter unangemessener Beeinflussung zu bewerten wäre. An dieser Stelle sind einige Bemerkungen über die Handhabung der Übertragung in der Psychotherapie — ein noch immer kontroversielles Thema (Leo Stone 1951) — erforderlich. Manche Therapeuten arbeiten hauptsächlich mit Übertragungsdeutungen; ich selbst ziehe es vor, über die Übertragung möglichst wenig zu sagen. Ich gehe dabei von meiner Erfahrung aus, daß die Erfolgsaussichten für die Psychotherapie ungünstiger sind, wenn die klinische Situation direkte Übertragungsdeutungen erfordert. Übertragungsdeutungen sollen durchgearbeitet werden; das macht den Einsatz dieses Instrumentes — das in der Psychoanalyse am wichtigsten ist — in einer Psychotherapie mit entsprechend reduzierter Anzahl der Sitzungen problematisch. Diese Regel ist nicht buchstäblich gemeint; im vorliegenden Fall zum Beispiel ergab sich an einer Stelle in der zweiten Behandlungsphase die Notwendigkeit, einen Traum zu deuten, dessen Übertragungscharakter bereits im manifesten Trauminhalt zu Tage lag.

Übertragung, ob sie nun gedeutet wird oder nicht, ist jedenfalls der wesentliche Hebel in der Psychotherapie wie in der Psychoanalyse. In der Psychotherapie ziehe ich es so weit wie möglich vor, die Übertragung nur über die Kanäle alltäglicher Kommunikation wirken zu lassen. Hier steht das Gesamtinventar der Reize, mit denen ein Mensch den anderen beeinflußt, dem Therapeuten zur Verfügung. Von seinem Wissen und Können hängt es ab, ob sie so eingesetzt werden, daß sie Angst oder andere Gefühle ermäßigen, die den Zugang zu realitätsgerechtem Handeln versperren, oder ob sie den Rückgriff des Patienten auf verfügbare Quellen der Lust und Freude erleichtern. Die Übertragungsintensität, die zur Erreichung dieser Ziele erforderlich ist, schwankt von Patient zu Patient. Bei der hier beschriebenen Patientin, die viele Jahre an schweren Störungen gelitten hatte, lag das Opimum im Bereich der sehr intensiven Übertragung. Nur wenn die Patientin sich zuverlässig geschützt fühlte, konnte sie es wagen, so aktiv zu werden, wie es die Umstände dieser speziellen Lebenssituation von ihr verlangten.

Die Frage, die hier von Interesse ist, betrifft das Ausmaß, in dem sich der Therapeut zum Beschützer des Patienten machen muß oder darf. Im vorliegenden Fall mit seiner langen Reihe von hochgradig traumatisierenden Enttäuschungen für die Patientin gab es, wie ich glaube, kaum eine obere Grenze, wenn das Vertrauen der Kranken zu sich und ihrer Umwelt wiederhergestellt werden sollte.

Ich möchte ein extremes Beispiel dafür anführen. Als die Verhandlungen der Patientin mit den Compagnons ihres Gatten abgebrochen wurden und nur mehr der Rechtsweg offenstand — eine finanzielle und psychische Katastrophe für diese verletzliche Patientin —, entwarf ich einen Brief für sie. Dieser hatte zur Folge, daß die Beteiligten sich nochmals zusammensetzten und zwischen den unterschiedlichen Auffassungen auf friedlichem Weg ein Kompromiß zustande kam. Natürlich hatte ich dabei viel riskiert; ich hatte den Empfänger des Briefes nie kennengelernt, sondern mir nur aus verschiedenen Darstellungen eine Vorstellung von ihm gebildet. Wenn ich mich geirrt und dadurch die Situation verschärft hätte, würde die Beziehung der Patientin zu mir so gelitten haben, daß es zum Abbruch der Therapie kommen mochte. Bei jedem Patienten mit entsprechend schwerer Psychopathologie muß ein solches Risiko wohl einmal eingegangen werden. Im allgemeinen hütet man sich vor derartigen Eingriffen, weil sie die Gefahr starker Abhängigkeitsreaktionen beim Patienten bergen. Wird die Situation aber angemessen gehandhabt, so entgleitet das Abhängigkeitsbedürfnis des

Patienten doch nicht jeglicher Kontrolle, wie sich auch hier bestätigte. Die Auflösung der Übertragung am Ende der zweiten Behandlungsphase bot keine allzu großen Schwierigkeiten. Man mußte der Patientin nur an konkreten Maßnahmen zeigen, daß sie meine Unentbehrlichkeit überschätzt hatte. Als Äquivalent für Übertragungsdeutungen, wie ich sie in einer regulären Analyse gegeben hätte, diente hier die Frist von einem Monat, die sie als Patientin eines Kollegen zubrachte.

Ich glaube, daß jene Psychotherapeuten, die vor der Herstellung einer positiven Bindung mit Hilfe konkreter Wunscherfüllungen warnen, von nachteiligen Erfahrungen ausgehen, die aber nicht auf der Technik an sich, sondern auf deren Einsatz in Situationen beruhen, in denen der Patient die Wunscherfüllung erzwungen hatte oder imstande gewesen wäre, aus eigener Kraft angemessen zu funktionieren. Die Art von Wunscherfüllung, für die ich plädiere, erfolgt ohne ausdrückliche Ansprüche oder Erwartungen des Patienten und hat nach meiner begrenzten Erfahrung einen stimulierenden Effekt auf seine Neigung und Fähigkeit zu unabhängigem Handeln. Während der Endphase stand natürlich das Erfordernis einer maximalen positiven Übertragung im Vordergrund — sofern man hier überhaupt noch von Übertragung sprechen kann; Rücksichten auf die Abhängigkeit der Patientin wären unter den gegebenen klinischen Bedingungen nicht mehr am Platz gewesen. Ich muß wohl nicht daran erinnern, daß die hier vertretene Auffassung ausschließlich für die Technik der Psychotherapie und auch hier nur für Schwerstkranke und Notfallpatienten gilt. Auf die psychoanalytische Technik im engeren Sinn bezogen, würde diese Fragestellung nur mangelndes Verständnis für Grundlagen und Ziele der Psychoanalyse verraten.

Man kann also unschwer erkennen, daß die Patientin eine sehr intensive Übertragungsbeziehung zu mir hatte, und muß daher auch vom psychoanalytischen Standpunkt aus bestätigen, daß die Patientin nicht im Besitz ihrer Handlungsfreiheit war, als sie mich in ihr Testament aufnahm. Sie stand unter einem unangemessenen Einfluß, nicht infolge bewußter oder unbewußter Absichten und Manöver des Psychiaters, sondern auf Grund einer Situation, die für das Wohlbefinden der Patientin medizinisch geboten war. Gewöhnlich kann der Effekt dieser Situation in geeignete Kanäle geleitet werden; ein klinischer Extremfall hingegen — wie hier die Behandlung einer Sterbenden — gestattet es nicht, die Organisation der Übertragungsbeziehung so streng zu kontrollieren, wie es unter weniger tragischen Umständen möglich wäre. Die eingeschränkte Handlungsfreiheit der Patientin sollte nicht aus der allgemeinen kausalen Determinierung psychischen Geschehens abgeleitet werden. Als Freud (1915c) schrieb: „Die Übertragungsliebe hat vielleicht einen Grad von Freiheit weniger als die im

Leben vorkommende, normal genannte", nahm er indirekt — wenn auch in anderem Zusammenhang — zu diesem Problem Stellung. Übertragungsreaktionen liegen außerhalb der Reichweite der Willenskraft des Ich; dieses fällt Impulsen anheim, deren Macht die Regulationsbreite des psychischen Apparates überschreitet. Die Patientin hatte eine sehr intensive Übertragung entwickelt; ich war der einzige Mensch ihrer Umgebung, dem sie traute und durch den sie sich beschützt fühlte; die scheinbare Großzügigkeit, mich als „Objekt ihrer Gunst" zu betrachten, bedarf nicht der Annahme eines üblen Spiels auf der Seite des Psychiaters, sondern ist durch die Berücksichtigung bekannter klinischer Fakten hinreichend erklärbar. (Wir werden später noch sehen, was sich hinter der scheinbaren Großzügigkeit der Patientin verbarg.)

Die besondere und einzigartige Rolle der Übertragung in der Psychotherapie erfordert ihrerseits besondere und einzigartige Regeln der Berufsethik für den Therapeuten. Nur bei einer seelischen Behandlung steht die Handhabung der Übertragung im Mittelpunkt der beruflichen Tätigkeit; daher muß der Psychiater (und umso mehr der Psychoanalytiker) mit den Folgeerscheinungen einer positiven Übertragung auf eine Weise umgehen, die in keinem anderen Beruf notwendig ist. Wenn zum Beispiel der Anwalt oder der Chirurg für die Patientin so viel getan hätte, und wenn sie ihm daraufhin ein Legat vermacht hätte, wäre gegen die Annahme des Legats nichts einzuwenden, obwohl Übertragungsgefühle positiver Art auch hier die Rolle spielen mochten, die sie in meinem Fall hatten. Für Chirurgen oder Anwälte stellt „positive Übertragung" einen zwar unbekannten und unbestimmten, aber nicht weiter problematischen Faktor dar, für den sich das Übertragungs-„Objekt" auch nicht so verantwortlich fühlen muß wie der Psychotherapeut. Der Anwalt oder Chirurg, der nicht intuitiv mit der Übertragung richtig umgeht, wird bald brotlos sein, auch wenn er sonst bestens qualifiziert ist. Wenn hingegen ein Psychotherapeut oder Psychoanalytiker die Übertragung nicht in therapeutisch korrekter Weise handhabt, kann er seine Klientel zwar nicht kurieren, aber dennoch weiter vermehren. Trotz des Ansehens, das er in seiner Umgebung genießt, muß er als therapeutisch disqualifiziert betrachtet werden. Der Psychotherapeut muß Entbehrungen nicht nur seinen Patienten, sondern auch sich selbst auferlegen und auf manche Vergünstigungen verzichten, die in anderen freien Berufen gewährt und akzeptiert werden. Ich beging daher einen Fehler, als ich zuerst meinte, das Vermächtnis könne für wohltätige Zwecke verwendet werden; selbst wenn dies in strenger Anonymität und ohne jeden Vorteil für mein Prestige geschehen hätte können, wäre es ein Verstoß gegen ein selbstverständliches (und daher ungeschriebenes) Gesetz gewesen.

Theoretisch sollte der Psychiater vom Patienten nichts außer dem vorher vereinbarten Honorar für die Zeit seiner therapeutischen Arbeit erhalten. Es gibt jedoch Ausnahmen von dieser Regel, auf die ich hier nicht im Detail eingehen möchte. Beispielsweise könnte die Ablehnung eines Geschenkes die Übertragung vernichten; in diesem Fall ist die Annahme des Geschenkes therapeutisch geboten. Aber selbst dieser Fall stellt sich als therapeutisch erzwungene Abweichung von einer Regel dar, die sonst keine Ausnahmen verträgt. Ich beging einen weiteren Fehler, als ich die Funktion des Testamentsvollstreckers übernahm; daß ich für diese Tätigkeit kein Entgelt erwartete, rechtfertigt meinen Entschluß nicht. Von dem Augenblick an, in dem die Patientin starb, blieb mir nichts mehr zu tun als jede praktische Beziehung zu ihren Angelegenheiten abzubrechen. Wenn eine psychotherapeutische Beziehung einmal hergestellt worden ist, muß sich jede Maßnahme an therapeutischen Zielsetzungen orientieren, damit es nicht zu schiefen und zweideutigen Situationen kommt. Wenn der Tod der Beziehung ein Ende setzt, sollte der Psychotherapeut sich weigern, weiterhin irgendwelche Funktionen zu übernehmen, auch wenn Gesetz und Brauch dies gestatten würden.

VII. Psychoanalyse und Psychotherapie — zur Problematik nichtanalytischer Maßnahmen

Die geschilderte klinische Situation mit ihren Auswirkungen auf den Psychiater ist besonders reizvoll und lehrreich, weil die Auswirkungen erst durch den *Erfolg* der Behandlung herbeigeführt worden waren. Vom psychiatrischen Standpunkt aus war ein Maximum an Übertragung nötig. Es hätte kaum viel geändert, wenn ich mehr Intuition und Voraussicht für den Schritt der Patientin besessen hätte, oder wenn sie mich über ihre Absicht informiert hätte. In diesem Fall hätte ich wohl Einwände erhoben und sie umzustimmen versucht, wäre aber sicherlich einem ernsten Konflikt aus dem Wege gegangen, da in der frühzeitigen Beseitigung von Konfliktstoff meine Hauptaufgabe in diesem Stadium lag. Durch eine Ankündigung der Patientin wäre ich in eine ähnliche Lage geraten, wie sie bei einem nach klassischen analytischen Regeln arbeitenden Kollegen einmal eintrat: Eine Patientin mit sarken Neigungen zum Agieren nahm den Analytiker zwei Tage vor einer gefährlichen Operation in ihr Testament auf. Der Analytiker konnte sie zwar von extremen Schritten abhalten, für die Analyse der Übertragungssituation reichte jedoch die Zeit nicht aus. Hätte der Analytiker die Änderung des Testamentes direkt untersagt, so wäre die Patientin, die sich sehr vor der Operation fürchtete, in Panik geraten. Der Analytiker mußte sich vorerst mit einem gemäßigten Agieren der Patientin abfinden und konnte die Lage erst korrigieren, als die Patientin nach der Operation die Analyse wieder aufnahm.

Selbst im Rahmen einer klassischen Analyse begegnen wir hier einer Situation, die dem vorliegenden Fall eng verwandt ist. Das heißt, auch unter den therapeutischen Bedingungen, die sich nach heutigem Wissen am besten zur Beobachtung und Kontrolle der Übertragung eignen, kann der Patient eine unvorhergesehene Konstellation dazu benützen, den Analytiker in eine mit berufsethischen Grundprinzipien unvereinbare Lage zu manövrieren.

Kehren wir nochmals zum ursprünglichen Problem zurück. Die Übertragung kann besonders in der Psychotherapie maßlos heftig werden. Alle latenten positiven Strebungen, alle Bedürfnisse, zu schenken und Zuneigung zu artikulieren, können mobilisiert werden und sich auf den Therapeuten konzentrieren. Nach der Intensität dieser Strebungen im Verhältnis zur Ichstärke kann man sie mit dem hypnotischen Zustand vergleichen. Ohne jeden Beitrag des Therapeuten (in Form eines unbewußten Agierens oder seiner unbewußten Wünsche) kann der Übertragungswunsch dennoch den Weg zu symbolischer oder tatsächlicher Befriedigung finden, indem der Patient den Arzt beschenkt. Der Sterbende kann diesen Weg leicht mit der Aufnahme des Psychiaters als Objekt seiner Gunst in das Testament beschreiten. Es ergibt sich die Frage, ob dadurch vom Standpunkt der modernen Psychologie das Testament ungültig wird — ungeachtet der legalen Zulassung des Arztes als natürliches Objekt der Gunst des Erblassers. Ich glaube, die Frage muß verneint werden. Die Tatsache allein, daß der Patient durch die Begünstigung des behandelnden Psychiaters Übertragungswünsche befriedigt, macht das Testament nicht ungültig. Es würde sogar eine Einschränkung der Handlungsfreiheit des Patienten darstellen, wenn er nur dann ein gültiges Testament hinterlassen könnte, wenn sein Psychiater ausgeschlossen ist. Aber aus der modernen Psychologie ergibt sich auch, daß der Psychiater das Erbe nicht antreten darf. Mit dieser Weigerung erlischt — wenn die Konstellation psychologisch betrachtet wird — der unangemessene Einfluß, dem der Patient ausgesetzt war; der Psychiater verzichtet, so daß die Wirkung dieses Einflusses auf das Testament aufgehoben ist. Würde ein Patient sein gesamtes Vermögen dem Psychiater vererben, so wäre es die Aufgabe des Gerichtes, weiter darüber zu verfügen.

Der Kläger warf aber noch eine weitere Frage auf, deren Beantwortung nicht weniger wichtig ist. Die Patientin, so behauptete er, habe paranoide Gefühle hinsichtlich seiner Frau gehabt und ich hätte dies übersehen; damit implizierte er eine Pflichtvergessenheit meinerseits. Die Aufgabe des Psychiaters in einer solchen Situation ist einzigartig, wie ich gleich zeigen werde, und der Kläger befand sich meiner Ansicht nach im Irrtum, wenn er von mir enttäuscht war. Übrigens will ich erwähnen — obwohl es nicht zur Sache gehört—, daß das Testament an sich fast schlüssig beweist, daß die Patientin nicht an Wahnbildungen litt, jedenfalls nicht in Bezug auf ihre Verwandte. Während sie in einem älteren Testament Frau X. zur Haupterbin gemacht hatte, entfielen nach der letzten Fassung etwa gleiche Anteile auf mehrere nahe Verwandte — darunter auch Frau X. — und mich selbst. Daß sie Frau X. eine noch immer bedeutende Summe hinterließ, beweist, daß die Patientin sie sehr wohl als natürliches Objekt ihrer Gunst anerkannte, und da sie davon Abstand nahm, diesen Anteil auf eine nominelle Anerkennungssumme zu reduzieren, reagierte sie sichtlich auch nicht schizophren. (Akute schizophrene Konflikte führen immer zu extremen Entscheidungen des Kranken. Die Alles-oder-nichts-Reaktionsweise ist zwar nicht ein Beweis, aber doch eine Vorbedingung bei der Diagnose einer derartigen Störung. Bei der letzten Fassung des Testaments verhielt sich die Kranke gewiß nicht nach diesem Schema.) Eine stabilere, weniger empfindliche Persönlichkeit hätte die ihr neuerlich zugefügten Enttäuschungen vielleicht verziehen oder übersehen, die relative Beherrschung, die die Patientin an den Tag gelegt hatte, zeugt eher für die inneren Fortschritte seit der Zeit, in der sie noch nicht imstande war, irgendeine Kränkung zu verzeihen. Kehren wir zur wichtigen Unterstellung des Klägers zurück, daß der Psychiater für die testamentarischen Verfügungen eines Patienten verantwortlich sei.

Auch in diesem Fall muß man wohl die Situation der klassischen Psychoanalyse mit den Verhältnissen bei einer Psychotherapie vergleichen. Nehmen wir an, in einer klassischen Analyse ergibt sich die Frage nach dem Inhalt des Testaments. Der Psychoanalytiker befaßt sich hauptsächlich mit jenen Bereichen des Ich, in denen die Auseinandersetzung mit dem Überich, dem Es, und der äußeren Realität stattfindet. Wenn der Patient einen bewußten oder unbewußten Konflikt zu lösen versucht, indem er in seinem Testament bestimmte Verfügungen trifft, so wird der Analytiker dieses Verhalten deuten und dem Patienten klar machen, welche unbewußten Motive, Ziele und Abwehrmechanismen hier am Werk sind und wie sie mit dem schon zu Tage getretenen genetischen Material zusammenhängen. Auf diese Neuerungen wird der Patient ansprechen oder auch nicht, und das Thema wird im ganzen nicht anders bearbeitet als alles andere, was in der Behandlung zur Sprache kommt — mit einer einzigen Ausnahme. Es kann vorkommen, daß der Patient in seinem Widerstand danach trachtet, den Analytiker in Verlegenheit zu bringen, indem er diesem ein Legat ver-

macht. Widersetzt sich der Widerstand jedem Deutungsversuch und besteht der Patient auf seiner Entscheidung, so könnte sich der Analytiker gezwungen sehen, zum äußersten Mittel zu greifen und zu verlangen, daß der Patient sich füge, wenn er die Analyse fortsetzen wolle. Von dieser einen Ausnahme abgesehen, ist dieser Bereich im Rahmen der klassischen Analyse unproblematisch. In der Psychotherapie liegen die Verhältnisse möglicherweise anders. Hier ist die Aktivität des Therapeuten viel größer, weil es ihm mehr um Verhalten und Befinden des Patienten als um Veränderungen seiner Persönlichkeitsstruktur geht. Das Ausmaß der direkten Verantwortlichkeit des Therapeuten ist entsprechend größer. In der Psychoanalyse richtet sich das Interesse des Therapeuten ausschließlich auf den Patienten. Auch aus diesem Grund kommen nicht alle psychotherapeutischen Patienten für eine Analyse in Frage. Patienten mit einer Ichstruktur, die so wenig gefestigt ist, daß die im Lauf der Analyse erworbene relative Freiheit nicht ertragen wird, ohne für asoziale Befriedigungen mißbraucht zu werden, eignen sich nicht für eine Psychoanalyse nach klassischen Regeln. In dieser Hinsicht hat es der Psychotherapeut, der dem Patienten bei Bedarf Verhaltensmaßregeln erteilen kann, viel leichter. Er kann Funktionen übernehmen, die das Überich des Patienten nicht auszuüben fähig ist; auch andere Aufgaben der Persönlichkeitsorganisation des Patienten können vorübergehend an den Psychotherapeuten delegiert werden. Solchen Maßnahmen liegt natürlich die Erwartung zugrunde, daß die beeinträchtigte Funktion inzwischen wiederhergestellt und der Patient in der Lage sein wird, die Verantwortung dafür selbst zu übernehmen. Das Arbeitsfeld des Psychotherapeuten ist jedoch ungeachtet seiner erweiterten Verantwortlichkeit — im speziellen Fall für das Testament der Patientin — eng umschrieben. Das Testament soll der freie Ausdruck der Wünsche des Erblassers hinsichtlich der Verfügung über seinen Nachlaß sein. Der Psychotherapeut darf höchstens die Motive des Erblassers für die eine oder andere Entscheidung diskutieren.
Eine Verhaltensmaßregel des Therapeuten würde in diesem Sonderfall der Absicht des Gesetzgebers zuwiderlaufen; auch das Hinterlegungsgericht will schließlich nicht wissen, wie ein gerechtes und billiges Testament im Fall des Erblassers beschaffen sein soll, sondern welche Absichten dieser zur Zeit der Unterfertigung hatte.

Im allgemeinen bereitet es dem Therapeuten nicht allzu große Schwierigkeiten, sich über die Pflicht und Verantwortung eines Patienten ein objektives Bild zu machen. Natürlich können persönliche Ansichten den Therapeuten in die Irre führen; wenn er sich aber von der Ambivalenz hinter den Konflikten des Patienten eine klare Vorstellung gewinnt, wird er sie meist in ein Bezugssystem fügen können, das der Gesellschaft, in der Patient und Therapeut leben, angemessen ist. In der amerikanischen Gesellschaft ist allerdings der Inhalt eines Testamentes einer der wenigen Fälle, in denen nicht nach Recht und Billigkeit gefragt werden kann. Soll das Testament sich nach den Vorlieben und Abneigungen des Erblassers richten? Soll es auf die Nöte der prospektiven Erben Bedacht nehmen? Oder auf die Bedürfnisse der Allgemeinheit? Alle diese Prinzipien gelten als billig; das Gesetz überläßt es dem Erblasser, zwischen ihnen zu wählen oder einen Kompromiß herzustellen. In dieser Sachlage erblicke ich ein weiteres Argument dafür, warum der Therapeut, auch wenn er ein Maximum an Verantwortung für den Patienten übernommen hat, keine Meinung über Testamentsbestimmungen äußern soll, es sei denn, er selbst wäre als Nutznießer vorgesehen.

Vom Standpunkt der Tiefenpsychologie wäre mit jedem Rat in dieser Sache der Tatbestand unangemessenen Einflusses gegeben; denn das Wort des Psychotherapeuten fällt bei einem Patienten im Stadium positiver Übertragung schwer ins Gewicht.

Als ich in der juristischen Fachliteratur blätterte, sieß ich auf eine Passage (Amer. Jurisprudence 57:355), die anscheinend auf die hier erörterte Situation Anwendung finden kann: „Ein Einfluß, der die Handlungsfreiheit des Patienten überwältigt, stellt einen ungebührlichen Einfluß dar; er macht das Testament ungültig, auch wenn die einflußnehmende Person nicht von verwerflichen Absichten geleitet war, sondern im Gegenteil das Ziel verfolgte, die Absicht des Erblassers, ein seinen Pflichten widersprechendes Testament zu machen, zu vereiteln. Mit anderen Worten, ungebührliche Einflußnahme macht ein Testament auch dann ungültig, wenn die einflußnehmende Person vermeint, damit einem würdigen Zweck zu dienen.“ (Dt. Version d. Übers.)

Es ist wichtig festzustellen, daß hier das Gesetz einen Bereich umgrenzt, in welchem der Therapeut auch dann untätig bleiben muß, wenn der Patient sich dem Agieren hingibt.

VIII. Der Tod des Patienten als Realgefahr für den Psychotherapeuten

Meine Darstellung der in diesem Fall vorliegenden Probleme leidet unter dem Mangel, daß ich über die psychischen Vorgänge beim Kläger wenig weiß. Erst dieses Wissen würde eine erschöpfende Untersuchung und Erklärung gestatten. Natürlich lag mir nach der Beilegung des Rechtsstreites sehr viel daran, über den Anlaß zu einer derart schweren Bezichtigung wie „ungebührlicher Beeinflussung einer Unzurechnungsfähigen“ — obendrein in gewinnsüchtiger Absicht! — Klarheit zu gewinnen; daher versuchte ich eine Zusammenkunft mit dem Kläger herbeizuführen. Herr X. war ein gut situierter Geschäftsmann von tadellosem Ruf. Ich hatte ihn gesellschaftlich kennengelernt und war auf freundlichem Fuß mit ihm gestanden. Nun aber lehnte er eine Aussprache ab und gab einen Grund an, der offensichtlich eine Ausrede war. Ich kam zu dem Schluß, daß er nicht ehrenhaft gehandelt habe.

Wie dem auch sei, der Kliniker möchte wissen, ob solche Vorfälle unvermeidlich sind. Hätte ich die Beschuldigung durch die Partei, die sich geschädigt fühlte, verhüten können? Soweit ich sehe, habe ich nur einen einzigen Schritt unterlassen. Nach der Testamentseröffnung hätte ich den prospektiven Kläger über meine Unkenntnis und die Entscheidung, von dem Schritt der Patientin in keiner Weise profitieren zu wollen, informieren können. Ich bezweifle aber, daß dieser Schritt das Verhalten des Klägers nachhaltiger beeinflußt hätte als die spätere Erklärung, die er ohnehin erhielt.

So wäre also einzuräumen, daß hier eine Situation vorliegt, in der auch die ausgefeilteste Technik nicht ausreicht, um höchst peinliche Konsequenzen für den Therapeuten zu verhüten. Behandelt er einen sterbenden Patienten in angemessener Weise, so wird der Patient eine starke Übertragung entwikkeln, so daß die Möglichkeit, den Psychiater im Testament zu bedenken, nahe liegt. Die psychiatrische Behandlung erfordert, daß der Arzt mit dem Patienten viel Zeit ohne Zeugen zubringt und sich damit auch dem Argwohn Dritter aussetzt. Selbst wenn der Psychiater so aufmerksam ist, daß er die Absicht des Patienten vorhersieht, kann er dagegen nur mit freundlichem Protest vorgehen, weil der kritische Zustand des Patienten jede Maßnahme verbietet, die zu einer Gefühlsbelastung führen könnte. Der Psychiater muß sich also darauf gefaßt machen, daß er unter diesen Umständen das Opfer der Hinterbliebenen wird, die entweder agieren oder vorsätzlich die durch bestehende Rechtsinstitute geschaffenen Möglichkeiten für sich ausbeuten.

In dem Fall, von dem ich hier berichte, hatte ich noch relativ viel Glück. Der Kläger wollte offensichtlich nur Geld und zog seine Anfechtung zurück, als er erfuhr, daß ich auf die Verwendung des von mir abgelehnten Legates keinen wie immer gearteten Einfluß nehmen wollte. Hätte der Kläger allerdings weitergehende Ziele gehabt — glücklicherweise war er nicht an meinem beruflichen Ansehen oder an meinem guten Ruf interessiert —, so hätte ich mich in einer aussichtslosen Lage befunden. Vielleicht muß man die Möglichkeit solcher Vorfälle als Berufsrisiko hinnehmen, wie der Hautarzt, wenn er eine Infektionskrankheit behandelt. Ich hörte einmal einen Psychiater sagen, daß er nie einem Familienmitglied widerspreche, wenn es ihm nach dem Tod des Patienten Nachlässigkeit vorwerfe; er wisse, welche

Schuldgefühle die trauernden Hinterbliebenen hegen müßten, und er sei willens, ihnen einen letzten großen Dienst zu erweisen, indem er sich zum Sündenbock machen lasse. Diese Haltung, glaube ich, zeigt höchste Humanität und bringt das Pflichtgefühl des Arztes hervorragend zum Ausdruck. Man muß wohl nicht betonen, daß nur wenige außergewöhnliche Menschen über einen solchen Grad an Idealismus verfügen können. Im Laufe der Testaments-Affäre fiel mir dieser Mann oft ein, weil seine Handlungs- und Denkungsart einen Weg zeigte, wie den fast unerträglichen Folgen zu begegnen sei, die offenbar eintreten können, wenn wir uns auf das noch unerforschte Terrain der psychiatrischen Arbeit mit Sterbenden begeben.

Die Abfuhr von Schuldgefühlen nach dem Tod eines Nahestehenden ist ein ziemlich regelmäßiges Vorkommnis und schlägt in vielen Fällen vorzugsweise den Weg der Projektion ein. Im vorliegenden Fall hatten offenbar rein pekuniäre Interessen in der Beziehung des Klägers und seiner Frau zur Verstorbenen eine beträchtliche Rolle gespielt; darin lag wohl einer der Gründe, warum sie in ihren Bezichtigungen darauf verfielen, dem Psychiater bewußte oder unbewußte Geldgier zu unterstellen. Dies würde jedoch nur dann zutreffen, wenn die Reaktion von Herrn X. rein neurotischer Natur gewesen wäre.

Psychiater und Psychoanalytiker haben relativ gut gelernt, mit der Feindseligkeit von Verwandten, soweit sie aus neurotischen oder psychotischen Einstellungen stammt, fertig zu werden. Wie man aber einen vorsätzlichen Versuch, dem Therapeuten Schaden zuzufügen, technisch behandeln soll, weiß man nicht so gut. Hier besteht keine Gelegenheit, Rationalisierungen aufzuheben oder unbewußte Motive zu deuten, denn das Ich hat sich mit einem Wunsch verbündet, dessen unmoralischen Charakter es kennt und den es dennoch nicht zügeln möchte.

IX. Behandlungsziel — Ideal und Wirklichkeit

Ich schließe mit einer Bemerkung zum Thema des therapeutischen Ehrgeizes. Man weiß, daß solcher Ehrgeiz der Erzfeind der Psychoanalyse ist; aber auch in einer Psychotherapie setzt man sich nicht ungestraft überhöhte therapeutische Ziele. Ganz ohne therapeutischen Ehrgeiz hätte ich dieser Patientin nicht helfen können, die nicht nur an einer relativ seltenen und schweren Krankheit litt, sondern zusätzlich mit ungewöhnlichsten Realsituationen konfrontiert war. Ich habe aber Bedenken, ob ich in ihrem Fall nicht zuviel erreichen wollte. Keine Hürde war mir hoch genug; so oft die Patientin in Kalamitäten war, zeigte ich mich hilfsbereit. Sie warf mir nie etwas vor, außer daß ich sie nach O. übersiedeln ließ. Es gab kaum jene

Mißverständnisse, die von Patienten so gerne arrangiert werden, um ihre ambivalenten Gefühle zu kanalisieren. Die Patientin kann nur als überraschend arbeitswillig bezeichnet werden, obwohl sie sehr zur Ambivalenz neigte. Wo waren ihre ambivalenten Gefühle mir gegenüber? Ich muß zugeben, daß ich mir diese Frage während der gesamten Behandlungsdauer nie stellte und mich damit begnügte, daß sie mit meiner Arbeit so zufrieden schien. Als sie mich dann zum Erben machte, setzte sie erfolgreich in die Realität um, was sie unter meinem ungewollten Einfluß zu unterdrücken oder zu verbergen gezwungen war. Allerdings weiß ich nicht, welchen Verlauf die Behandlung genommen hätte, wenn ich ihre Ambivalenz zu sondieren versucht hätte.

Ich habe in der Psychotherapie erlebt, wie die positive Übertragung bei manchen Patienten zusammenfällt, sobald nur eine Spur negativer Übertragung die therapeutische Beziehung verfärbt. Die Behandlung solcher Patienten ist prognostisch mehr als zweifelhaft. Ob meine Patientin in diese Kategorie fällt, weiß ich nicht, denn ich hatte ihr nie Gelegenheit gegeben, negative Gefühle über mich auszudrücken, und es fällt ins Gewicht, daß ich mich nie gefragt hatte, wo sich die Ambivalenz der Patientin mir gegenüber versteckt hielt. Es mag zwar sonderbar klingen, wenn ich nun einen Akt scheinbarer Großmut einem feindseligen Impuls zuordne, aber man darf nicht daran vergessen, daß die Patientin ungeachtet ihrer schweren Gefühlsstörungen einen ausgeprägten Wirklichkeitssinn hatte. Sie besaß Intuition und hatte ihre Ziele trotz aller Klagen meist auch erreicht. Sie hatte ihr Leben in Luxus und Reichtum verbracht und die von ihrem Mann für sie entworfene Rolle glänzend gespielt. Sofern die Ehe nur unter dieser Bedingung aufrecht erhalten werden konnte, war vieles, das psychopathologisch aussah, im Grunde eine gut geschliffene Waffe im Kampf um soziales Überleben. Sie war schließlich auch eine Frau von Welt, sie wußte Bescheid über den schlechten Ruf, in dem Psychiatrie und Psychoanalyse in manchen Kreisen stehen, weil Geld hier angeblich eine so große Rolle spielt. Sie muß nicht nur gewußt haben, daß ich kein Legat annehmen konnte, sondern auch die Gefahr und den Argwohn vorhergesehen haben, denen sie mich aussetzte. So ließ sie mich also mit subtiler Eleganz — in der Maske besonderer Gewogenheit — einer Ambivalenz zum Opfer fallen, die in die Anfänge unserer Beziehung zurückgereicht haben muß.

Hatte sie bewußt oder unbewußt das Element der Rache an ihren Verwandten einkalkuliert, als sie mich mit Wohltaten überhäufte? Sicher hatte sie ihre Ambivalenz in meinem Fall über das Grab hinaus befriedigen können; ob sie bei ihren Verwandten auch so viel Erfolg hatte, konnte ich nie feststellen.

III. Schlußbemerkungen

1. Probleme der Gegenübertragung

Im ersten Teil dieses Buches habe ich versucht, verschiedene Aspekte des Todesproblems herauszuarbeiten; die angeschlossenen drei Falldarstellungen sollten die psychiatrische Arbeit mit sterbenden Patienten illustrieren. Damit habe ich soweit nichts grundsätzlich Neues beigetragen, wenn man von einigen Anregungen zur psychiatrischen Technik in dieser besonderen klinischen Situation absieht. Vielleicht habe ich dabei zu einem Mißverständnis Anlaß gegeben: meine technischen Ratschläge sollten nicht zum Schluß verleiten, daß es schon genügen würde, dem sterbenden Patienten möglichst freundlich, fürsorglich und hilfsbereit zu begegnen. Ich habe auch Bedenken, ob meine Darstellung nicht von einer intensiveren Beschäftigung mit dem Problem abschrecken könnte. Der Leser könnte den Schluß ziehen, die therapeutische Arbeit mit dem sterbenden Patienten sei letzten Endes allzu unergiebig, mühsam und gefährlich. Psychiatrische und psychoanalytische Arbeit hat generell gewisse Gefahrenpunkte, und zwar, wie ich zugeben muß, mehr als andere Gebiete. Ebenso muß ich einräumen, daß bei sterbenden Patienten die persönliche Belastung schwerer als in den meisten anderen klinischen Situationen ist. Obwohl ich gelegentlich auf diesen Faktor hingewiesen habe, blieb aus naheliegenden Gründen vieles ungesagt. Es ist fast unmöglich, an dieser Stelle zu entscheiden, wie weit diese Belastung als objektiv gerechtfertigte Reaktion auf die klinische Situation gelten kann oder auf subjektive Faktoren zurückzuführen ist. Da wir zur Zeit so wenig über den Tod wissen und bisher über kein auch nur teilweise objektives Bezugssystem verfügen, können wir schwerlich zwischen angemessenen Reaktionen und Folgen von unbewußten Vorstellungen unterscheiden. Für viele scheint der Tod kein besonderes Problem zu sein; ihr Handeln und Fühlen in Bezug auf ihren eigenen Tod und den Tod anderer zeugt von relativer Gleichgültigkeit. Dieser Effekt muß nicht unbedingt auf Verleugnung beruhen, wie es bei dem von Freud (1915a) beschriebenen Typus des Helden der Fall ist. Es hat den Anschein, als wäre der Tod für solche Menschen ein Teil des Naturgeschehens ohne übergroße Bedeutung. Vielleicht zeichnet dieser Gleichmut immer nur wenig differenzierte Persönlichkeiten aus, denn das Problem des Todes tritt seit altersher und in allen Kulturen mehr oder weniger intensiv in Erscheinung.

Ich weiß also nicht, ob die folgende Schwierigkeit persönlich oder objektiv begründet ist, möchte sie aber dennoch nicht übergehen. In Fall II war die persönliche Belastung besonders intensiv; der Fall war auch zweifellos besonders tragisch. Wie man sich leicht vorstellen kann, ergab sich die technische Hauptschwierigkeit daraus, daß die Patientin um ihren bevorstehenden Tod wußte; die Situation wurde durch ihre medizinischen Kenntnisse und ihre Unfähigkeit zur Bildung von Illusionen noch weiter verschärft. In dieser Lage spürte man besonders schmerzlich die Unterschiede der Betrachtungsweise und des allgemeinen Gefühlsklimas zwischen dem Therapeuten, der mit mehr oder weniger Berechtigung erwartet, noch einige Zeit zu leben, und dem Patienten, der weiß, daß seine Tage (bestenfalls Wochen oder Monate) gezählt sind. Es war — wenn ich es so nennen darf — peinlich, oder es berührte mich jedenfalls peinlich, zuversichtlich beziehungsweise ermutigend zur Patientin zu sprechen oder sogar eine Deutung anzubieten, die nur unter Einbeziehung der Zukunft einen Sinn ergeben konnte, wenn die Patientin zugleich wußte, ihr Leben sei knapp bemessen, während das meine nicht von irgendeiner vorhersehbaren Katastrophe bedroht war.

Es wäre überaus taktlos, einen chronisch Hungernden oder Notleidenden psychotherapeutisch oder psychoanalytisch zu behandeln. Die Diskrepanz zwischen dem aktuellen Zustand eines solchen Menschen und dem, was die Psychotherapie bietet, ist für den Patienten zu groß; er könnte — wenn man ihn behandeln wollte — jeder Deutung des Therapeuten leicht entgegenhalten: „Sie wissen eben nicht, was es heißt, hungrig zu sein, Sie haben es daher leicht, große Töne zu spucken und so vernünftig zu sein.“ Tatsächlich hat einmal ein bekannter Schriftsteller, der als Student in sehr beengten Verhältnissen lebte, Freud um therapeutische Hilfe gebeten. Er erzählt (Bruno Goetz 1952), daß Freud ihm nach dem therapeutischen Gespräch einen Umschlag gab, der einen großen Geldbetrag enthielt. Neben dem Ausdruck von Großzügigkeit und Hilfsbereitschaft lag darin möglicherweise auch ein Tribut an das Gefühl der Peinlichkeit, das durch diese Geste vorerst zum Schweigen gebracht wurde. Der Psychiater kann sich durch die Gegenwart eines hoffnungslos Kranken vor die Frage gestellt sehen: was ist wirklich schwerer, sterben oder den Tod eines anderen miterleben? Die Frage wird für manche zynisch oder heuchlerisch klingen; trotzdem ist sie berechtigt, wenn ein intimer Kontakt mit dem Sterbenden besteht.

Auf die klinische Situation des leichten Todes, wie sie Felix Deutsch (1936) so eindrucksvoll geschildert hat, bin ich kaum eingegangen. In solchen Fällen scheint der Schmerz sehr gering zu sein. Manchmal erlebt der Mensch, der einen Patienten allmählich aus dem Leben scheiden sieht, größere Pein als der Patient, dem die Wohltat schmerzlosen Sterbens vergönnt ist. Es ist aber irreführend, diese Erfahrung auf die Arzt-Patient-Beziehung beim Sterben zu übertragen. Von gewissen Ausnahmen abgesehen, beruht der leichte Tod auf dem massiven Einsatz von Verleugnungen, wobei gewöhnlich auch Verdrängung und Regression mitwirken. Daher muß zum Vergleich der Schmerz aus der bewußten Erkenntnis des eigenen bevorstehenden Todes herangezogen werden. Dann zeigt sich, daß der Schmerz beim Therapeuten trotz allen Mitgefühls, trotz aller Identifikation mit dem anderen, nur dann an die beim Herannahen des eigenen Todes erlittene Pein heranreicht, wenn der Patient von der Möglichkeit der Verleugnung ausgiebig Gebrauch macht. Diese Verallgemeinerung verliert allerdings wahrscheinlich ihre Gültigkeit, wenn Eltern — speziell Mütter — ein Kind verlieren. Der Verlust eines Kindes ist für viele Mütter absolut unannehmbar; der Verlust des eigenen Lebens wäre auch ohne Verleugnungsmechanismen für sie erträglicher.

Die Psychologie dieser Beziehung ist jedoch einzigartig; der Arzt, selbst wenn er ein Maximum an Hilfsbereitschaft zeigt, selbst wenn sich seine Beziehung zum Patienten am Bild der Mutterliebe orientiert, kann nicht annähernd jene Gefühlstiefe erreichen, mit der eine Mutter in der entsprechenden Situation leidet. Unser Schluß muß also lauten, daß der Arzt immer den eigenen Tod stärker fürchten wird als den eines Patienten. In Fall II hätte es allerdings ohne Zweifel geholfen, wenn ich der Patientin hätte sagen können, daß auch ich an einer Krankheit leide, die mich langsam dem Tod entgegenführte. In diesem Augenblick wäre ein Gemeinschaftsgeist entstanden, der eine Identifizierung der Patientin mit mir gestattet hätte.

Bei der Behandlung gewisser Störungen, zum Beispiel bei Delinquenz und Schizophrenie, ist die starke und hochgradig narzißtische Identifizierung des Patienten mit dem Therapeuten eine Voraussetzung. Bei der Behandlung von Neurotikern ist sie unnötig, sogar schädlich und daher zu vermeiden. Für die beiden oben erwähnten Fallgruppen stellt die Identifizierung jedoch eine zumindest anfänglich unabdingbare Voraussetzung dar, wenn therapeutische Maßnahmen überhaupt eine Wirkung zeitigen sollen. Ein Delinquenter pflegt Ratschläge nicht zu beherzigen, so lange er das Gefühl hat, der Ratgeber gehöre nicht der Welt an, in der er selbst lebt. Die Trennwand zwischen jenen, die sich dem Tode nahe fühlen, und jenen, die das Leben noch vor sich zu haben meinen, ist jedoch wahrscheinlich noch höher als die Barriere zwischen dem Delinquenten und dem angeblich gesetzestreuen und ehrbaren Teil der Gesellschaft.

Während wir technische Mittel kennen, um die Schranken zwischen dem Delinquenten und dem Therapeuten — dem er anfänglich als einem Mitglied der bürgerlichen Gesellschaft mißtraut — abzubauen, sind ähnliche

Mittel für den therapeutischen Kontakt mit Todgeweihten nicht bekannt. Pastoren oder Priester haben es hier leichter; sie vertreten die jenseitige Macht, vor der der sterbende Gläubige bald erscheinen soll; hier ist die Grundlage zu einer narzißtischen Beziehung bereits vorhanden. Da der Psychiater diesen Vorteil entbehren muß, hat er die Basis erst zu schaffen, die der Gottesmann schon fertig vorfindet, wenn er einem Sterbenden am Krankenbett Trost spenden soll.

Dieses besondere Problem wurde nur bei der Arbeit mit Fall II akut. Das ausschlaggebende Gespräch — jedenfalls nach meiner Auffassung — war jenes, in dem ich die Patientin zu überzeugen suchte, daß das Leben in jeder Form oder Phase sinnlos sei. In diesem Gespräch war jedoch auch das Gefühl der Peinlichkeit, wie ich es oben beschrieben habe, am deutlichsten. Obwohl ich von der Richtigkeit meiner Ansicht ziemlich überzeugt war, hatte ich doch das Gefühl, für einen gesunden Menschen sei es leichter, sich sozusagen dem Luxus einer solchen Philosophie hinzugeben — so traurig sie sein mag —, während der Todkranke sie nur schwer akzeptieren und seine Gefühle an ihr orientieren kann. Allem Anschein nach reagierte die Patientin nicht auf der Ebene dieser Situation, sondern ließ den Gedanken wirklich auf ihre Einstellung wirken. Sie hatte mir zuvor den folgenden Traum erzählt: „Sie waren in einer blauen Marineuniform mit zwei Streifen, ein Unterleutnant, was nicht stimmen kann, denn der niedrigste Rang für einen Facharzt ist Hauptmann. Meine Kinder sind Ihnen nahe; Sie sind bei der Abreise und beenden Ihre aktive Karriere!" Sie beeilte sich, hinzuzufügen, daß Marineoffiziere in Friedenszeiten ein schönes Leben haben. Sie erwähnte eine Bekannte, die Krebs habe und sich für unzerstörbar halte. Der Traum — nach meiner Auslegung, die ich ihr nicht mitteilte — stellt mich als glücklich Sterbenden dar. Wie sie vom Tode, so war ich von der Uniform gezeichnet und im Begriff, den Dienst zu quittieren wie sie das Leben. (Im Originaltext „in the process of liquidation" = im Prozeß der Auflösung; Anm. d. Ü.)

Zu den weiteren Trauminhalten gehört die starke Ambivalenz, die darin zum Ausdruck kommt, daß mein Rang im Traum nicht der übertriebenen Stellung entspricht, die sie mir zuerkennen zu müssen glaubte. Diese Ambivalenz war jedoch offenbar hinlänglich kompensiert und störte die positive Objektbeziehung nicht, wie auch die rasche Korrektur im Anschluß an den Traumbericht andeutet. Ich zitiere diesen Traum — den einzigen, den sie mitteilte —, um zu zeigen, daß ich im Unbewußten der Patientin in die Armee der Sterbenden eingereiht worden war; diese Deutung scheint mir dadurch bestätigt zu sein, daß sie mir in der selben Sitzung sagte, sie habe die Hoffnung aufgegeben und sei gewillt, jeden Rat anzunehmen; sie fürchte sich nicht mehr, wenn in weiteren Drüsen Krebsbefall festzustellen sei. Ich war also ebenfalls dabei, zu sterben, aber auf eine friedliche und stoische Weise, wie der Kapitän, der mit seinem Schiff untergeht. Weil sie mich unbewußt in ihre persönliche Welt einbezogen hatte, konnte sie auf meine Philosophie reagieren, wie wenn ein Sterbender den anderen getröstet hätte. Wie sie es bewerkstelligte, mich als solchen zu akzeptieren, weiß ich nicht. Bei einem Delinquenten muß eine spezielle und ziemlich schwierige Technik angewandt werden, deren Theorie auf August Aichhorn (1925) zurückgeht. Zu meinem Bedauern kann ich die entsprechende Theorie für Patienten, die von ihrem bevorstehenden Tod wissen, nicht präsentieren; ich kann nur vermuten, daß die Patientin vielleicht auf jenen Prozeß angesprochen hatte, den ich oben als partielles Sterben des Psychiaters beschrieb. So unbefriedigend und mysteriös diese Schilderung sein mag, weist sie doch möglicherweise auf eine wesentliche Vorbedingung für eine zielführende Therapie in solchen Fällen hin. Wenn der Psychiater einen Teil seiner Persönlichkeit mit dem sterbenden Patienten identifizieren kann, das heißt, wenn er das Näherrücken des Todes bei seinem Patienten so erleben kann, als wäre es sein eigener, dann könnte er den Patienten dazu bewegen, ihn als Weggefährten auf dem letzten Stück der Lebensreise zu akzeptieren.

Welche Rolle die Identifizierung des Therapeuten mit dem Patienten im therapeutischen Prozeß überhaupt spielt, ist noch nicht aufgeklärt. Ist Einfühlung ohne Identifizierung möglich? Sollte der Psychiater sich mit dem Patienten identifizieren (Reich 1951)? Kann die Frage generell beantwortet werden, oder hängt die Antwort von der persönlichen Eigenart des Psychiaters ab, wie es auch beim künstlerischen Schaffen der Fall ist (Worringer 1906) und für das Kunsterleben gilt (Müller-Freienfels 1920), wo man unterschiedlichen Typen mit jeweils spezifischem Eigenwert begegnet? Ich kann mir vorstellen, daß die starke Identifizierung mit dem Patienten bei dem einen Typ des Psychiaters für den Patienten vorteilhaft ist, während ein anderer von einem anderen Mechanismus abhängt und durch Identifizierung beträchtlich gestört würde. Man muß auch bedenken, daß es verschiedene Formen der Identifizierung gibt (Freud 1917c, 1921; Fliess 1953). Jedenfalls hat die Frage nach dem Persönlichkeitstyp des Psychiaters oder Psychoanalytikers ihre Berechtigung. Bei der Behandlung eines sterbenden Patienten könnte es jedoch auch anders sein: die teilweise Identifikation des Therapeuten mit dem Patienten könnte einen charakteristischen, unentbehrlichen Faktor der Behandlungstechnik darstellen. Wenn ein Therapeut zur freien Identifizierung mit dem Patienten persönlich nicht fähig ist, könnte er möglicherweise auch in derartigen Fällen nicht die Hilfe leisten, deren der Patient bedarf. Ein weiterer wichtiger Unterschied zu anderen Behandlungsformen würde darin liegen, daß die Identifizierung nicht oberflächlich sein darf, sondern tiefreichend sein muß, so daß der Patient ihr Vorhandensein tatsächlich spürt. Bei der Behandlung von Delinquenten ist es im Grunde belanglos, welchen Realitätsgrad die Identifizierung mit dem Patienten erreicht, so lange der Therapeut so spricht und handelt, daß der Patient sich zur Identifizierung mit ihm veranlaßt sieht. Außerdem würde die Behandlung zum Scheitern verurteilt sein, wenn der Therapeut selbst kriminell wäre oder wenn der Patient ihn ernstlich dafür halten könnte. Das Behandlungsproblem liegt hier zum Teil darin, daß für den Patienten ein Erscheinungsbild geschaffen werden muß, mit dem er sich identifizieren kann, ohne einen Zustand realer Identität zu erleben. Bei der Behandlung Sterbender wäre die extreme Identifizierung nicht nur kein Hindernis, sondern ein Vorteil. Selbst die reale Identität — wenn Arzt und Patient gleichermaßen schwer erkrankt sind — wäre im Gegensatz zu den Verhältnissen beim Delinquenten noch ein Vorteil. Die Identifizierung mit dem Patienten darf jedoch nicht allumfassend werden und den Therapeuten dadurch in Angst versetzen. Ein Teil des Ich beim Therapeuten muß ausgespart bleiben und, wie oben erwähnt, sogar einen Unsterblichkeitsglauben aktivieren können. Wenn die Todesangst des Therapeuten ein gewisses Maß überschreitet, wird er eine auch nur teilweise Identifizierung mit dem Patienten scheuen oder ängstlich und sogar depressiv werden. In beiden Fällen schadet er unweigerlich dem Patienten. Von der Gelassenheit, mit der er einen partiellen Tod erträgt, wird auch der Patient zehren; die Hauptaufgabe der Identifizierung bleibt aber, wie gesagt, die Ermöglichung einer therapeutischen Beziehung von funktionellem Wert für den Patienten. Von der Tiefe und Aufrichtigkeit dieser Identifizierung wird es abhängen, ob der Therapeut mit dem Patienten sprechen kann, ohne dessen Todesnähe als peinlich zu empfinden.

2. Bemerkungen über den Tod und die biologischen Wissenschaften

Nicht nur im Fachbereich der Psychiatrie, sondern im Gesamtgebiet der Medizin wurde das Problem des Todes vernachlässigt. Appelle wie der von Roswell Park (1912), der den Ausdruck „Thanatologie“ geprägt hat, blieben im großen und ganzen unbeachtet. Vielleicht zögert der Psychiater noch, sich mit der Theorie und Praxis der Thanatologie abzugeben eines Tages aber wird man von ihm erwarten, daß er das Problem des sterbenden Patienten gemeistert hat, wie er auch viele andere Probleme schon bewältigt hat, die ursprünglich außerhalb seines Fachgebietes lagen und doch im Laufe der Zeit zu festen Bestandteilen der Psychiatrie wurden. Um aber einen wertvollen Beitrag zur Thanatologie leisten zu können, wird der Psychiater das große Opfer bringen müssen, sich von seinem biologischen Wissen fast gänzlich zu distanzieren. Eines der größten Hindernisse, die einer unbeschränkten Erfassung des Todesproblems entgegenstehen, scheint mir der innere Zwang zu sein, der uns den Tod immer wieder in den Kategorien geschädigter physiologischer Abläufe oder zerstörter morphologischer Strukturen betrachten läßt. Es muß einmal festgestellt werden, daß auch dann, wenn die Biologie alle Aussagen über den Tod, die sie machen kann, schon formuliert hätte, noch immer vieles für die Psychologie zu sagen bleibt. Der Tod ist auch — und vielleicht sogar in erster Linie — ein psychologisches Problem, möglicherweise das Grundproblem der Psychologie. Aber unser Denken ist biologisch verzerrt und — wenn man an dieser Stelle die Biologie mit der Weiträumigkeit der Psychologie vergleicht — biologisch beschränkt. Diese Feststellung soll nicht als antibiologische Einstellung mißverstanden werden. Wie bei vielen anderen Problemen muß die Psychologie auch beim Todesproblem Anleihen bei der Biologie machen. (Freud hat gezeigt, an welchen Stellen die Biologie zur Psychologie des Todes beitragen kann.) Wenn dieser Schritt aber einmal vollzogen ist, muß sich die Psychologie emanzipieren und ihr weiteres Vorgehen nach den eigenen Methoden und Lehren richten. Es ist fraglich, ob ein Absolvent unserer medizinischen Schulen, dessen Denken jahrelang in die Enge der biologischen Fächer gezwängt wurde, die Größe und Tiefe des Problems überhaupt noch ausloten kann, selbst wenn die medizinischen Fächer heutzutage reichlich mit sogenannter Psychosomatik überzuckert sind. Es ist höchst eindrucksvoll, die Krankengeschichten von Patienten zu studieren, die im Krankenhaus gestorben sind. Soweit ich in der Lage war, von diesem Material Gebrauch machen zu können, fand ich keinerlei Informationen über das Sterben des Patienten darin, ausgenommen die biologischen Daten über die letzte Erkrankung. Zilboorg (1943a) meint, es gebe „einen speziellen Aspekt des Arzttums, der nirgends als in der medizinischen Ausbildung erworben werden kann. Der Medizinstudent ... wird unvermittelt dem engen Kontakt mit Patienten ausgesetzt — mit Leuten, die krank sind, viel leiden und häufig vor seinen Augen sterben." Zilboorg lobt dann die „ruhige Anteilnahme, die durch das ständige Bedürfnis erzwungen wird, etwas zur Beherrschung der Krankheit zu unternehmen, ... sie zu bekämpfen und zu zerstören."

Den Glauben Zilboorg's an die humanisierende Wirkung der medizinischen Ausbildung vermag ich nicht zu teilen. Sein Gedankengang ist schön und sagt unserem Hausverstand zu, aber die harten Fakten der Realität liefern ein anderes Bild. Außerdem ist vielleicht gerade der Geist des Handelns, Kontrollierens, Beherrschens und Zerstörens für die Untersuchung und das Verständnis des Todes ein großes Hindernis. Es wäre dann nicht so überraschend, daß die Medizin in diesem Bereich so wenig geleistet hat. Angesichts des Todes ist nichts zu tun, zu beherrschen und zu bekämpfen oder zu zerstören, und ich neige zur Auffassung, daß die meisten Mediziner sich fehl am Platz fühlen, wenn sich bei ihren Patienten der Tod ankündigt. Es gibt einen inneren Grund dafür, daß medizinische Krankengeschichten über das Sterben der Patienten keine adäquaten Aussagen enthalten. Der Mediziner weiß zwar, wie er eine Krankheit, ihre Symptome und Ursachen, ihren Verlauf und ihr Ende zu beschreiben hat, der Tod dagegen ist in seinen Augen ein Negativum, ein Mangelzustand, die Abwesenheit von Leben. Dieses Nichts kann er nicht anders beschreiben als durch die Zeichen, die der Leichnam nach Verlust seiner Lebendigkeit zeigt. Ich glaube, diese (und ausschließlich diese) Zeichen sind alles, was medizinische Schulen zur Charakterisierung des Todes lehren. Für das Problem, wie ich es sehe, sind diese Zeichen belanglos. Wenn der Mediziner also besonders ungeeignet scheint, den Tod zu verstehen, gibt es anderseits in der modernen Gesellschaft niemanden, der mehr über die Grundkonzepte einer Thanatologie wüßte und dadurch besser gerüstet wäre, sie zu erforschen. Vielleicht kann eines Tages die Psychiatrie alle inneren und äußeren Schranken überwinden und einen sinnvollen Beitrag zur Thanatologie leisten. Schließlich genießt der Psychiater den Vorzug, sich dem Problem von seinen individuellen Komplikationen her nähern zu können.

Was wir beim Menschen einfach Tod nennen, umfaßt ein riesiges Gebiet. Wenn man die verschiedenen Formen und Umstände vergleicht, findet man eine verwirrende Vielfalt vor. Der Verstand wird von dem einen Faktor fasziniert, der diese Vielfalt vereinheitlicht. Infolgedessen sind hinter der auf den Verstand fast hypnotisch wirkenden gemeinsamen Endstufe kaum die indiviuellen Formen erkennbar.

Wenn wir Extremfälle vergleichen — zum Beispiel den Tod eines Neugeborenen nach wenigen Atemzügen, den Tod eines Greises, der nach einem Leben voll Mühe und Plage im Schlaf stirbt, den Tod der in Fall II geschilderten Patientin mit seinen tragischen Umständen, den Tod Abraham Lincolns, der seine unauslöschliche Spur in der Geschichte der Vereinigten Staaten hinterließ —, so können wir wohl fragen, was außer einigen biologischen Faktoren, die den Organismus zum Stillstand gebracht haben, diese Extremfälle wirklich verbindet. Das Phänomen des Todes müßte zuerst in jedem einzelnen Fall als individuell geprägter Prozeß aufgefaßt werden. Der individuelle Charakter des Todes ist nicht weniger ausgeprägt als jede vorhergehende Handlung auf dem Lebensweg. Der letzte Augenblick des Lebens ist naturgemäß das Endprodukt der gesamten Lebensgeschichte des Sterbenden und wahrscheinlich auch seiner Vorfahren. Aber das Problem des Todes ist noch unendlich komplizierter; das zeigt sich an einer biologischen Tatsache, die schon Freud als Paradigma verwendete, als er ontogenetische und phylogenetische Faktoren bei der Weitergabe des Ödipuskomplexes erörterte. Damals schrieb er (1924a): „Auch dem ganzen Individuum ist es ja schon bei seiner Geburt bestimmt zu sterben und seine Organanlage enthält vielleicht bereits den Hinweis, woran. Doch bleibt es von Interesse zu verfolgen, wie dies mitgebrachte Programm ausgeführt wird, in welcher Weise zufällige Schädlichkeiten der Disposition ausnützen."

Vom biologischen Standpunkt kann die Zukunft des Organismus bereits zum Zeitpunkt der Geburt festgelegt sein. Schon zu dieser Zeit kann biologisch vorherbestimmt sein, an welcher Funktionsstörung dieser Organismus sterben wird, wenn er unter optimalen Bedingungen lebt. Ebenso kann feststehen, gegen welche äußere Schädigung er eine größere oder kleinere Widerstandsfähigkeit besitzt, welche Umweltfaktoren also seinen Tod beschleunigen oder verzögern werden. Aber zwei Extremfälle, wie ich sie gleich anschließend skizzieren werde, zeigen eine andere Facette des Problems. Es gibt Fälle, in denen das ganze Leben an eine Mißbildung oder Funktionsstörung sozusagen gekettet ist — Fälle, in denen die Entwicklung und Strukturierung des Ich davon beherrscht wird. Anderseits gibt es einen Fall wie den von Franz Rosenzweig (1953), der an amyotrophischer Lateralsklerose starb; sein Ich hatte eine unglaublich feste, um nicht zu sagen unüberwindliche Struktur, ehe die „organische Disposition" die Form einer verwüstenden Paralyse annahm, die sieben Jahre dauerte und in den letzten vier Jahren fast vollständig war. In diesen sieben Jahren stellte dieses Ich seine Leistungen nicht nur keineswegs ein, sondern es arbeitete, dachte, organisierte und schuf mit einer viel größeren Intensität, Konzentration und sozialen Effektivität, als es die große Mehrzahl derer vermag, die unbeschränkt über ihren Körper verfügen. Auch in diesem Fall gilt höchstwahrscheinlich die biologische Auffassung, daß die biologische Todesursache bereits der biologischen Matrix eingeprägt sei; es werden aber ebenso die Grenzen einer rein biologischen Betrachtungsweise sichtbar. Die psychische Struktur, die sich entwickelt hatte, leistete mit erstaunlicher Kraft dem biologischen Einbruch Widerstand und schuf einen höchst eindrucksvollen Beweis für die

Unabhängigkeit und Wesensautonomie des Geistes, wie Sir Arthur Tansley (1952) sie beschreibt. Wären wir fähig, in Begriffen eines echten Individualismus zu denken, so würden wir in diesem Fall wohl kaum von „amyotrophischer Lateralsklerose“ sprechen. Die Erkrankung Rosenzweigs war wirklich anders als alle Fälle, in denen Patienten die körperlichen Symptome dieser Krankheit zeigten. Konsequenterweise kann man sagen, auch Rosenzweigs Tod habe sich von den anderen Todesfällen durch Lateralsklerose unterschieden.

Die biologische Prädeterminierung des Todes hat wahrscheinlich ein Äquivalent im psychologischen Bereich. Im Licht des heutigen Wissens ist man veranlaßt, den Abschluß der psychologischen Vorherbestimmung mit dem Untergang des Ödipuskomplexes, spätestens mit der Pubertät gleichzusetzen. Natürlich wüßte man gerne, welche Beziehung zwischen biologischer und psychologischer Vorherbestimmung besteht. Es könnte durchaus zutreffen, daß beide der selben Matrix entstammen und daher denselben Gesetzen gehorchen.

Es besteht aber auch die Möglichkeit, daß der psychologische Faktor eine spezifische lebensverlängernde oder lebensverkürzende Wirkung zeitigt. Freud (1938) schrieb: „So kann man allgemein vermuten, das Individuum stirbt an seinen inneren Konflikten, die Art hingegen an ihrem erfolglosen Kampf gegen die Außenwelt, ...“ In diesem Satz steht der lebensverkürzende Effekt im Vordergrund. Der Mensch ist nicht imstande, den Todestrieb in optimaler Quantität in Aggression umzusetzen; außerdem muß er auch diese Aggression zum Teil verinnerlichen. So fällt er seinen eigenen Trieben zum Opfer — eine Theorie, die das psychologische Gegenstück zur biologischen Auffassung des Todes bildet, sofern er als Folge der Unfähigkeit des Organismus, Stoffwechselprodukte zu eliminieren, verstanden wird (Montgomery 1906; Lipschütz 1915). Ein weiterer Aspekt muß noch erwähnt werden. Möglicherweise dient die Psyche, das heißt die menschliche Persönlichkeit, einer Verlängerung der biologischen Existenz (Bernfeld und Feitelberg 1930). Dieses Problem hat zumindest zwei Seiten; der menschliche Erfindungsgeist hat Methoden geschaffen, Schädigungen aus natürlicher oder kultureller Ursache zu kompensieren. Menschliches Wissen mag also, wenn es richtig verwendet wird, eine Lebensverlängerung bewirken. Darüber hinaus aber mag die Psyche an sich die Funktion haben, den Tod hinauszuschieben.

Ehe man auf diese Möglichkeit weiter eingeht, muß man die Beziehung zwischen Wachstumsfähigkeit und Notwendigkeit des Todes kurz rekapitulieren. Die Biologen haben betont, daß ein Organismus, der seines Wachstumspotentials beraubt wird, zum Tode verurteilt ist (Pütter 1911). Der

Einwand Mühlmanns (1910), daß das Wachstum wiederum zur Behinderung der Organversorgung führen könne, ist wahrscheinlich unberechtigt. Zweifellos trifft aber zu, daß eine Zelle, die ihre Teilungsfähigkeit verliert, in jedem Fall untergehen muß, auch wenn sie sonst unter Optimalbedingungen lebt. Mit anderen Worten, es besteht eine Beziehung zwischen Wachstum und Tod. Wenn ein Organismus ewig weiterwachsen könnte, würde er unter optimalen Bedingungen vielleicht in manchen Fällen ewig leben.

Wenn der Organismus aus inneren Gründen nicht sterben muß, solange er wächst, so besteht zwischen Wachstum und Tod eine intime Beziehung, die auch in die Psychologie des Ichs einen neuen Gesichtspunkt einführt. Bewahrt das Ich die Wachstumsfähigkeit, wenn der Organismus oder wichtige Teile des Organismus sie bereits verloren haben? Das Ich hat natürlich seine biologische Matrix (Heinz Hartmann 1950), und die Großhirnrinde ist eines der wichtigsten Elemente dieser Matrix. Es ist aber denkbar, daß die organische Feinstruktur ihr immanentes Wachstumspotential an die psychische Struktur weitergibt, deren Träger sie ist, und daß das Ich auf diese Weise zu seinem grenzenlosen Wachstumspotential gekommen ist. Man könnte also die Spekulation anstellen, daß die Psyche durch ihr anhaltendes Wachstum eventuell einen lebensverlängernden Einfluß auf den Organismus ausübt. Wenn Ullmann (1926) schreibt, „die Lebenssubstanz des Menschen wird viel langsamer abgenützt" als die von anderen Warmblütlern, und wenn er den Menschen „eine viel vollkommenere Maschine" als jede andere nennt, so möchte man doch wissen, ob diese und damit verwandte physiologische Besonderheiten des Menschen nicht mit dem immanenten psychischen Potential seiner organischen Struktur in Verbindung zu bringen wären.

Aus naheliegenden Gründen war ich bestrebt, die Probleme der Biologie des Todes nicht ausführlicher als nötig zu erörtern; ich kann aber nicht umhin, einige allgemeine Bemerkungen über die Beziehung zwischen Tod und Wachstum anzufügen. Szasz (1952) hat nämlich gerade diese Beziehung als Argument gegen die biologische Grundlage der Todestriebhypothese Freuds benützt. Eine Diskussion dieser Frage ist schwierig, weil die Argumente nicht unmittelbar von Beobachtungsdaten, sondern von deren Deutung ausgehen; als Anknüpfungspunkt dient die alte Meinungsverschiedenheit zwischen Goette (1883) und Weismann (1884). Bei der Diskussion des Todestriebs stellte Freud (1920a) die Frage, an welcher historischen Stelle der Tod in der organischen Entwicklung auftritt; er wies dabei auf die merkwürdige Tatsache hin, daß sich Einzeller unter optimalen Bedingungen endlos teilen können und deshalb anscheinend mit potenieller Unsterblichkeit ausgestattet sind. Weismann (1884) hatte daraus den Schluß gezogen, daß der Tod eine relativ spät erworbene Erscheinung sei, während Wachstum und Fortpflanzung zu den primären Merkmalen des Lebens zu zählen wären. Goette dagegen nahm an (1883), der Tod trete schon im frühesten Entwicklungsstadium des Lebens auf. Wenn Weismann recht hat, verliert die Todestriebhypothese Freuds ihre biologische Basis und kann als widerlegt betrachtet werden. Ein Todestrieb, der die Organismen zur Rückkehr in den anorganischen Zustand zwingt, aber erst spät — auf einer relativ hohen Entwicklungsstufe des Lebens — in Erscheinung tritt, wäre natürlich eine Absurdität. Die Theorie Weismanns wurde nicht einhellig aufgenommen. Manche Autoren — wie Max Hartmann (1906) und Jankélévitch (1910) — waren dagegen; andere, zum Beispiel Doflein (1919) oder Kammerer (1923), stimmten Weismann zu und ließen eine immanente Tendenz des Organismus zum Sterben nicht gelten. Die Liste der Autoren könnte natürlich fortgesetzt werden. Es ergaben sich jedoch Befunde zugunsten jener Biologen, die dem Lebendigen eine potentielle Unsterblichkeit zuschrieben; schwerwiegend schien das experimentelle Resultat, daß praktisch jede Zelle durch Teilung endlos wachsen kann, wenn sie nur die für sie optimalen Bedingungen vorfindet. Überraschenderweise galt dies auch für Zellen des Herzmuskels und für Ganglienzellen, obwohl Herz und Gehirn als erste Organe des menschlichen Organismus ihr Wachstum einstellen und vielleicht auch aus diesem Grund den üblichen Anlaß zum natürlichen Tod bilden (Mühlmann 1914; Nothnagel 1900).

Ein Hauptargument von Szasz (1952) gegen Freuds Theorie beruht auf dieser Tatsache, daß nämlich die Biologie die potentielle Unsterblichkeit aller Gewebe nachgewiesen habe. Für ihn gibt es daher nur einen Trieb, den Lebenstrieb, der zur Differenzierung und damit zum Tode führt, sobald sich eine Versagung seiner Befriedigung widersetzt. „Wenn jede Interferenz mit dem Lebenstrieb eliminiert wäre, dann wären lebende Systeme unsterblich"; „der Tod ist der Preis, den wir für die Entwicklung bezahlen" — mit diesen Worten schließt Szasz sich der Theorie Weismanns an. Doflein (1919) hat jedoch darauf hingewiesen, daß Differenzierung als solche nicht als Todesursache gelten kann; die Keimzellen sind hoch differenziert und bewahren dennoch ihre potentielle Unsterblichkeit.

Meine Argumentation folgt einem Gedankengang Max Hartmanns (1906), der das Leben von Einzellern auf eine andere Weise interpretiert hat: die Teilung dieser Organismen, der Mechanismus also, dem sie den Anschein ihrer Unsterblichkeit verdanken, stelle ihren Tod dar. Und damit könnte er recht haben. Lebt denn das Protozoon wirklich weiter, nachdem es sich geteilt hat? Gewiß, seine organische Substanz bleibt in den zwei Zellen erhalten, die durch die Teilung der Elternzelle entstanden sind; der Elternorganismus aber hat seine individuelle Existenz beendet. Man könnte sagen, der Einzeller betrügt den Tod wie ein Schuldner, der sich rasch mit seinen Gläubigern einigt, ehe das Urteil des Richters ihn seiner Strafe zuführt. Wenn der Einzeller sich nicht teilt oder nicht teilen kann — das heißt, wenn er seine individuelle Existenz nicht aufgeben könnte — würde er ebenso sterben wie der vielzellige Organismus. Der Einzeller stirbt sozusagen durch Teilung, aber seine organische Substanz fällt nicht dem Anorganischen anheim, weil sie kurz vor dem Zerfall in zwei Tochterzellen aufgefangen wird. Das individuelle Protozoon dagegen ist so wenig unsterblich wie der Vielzeller. Wenn die menschliche Fortpflanzung dem Gesetz der Einzeller entspräche, würden wir den Vorgang als Tod beschreiben. Wir brauchen uns nur einen alten Menschen vorstellen, der plötzlich in zwei Neugeborene zerfällt. Man könnte den Vorgang vielleicht bildlich so darstellen: Da der Einzeller für die Zerstörung durch den Todestrieb besonders anfällig ist, reißt ihn der Lebenstrieb in zwei Teile, ehe der Todestrieb zum Ziel gelangen kann; so gewinnt der Lebenstrieb neuen Spielraum. In Gewebskulturen wird dieser Vorgang unter Laboratoriumsbedingungen endlos wiederholt. Die Einzelzelle ist sozusagen gezwungen, ihre Individualität zugunsten der beiden Tochterzellen aufzugeben. Der vielzellige Organismus besteht aus Massen von Bausteinen, die jede für sich diese Verhaltenseigentümlichkeit des Einzellers weiterhin besitzen — anders gesagt, die Metazoen bestehen aus Massen von Protozoen. Bis zu einem gewissen Grad hätte man den Befund bei der Gewebskultur aus theoretischen Erwägungen vorhersagen können. Meiner Auffassung nach entsteht eine gewisse Unschärfe der Problemstellung einfach durch die Zweideutigkeit des Wachstumsbegriffs. Meint man damit das Wachstum eines differenzierten Organismus, so bedeutet Wachstum eine Zunahme der Zahl der vorhandenen Zellen, eine Größenzunahme der Zellen und gewöhnlich auch das Absterben oder gleichzeitige Verkümmern anderer Zellen im Organismus. Dieser Wachstumsprozeß tut der Individualität des Organismus, in dem er stattfindet, keinen Abbruch. In Gewebskulturen liegen ganz andere Verhältnisse vor: hier lösen unter optimalen Bedingungen verschiedene Generationen individueller Einzeller einander unter gleichzeitiger numerischer Verdopplung ab, wobei die vorhergehende Generation ausstirbt.

Freuds Todestriebhypothese wäre erst dann widerlegt, wenn sich optimale Bedingungen herstellen ließen, unter denen ein differenzierter Organismus potentielle Unsterblichkeit erlangt. Beim Einzeller wird der Tod durch den zugleich stattfindenden Fortpflanzungsvorgang verdeckt; ich glaube, daß Freuds (1920a) Argumentation durchaus richtig war: „Die primitive Organisation dieser Lebewesen [Protozoen] mag uns wichtige Verhältnisse verschleiern, die auch bei ihnen statthaben, aber erst bei höheren Tieren erkannt werden können, wo sie sich einen morphologischen Ausdruck verschafft haben ... Die Triebkräfte, die das Leben in den Tod überführen wollen, könnten auch in ihnen von Anfang an wirksam sein und doch könnte ihr Effekt durch den der lebenserhaltenden Kräfte so gedeckt werden, daß ihr direkter Nachweis sehr schwierig wird."

Diese Argumentation läßt sich jedoch auch auf Gewebskulturen anwenden, die schließlich nichts als Aggregate von Einzellern sind. Man könnte in diesem Zusammenhang aber auch die Gegenfrage stellen: welche Fortpflanzungsformen würden gestatten, bei Protozoen einen Todestrieb anzunehmen — oder, anders gesagt, welche natürlichen Bedingungen müßten bestehen, damit die Widersacher der Freudschen Todestriebhypothese sich gezwungen sähen, ihre Gültigkeit anzuerkennen?

Nach der Theorie Freuds beruht die Entwicklung des Lebens auf der Einwirkung von Reizen auf das Anorganische. Dieser erste Entwicklungsschritt setzte sich, wie alle weiteren, gegen eine Tendenz des Lebendigen durch, in das Anorganische zurückzufallen. Das Organische wurde also, mit anderen Worten, dem Anorganischen gegen einen starken Widerstand abgerungen. Wir können daher erwarten, am Beginn des Lebens die einfachsten für das Weiterleben notwendigen Strukturbeziehungen zu finden. Der einzellige Organismus ist das biologisch einfachste Modell, an dem diese Frage untersucht werden kann; daher möchte ich an diesem Modell die bestehenden Fortpflanzungsmöglichkeiten erörtern. Der Organismus könnte einen Teil seines Protoplasmas abschnüren, der sich wiederum zu einem vollständigen Einzeller weiterentwickeln könnte. Der Elternorganismus könnte nach der Erfüllung seiner Fortpflanzungsaufgabe zugrunde gehen. Diese Fortpflanzungsweise würde sich den Vorgängen beim Vielzeller annähern und auch das Vorhandensein eines toten Körpers implizieren. Allerdings würde dieses Modell offenbar zur Folge haben, daß das Leben bald wieder verschwunden wäre, weil immer nur maximal eine Zelle existiert, mit deren zufälligem Untergang das Leben ausstirbt. Dieses Fortpflanzungsmodell hätte das Leben nicht weit kommen lassen; das Mindesterfordernis müßte also sein, daß der Vorgang der Fortpflanzung durch Abschnürung von der Zelle vor ihrem Tod mehrmals stattfinden kann. Hier würde es zu einer überschießenden Vermehrung kommen, weil aus einer Zelleinheit in der nächsten Generation jeweils eine Mehrzahl von Zellen würde. Abermals würde eine Leiche auf den Plan treten, um Freuds Theorie scheinbar Genüge zu tun; von den Anfängen des Lebens an würde jede Lebenseinheit auf ähnliche Weise sterben wie die Vielzeller. Dieses Fortpflanzungsmodell krankt aber daran, daß es über die Erfüllung von Minimalanforderungen hinausgeht; man könnte vielleicht die Bedingung einführen, daß der Abschnürungsvorgang jeweils nur zweimal stattfinden kann, obwohl nicht recht einzusehen ist, warum eine so wichtige Funktion nur zweimal betätigt werden sollte. Aber auch dann würde es zu einer überschießenden Vermehrung kommen, weil zu einem bestimmten Zeitpunkt drei Zellen (Elternzellen und zwei Tochterzellen) zugleich existieren würden, so daß die ursprüngliche Anzahl verdreifacht ist.

Wir sehen also, daß die einfache Teilung in zwei Tochterzellen wirklich die sparsamste Fortpflanzungsform darstellt. Jedes andere Modell wäre entweder für den Fortbestand des Lebens ungenügend, oder es würde zu einer Überproduktion weit über das Minimum hinaus kommen. Diesen Weg der Überproduktion schlagen die vielzelligen Organismen tatsächlich ein; auch der Mensch erzeugt soviel Keimplasma, daß unter günstigen Bedingungen zahlreiche Lebewesen die beiden Eltern ersetzen könnten. Der Einzeller ist als einziges Lebewesen fähig und auch tatsächlich dazu eingerichtet, die Elternzelle durch zwei Tochterzellen zu ersetzen. Die Beschränkung der frühesten Fortpflanzungsform auf jenes Minimum, welches gerade noch die Erhaltung des Lebens als Phänomen gewährleistet, berechtigt zu der Annahme, daß die frühesten Formen des Lebendigen sich bereits gegen heftigen Widerstand durchsetzen mußten. Der Tod war keinesfalls der Preis für die sexuelle Fortpflanzung und die individuelle Existenz, sondern die sexuelle Fortpflanzung zerbrach nur die Gleichzeitigkeit von Tod und Geburt, wie sie beim Einzeller zu beobachten ist; und damit ermöglichte die sexuelle Fortpflanzung auch die individuelle Existenz.

3. Der Tod als psychisches Ereignis

Die Philosophen haben oft die Idee zum Ausdruck gebracht, daß der letzte Lebensabschnitt des Menschen alle vorhergehenden Phasen widerspiegle; diese Idee ist durch das psychoanalytische Persönlichkeitsmodell gut gestützt und entspricht wahrscheinlich der Wirklichkeit. In Fall II schien diese Vorstellung zumindest annähernd realisiert zu sein. Detailliertere und überzeugendere Krankengeschichten wären an Patienten zu erarbeiten, die einer folgerichtigen psychoanalytischen Beobachtung unterzogen werden; von Berichten über psychotherapeutische Fälle läßt sich nicht dieselbe Beweiskraft erwarten. Wenn es beim Sterben zur Vollendung des gesamten früheren Lebens kommt, sollte aber deshalb nicht die Möglichkeit übersehen werden, daß in der Endphase auch neue strukturelle Prozesse in Gang gesetzt werden können. Somit wären „Vollendung der Vergangenheit", „Ausbildung neuer Strukturen" und „Zerstörung schon vorhandener Strukturen" die Kategorien, die als Werkzeug für eine an psychischen Prozessen der Endphase orientierte Psychologie des Todes in Betracht kommen. Die auffallenden Merkmale der Endphase jedoch, die gewöhnlich die Aufmerksamkeit eines Beobachters am stärksten fesseln, ergeben sich aus der Beeinträchtigung der Persönlichkeit durch gestörte physiologische Funktionen. Wenn wir den sterbenden Menschen betrachten, vermeinen wir den gestörten biologischen Apparat (Schilder 1921) zu sehen. Das psychische Phänomen erscheint dann nur mehr als Beobachtungsmedium für einen oder mehrere biologische Abläufe. Je näher der Mensch dem Tode rückt, desto weniger sind wir imstande, unsere Beobachtungen in Begriffe der Persönlichkeit des Sterbenden zu fassen, das heißt, sie als Schicksale des psychischen Apparates zu verstehen; wir bevorzugen die Kategorie der gestörten biologischen Funktion und deren psychischer Wirkungen. Es kommt geradezu — wie beim Neugeborenen — wieder zu einer Koinzidenz von psychischem Apparat und biologischer Basisstruktur. So jedenfalls erscheint der Sterbende dem zeitgenössischen Betrachter. Ist diese Erfahrungsweise des Sterbens aber auch die richtige? In früheren Zeiten sah der Zeuge beim Dahinscheiden eines Menschenwesens den Tod im Kampf mit Engeln, Göttern, Dämonen und vielen anderen Phantasmagorien.

Im Faust II erfolgt der Tod des Protagonisten kurz nach dem Anhauch der dritten Gestalt unter den grauen Weibern Mangel, Schuld, Sorge und Not. Goethe hat die *Sorge* nicht willkürlich unter allen Geißeln der Menschheit dazu ausersehen, Zugang zum Palast Fausts zu finden und ihn auf seine Vollendung vorzubereiten (Türck 1899). (Man erinnert sich an die führende Rolle der „Sorge" in der Thanatologie Heideggers.) Goethe stellte somit das Ende von Fausts irdischem Wandel als psychogenen Tod dar, und der „Faust" ist doch das Spiel vom menschlichen Schicksal, dessen Symbole universale Gültigkeit besitzen sollten. Liest man die wenigen Schlußszenen der Tragödie, in denen das Sterben des Menschen in unbeschreiblich ergreifender Weise vor Augen geführt wird, so meint man jedes Ereignis ohne weiteres Nachdenken zu verstehen. Natürlich muß Faust erblinden, wenn die Sorge ihn anhaucht, und so den ersten direkten Schritt zu seinem Tode gehen; und Faust muß tot niedersinken, wenn er den von ihm erträumten Augenblick erreicht, der so schön sei, daß er verweilen solle. Sobald wir aber wieder am Sterbelager stehen, sind es Embolie, Einriß des Herzmuskels, Fibrose des Gehirns, die wir als Ursache des Sterbens bei diesem einen Menschenwesen zu sehen meinen. Diesen individuellen Tod können wir nicht mehr als Resultat eines Schicksals erleben, sofern wir nicht das Schicksal von Organzellen meinen. Wo liegt hier Wahrheit? Wenn wir das Schicksal Fausts miterleben, aktivieren wir dann animistische Projektionen oder erleben wir einen Bereich der psychologischen Wirklichkeit? Ich will nicht versuchen, diese Frage zu beantworten, sondern nur geltend machen, daß das Lebensende in einer künftigen Thanatologie in Kategorien des individuellen Schicksals beschrieben werden muß; heute ist diese Aufgabe noch unerfüllbar, weil dem Bereich des Gefühls ebenso wie der intellektuellen Sphäre in unserer Zeit gewisse Beschränkungen auferlegt sind. Ein treffendes Dokumentarbeispiel für das Ausmaß dieser Beschränkung und Beschränktheit stellen jene Aufzeichnungen dar, die der große Hermann Nothnagel wenige Stunden vor seinem Tod anfertigte, als er an sich selbst die Zeichen des nahenden Todes bemerkte. In seiner Vorlesung über das Sterben (Nothnagel 1900) hatte er das Problem mit ungewöhnlicher Breite und Tiefe des Verständnisses erörtert und dabei den Bereich der Inneren Medizin weit überschritten; und doch, in seiner eigenen Todesstunde klammerte er sich an die Anhaltspunkte für ein Nachlassen des Herzmuskels, als wären sie Hinweise auf ein allumfassendes Verständnis seiner letzten Lebensphase.

4. Tod und Zeit

Zu den Voraussetzungen für eine künftige Psychologie des Todes gehört auch eine Psychologie der Zeit. In unserer subjektiven Erfahrung hängen Tod und Zeit untrennbar zusammen. Wenn der Mensch kein Zeiterleben kennen würde, gäbe es auch keine Erkenntnis des Todes; der Tod wäre für ihn dann so sinnlos wie für das Tier. Unsere relative Ignoranz in Dingen, die die Psychologie der Zeit betreffen, scheint mir eines der größten Hindernisse zu sein, die dem Entwurf einer Psychologie des Todes entgegenstehen. Es ist hier nicht am Platz, die Literatur darüber zu besprechen, in der sich ein relativer Fortschritt auf diesem Gebiet und in diesem Jahrhundert abzeichnet (Merlan 1947). Während manche Analysen des inneren Zeiterlebens wie jene von Husserl (1905—1910) in ihrer Subtilität kaum zu übertreffen sind, legt man solche Schriften dennoch in der Stimmung eines Augustinus aus der Hand, der sagte: „Was ist dann Zeit? Wenn niemand mich fragt, weiß ich es; wenn ich es einem Fragesteller erklären will, weiß ich es nicht.“ Zeit, so glaube ich, ist eines der Probleme, zu denen unsere Ära keinen Zugang hat; die erfolgreiche Untersuchung wird das Vorrecht einer späteren Epoche sein. Es ist schwerlich erkennbar, wodurch die Untersuchung dieses Gebietes wirklich behindert wird. Könnten wir die bestehenden Grenzen erkennen, so wären wir vielleicht auch imstande, sie zu überschreiten. Vielleicht sind wir gezwungen, uns die Zeit in Begriffen körperlicher Bewegung vorzustellen — oder als psychische Bewegung, oder als etwas im Wesen körperlich-objektiv Gegebenes. So groß der Beitrag der Physik (Reichenbach 1951) zum Zeitproblem war und auch in Zukunft sein mag, ich erwarte doch von dieser Seite keine entscheidenden Beiträge zu einer Psychologie der Zeit. Zeit ist immer in uns und um uns; trotzdem entzieht sie sich unserem Zugriff. Wahrscheinlich setzen wir ihrem Verständnis einen fundamentalen Widerstand entgegen, einen Widerstand, der viel tiefer geht und stärker in uns verankert ist als jener, den das Ich zeigt, wenn es einen verdrängten Persönlichkeitsanteil abwehrt. Es ist vorstellbar, daß das Ich von Entsetzen gepackt würde, wenn es sich mit dem wahren Problem des Wesens der Zeit konfrontiert sähe. Abermals kann man es gut verstehen, wenn Augustinus in die eigentlich blasphemischen Worte ausbricht: „Oh mein Herr, mein Licht, soll nicht auch hier Deine Wahrheit des Menschen spotten?“

Das primäre Zeiterleben ist, so würde ich meinen, ganz an innere Prozeßabläufe gebunden und tritt viel früher als die Wahrnehmung der Zeit auf. Zeitwahrnehmung setzt eine relativ hohe Organisation voraus und entwickelt sich erst allmählich aus dem archaischen Zeiterleben. Dieses scheint untrennbar an das Seelische geknüpft zu sein; auch das Individuum, das seine Umwelt nie wahrgenommen hat, würde noch Zeit erleben. Dieses Grunderlebnis ist natürlich weitgehend geformt und geprägt durch die endlose Serie äußerer Wahrnehmungen und Handlungen, sowie durch die Aktivierung praktisch jeder psychischen Funktion. Aber der Effekt dieser Funktionen bleibt an ein Erleben gebunden, das ursprünglicher als die Phase ist, in der sich Einzelfunktionen differenzieren lassen. Das Erlebnis der Zeit — wahrscheinlich ein mit Wortballast beschwerter Ausdruck, der zum Wort „Zeit“ verkürzt werden sollte — ist an früheste Gefühle gebunden, an früheste Triebvorgänge. Wenn Zeit zum expliziten Begriff wird — möglicherweise eine katastrophale Erfahrung in der Persönlichkeitsentwicklung —, zeigt sich das ganze Problem unter einem völlig anderen Aspekt. In diesem Augenblick wird auch der Tod zum expliziten Begriff; denn es erhebt sich die Frage, was geschehen würde, wenn die Zeit stillsteht oder keine Zeit zum Leben da ist. Es ist möglich, daß der Persönlichkeitstyp, den ich oben erwähnt habe und der dem Tod gegenüber gleichgültig scheint, diese relative Immunität einer mangelhaften Differenzierung seines Zeiterlebens verdankt.

Der Begriff der Todesangst sollte jedoch nicht mit dem der Angst vor Vernichtung gleichgesetzt werden. Angst vor Vernichtung ist ubiquitär. Um sie zu erleben, bedarf es keiner besonderen Differenzierung innerhalb des Ich. Die Unterscheidung ist nicht immer leicht; Todes- und Vernichtungsangst gehen leicht ineinander über. Ich würde tentativ formulieren, daß die Vernichtungsangst sich primär auf die Zerstörung des Körpers bezieht und nicht unbedingt auch der Psyche, der Seele, dem Ich oder der Persönlichkeit gilt — wie immer man den Faktor nennen will, der noch hinzutreten muß, damit die Vernichtungsangst zu Todesangst werden kann. Die frühen Ängste des Säuglings und Kleinkinds sind wahrscheinlich Vernichtungsängste, d. h. Befürchtungen, daß etwas Schreckliches geschehen werde. Das destruktive Wesen des drohenden Ereignisses wird stark repräsentiert sein, seine genaue Eigenart dagegen wird — abgesehen von seiner extrem unlustvollen Qualität — verschwommen bleiben. Ebenso fragwürdig ist es, ob die bei primitiven Völkern gewöhnlich als Todesangst aufgefaßte Einstellung diesen Namen verdient, zumal nach ihrem Glauben auf die Vernichtung des Körpers ein Weiterleben als Geist unmittelbar folgt (Kelsen 1943). Ob dieser Geisterglaube die Idee des Todes abwehren soll, weiß ich nicht. Der historisch spätere Glaube an die Unsterblichkeit der Seele ist fraglos eine Leugnung des Wissens um den Tod. Eine solche Überzeugung — vom Element des Zweifels und der Verleugnung gereinigt — eliminiert automatisch den Affekt der Trauer oder des Kummers nach dem Tod eines geliebten Wesens. Eine psychologisch so hellsichtige und sensitive Persönlichkeit wie Augustinus bittet mit Recht um Vergebung dafür, anläßlich des Todes der Mutter geweint zu haben.

Jene Religionen, die den Glauben an die Unsterblichkeit der Seele lehren, versuchen offensichtlich, den Tod auf die bloße Vernichtung des Körpers zu reduzieren; aber die Affektantwort derer, die das Hinscheiden eines geliebten Menschen betrauern, stellt einen Beweis dafür dar, daß ein Wissen, das der Gläubige verleugnen sollte, wiedergekehrt ist und seine volle Wirkung entfaltet. An dem schon früher beschriebenen Detail bei der senilen Demenz läßt sich der Unterschied zwischen Vernichtungsangst und Todesangst deutlich erkennen. Der Demente fürchtet die Vernichtung, die möglicherweise durch eine Operation herbeigeführt wird, nicht aber den Tod. Nur weil die Vorstellung der Vernichtung sich auf die Gegenwart oder nächste Zukunft bezieht und somit zur biologischen Gegenwart gehört — die auch die früheste vom Kind bewußt erlebte Zeitkategorie darstellt (Spielrein 1923) —, ist der senile Patient imstande, sich auch ohne Zeitbewußtsein vor der Vernichtung zu fürchten.

Man kann also sagen, daß die Psychologie des Todes eine Wurzel in der

Psychologie der Zeit hat. Gewiß, das Problem des Todes geht nicht völlig im Problem der Zeit auf, eher umgekehrt, denn unsterbliche Wesen würden möglicherweise kein Zeiterleben besitzen. Auf diese Art — glaube ich zumindest — müssen wir verstehen, was Augustinus meint, wenn er von Gott sagt:

Deine Jahre kommen und gehen nicht; unsere Jahre aber kommen und gehen, daß alle kommen mögen. Deine Jahre verweilen alle in einem Akt des Verweilens: denn sie bleiben, und die Jahre, die gehen, werden nicht von denen verdrängt, die kommen, denn keines vergeht ... Deine Jahre sind wie ein einziger Tag; und Dein Tag kommt nicht täglich, sondern er ist das Heute, das keinem Morgen weicht und keinem Gestern folgt. In Deinem Heute ist Ewigkeit.

Augustinus fordert mit Recht als eine Eigenschaft der Göttlichkeit, daß sie außerhalb der Zeit stehe. Wenn man auf die Verzweiflung des Augustinus hört, wenn er zu ergründen trachtet, was Zeit wirklich ist, meint man auch einen Neid auf ein Dasein zu spüren, das dieser für ihn offenbar schmerzhaften Bürde entrinnen kann. So schreibt er:

Denn wenn ein Mann ein Lied singt, das er kennt, oder wenn er ein Lied hört, das er kennt, wechseln seine Eindrücke, und seine Sinne sind geteilt zwischen der Erwartung von Tönen, die kommen sollen, und der Erinnerung an Töne, die schon laut geworden. Nichts von dieser Art geschieht Dir, dem Unwandelbaren und Ewigen.

Es ist merkwürdig, aber möglicherweise völlig richtig, wenn Augustinus hier behauptet, daß die Entfaltung der Zeit in drei Dimensionen eine grundlegende Bewußtseinsspaltung erzeugt, die selbst im einfachen Akt des Wahrnehmens wirksam ist. Auch Husserl (1905—1910) hat diese Tatsache in seiner Analyse des Zeitbewußtseins berücksichtigt und sie als Retention und Protention beschrieben, als unvermeidliche Erscheinung bei allen Erfahrungen, die sich im Strom der Zeit entfalten (Merlan 1947).

An dieser Stelle kommen wir zur Phänomenologie des Gegenwartserlebens, von der die Untersuchungen der Psychologie der Zeit gewöhnlich ausgehen. Zu diesem Thema möchte ich hier nur eine Bemerkung vorbringen. Ich glaube, daß ein reines Gegenwartserleben zumindest bei Erwachsenen ziemlich selten vorkommt. Unter Gegenwart verstehe ich dabei nicht den physikalischen Begriff eines gegenwärtigen Zeit-„Punktes“, sondern die psychologische Gegenwart, die eine gewisse Dauer hat. Ich glaube, daß Augustinus mit Recht sagte, die Gegenwart des Menschen sei geteilt zwischen der Erinnerung an Vergangenes und der Erwartung des Zukünftigen. Abgesehen von Retention und Protention finden zwischen den beiden anderen Zeitdimensionen und der reinen Gegenwart vielfältige Interferenzvorgänge statt. Die Erfahrungen der Vergangenheit zwingen den Verstand, die Gegenwart in einer mit ihnen übereinstimmenden Weise zu erleben. Der Erwachsene kann die Welt nicht mehr als Ansammlung von Farbflecken sehen, sondern er erfährt sie in Form einer Wahrnehmung von Dingen; reines Empfinden ist zum Indiz der äußeren Realität geworden. Die wesentliche Veränderung der Wahrnehmungswelt im Laufe der Entwicklung beruht auf einer grundlegenden, unauflösbaren Bindung der Vergangenheit an die Gegenwart, einer Verknüpfung, die bereits auf der Ebene der reinen Wahrnehmung wirksam ist. Der einzelne Wahrnehmungsakt ist zugleich auch Ergebnis und Endprodukt der Vergangenheit des Wahrnehmenden (Brunswik 1929, 1934); die Vergangenheit kann nicht willkürlich aus dem Wahrnehmungsakt eliminiert werden (Brunswik 1947). Die Vergangenheit ist jeder Funktion objektiv zugeordnet.

Zu dieser objektiven Störung des reinen Gegenwartserlebnisses kommt aber noch als Gegenstück eine Störung im Bereich der *subjektiven* Erfahrung. Man bemerkt sie nur deshalb gewöhnlich nicht explizit, weil fast jede Erfahrung untrennbar mit Interferenzen von Vergangenheit und Zukunft einhergeht. Soweit das Ich die Fähigkeit hat, in einem Akt eine Synthese dieser Interferenzen zu bewerkstelligen, bleiben sie unbemerkt.

Diese Bedingungen gelten aber nicht nur für das Gegenwartserlebnis, sondern auch für das Erleben reiner Vergangenheit oder reiner Zukunft, einen ebenfalls unmöglichen Vorgang. Wenn Augustinus sagt, „Es gibt drei Zeiten, eine Gegenwart des Vergangenen, eine Gegenwart des Gegenwärtigen, eine Gegenwart des Zukünftigen“, so weist er schon darauf hin, wie die Erfahrung der Gegenwart mit der Erfahrung von Vergangenheit und Zukunft interferiert. Er ist sich darüber völlig klar, daß er hier drei verschiedene Funktionen beschreibt: „Die Gegenwart des Vergangenen ist das Gedächtnis, die Gegenwart des Gegenwärtigen ist Anschauung (contuitus), die Gegenwart des Zukünftigen ist Erwartung.“ Aber kann es Gedächtnis ohne Anschauung und Erwartung geben? Anschauung ohne Gedächtnis und Erwartung, Erwartung ohne Anschauung und Gedächtnis? Die relative Unfähigkeit des psychischen Apparates, einzelne Dimensionen der Zeit in reiner Form zu erfahren, ist vielleicht ein Teil der umfassenderen Unfähigkeit zu ungemischten Empfindungen wie völlige Stille oder Dunkelheit oder reine Farben, die alle — wenn überhaupt — nur in Träumen erfahren werden können.

Obwohl unter gewöhnlichen Bedingungen die Erfahrung reiner Gegenwart, reiner Vergangenheit, reiner Zukunft nie zur Verfügung steht, frage ich mich, ob es nicht Zustände gibt, deren Ausnahmecharakter zum Teil auf der Erfahrung reiner Zeitdimensionen beruht. Ich glaube, daß in einer angemessenen orgastischen Erfahrung reine Gegenwart erlebt wird, ja sogar, daß dieses Erlebnis im Laufe des Orgasmus ein Kriterium für eine entsprechende Qualität der orgastischen Erfahrung darstellt. Im Coitus besteht keine Zeitwahrnehmung (Bergler und Róheim 1946), aber das Zeiterleben verschwindet auch nicht. Man kann sogar sagen, daß eine Zeitdimension nur dann rein erfahren werden kann, wenn die Zeitwahrnehmung unterbrochen wird. Im Orgasmus ist die Reichweite des Ich verkleinert und gänzlich durch einen Komplex von Empfindungen ausgefüllt, die — objektiv gesehen — nacheinander auftreten, das heißt, objektiv einer zeitlichen Abfolge gehorchen. Der Faktor der objektiven Aufeinanderfolge spielt hier jedoch eine wesentlich andere Rolle als bei der Wahrnehmungsabfolge, die zum Beispiel zum Hören einer Melodie oder zum Sehen einer Bewegung führt. Der Aufbau solcher Gestalten kann nur im Rahmen einer konstanten Erfahrung (und Wahrnehmung) von Zeit stattfinden, das heißt, Vergangenheit und Zukunft müssen in der Gegenwart repräsentiert sein. In der orgastischen Erfahrung dagegen gibt es, zumindest wenn der Höhepunkt erreicht wird, eine kontinuierliche Gegenwart. Vergangenheit und Zukunft sind verschwunden, die Gegenwart wird zur Ewigkeit. Als Augustinus die Ewigkeit als stehend und nicht fließend, als Zustand ohne Vergangenheit und Zukunft beschrieb, lieferte er die Merkmale für das Zeiterleben im Orgasmus. (Eine Erörterung des Zeitproblems in Goethes „Faust“ würde meine These bestätigen; dies würde aber hier zu weit führen.) Die Reduzierung der Zeit auf eine ewige Gegenwart im Orgasmus ist deshalb möglich, weil das Ich in reinen Empfindungen aufgeht, die keinen Bezug zu irgendwelchen Zeichen von äußerer Realität haben. Die Verschmelzung von Körper, Ich und Welt in eine komplexe, unteilbare Erfahrung, die sich weiterer Analyse entzieht, schafft die Möglichkeit, daß auch die Zeit zur reinen Gegenwart wird. In den frühen Phasen der psychischen Entwicklung folgen wahrscheinlich alle psychischen Inhalte ähnlichen Erfahrungsprinzipien. So merkwürdig es ist, auch gewisse Erfahrungen im Bereich der Kunst scheinen die Qualität reiner Gegenwärtigkeit zu tragen; es würde dem oben Gesagten nicht widersprechen, wenn auch ekstatische Erfahrungen mit reiner Gegenwart einhergingen.

Gibt es einen Zustand, in dem das Ich reine Vergangenheit erfährt? Ich möchte wiederholen, daß ich mit „reiner Vergangenheit“ einen Zustand meine, der jenseits dessen liegt, was Augustinus „die Gegenwart des Vergangenen“ nannte. Wenn jemand in der Hypnose einen vergangenen Zustand erlebt, wie wenn er hier und jetzt bestünde, kommt er einer Erfahrung reiner Vergangenheit ziemlich nahe; aber diese Vergangenheit stellt sich immer noch mit allen Zeichen des Gegenwärtigen dar, auch wenn diese

Gegenwart ganz von einem vergangenen und längst vergessenen Zustand erfüllt ist. Die Formalqualität dieses Zustands, der sich darstellt, als wäre er Gegenwart, unterbindet die volle Erfahrung reiner Vergangenheit. Anscheinend sind die zum Erleben reiner Vergangenheit erforderlichen Voraussetzungen nur im tiefen, traumlosen Schlaf erfüllt. Hier regrediert die Persönlichkeit in ein früheres Stadium, Körper und Ich tauchen in einen archaischen Zustand ein. Dieses Aufgehen in der Vergangenheit ist vollständig und erfaßt auch die Wahrnehmungsfunktionen: Die Wahrnehmungssysteme unterbrechen ihre Hauptfunktion und vermitteln keine Signale aus der gegenwärtigen Realität; das heißt, sie werden (wie es auch in hypnotischen Zuständen geschehen könnte) von der Regression mit ergriffen.) Bei der Hypnose kommt es zur zeitweiligen Aufgabe der integrierten Ichorganisation zugunsten des Hynotiseurs, einer ichfremden Kraft. Im tiefen, traumlosen Schlaf geht die Regression der Wahrnehmungssysteme noch weiter, bis zur Unterbrechung jeglicher Verbindung mit einem Bereich der äußeren Realität. Die Wahrnehmungssysteme werden in den allgemeinen Rückzug einbezogen und stören nicht mehr die Regression, wie es noch der Fall ist, wenn die Vergangenheit weiterhin in Gegenwart umgesetzt und der Tiefschlaf durch einen Traum gestört wird.

An dieser Stelle muß ich etwas weiter ausholen. Husserl (1913) beschreibt bei seiner Diskussion der Zeit in der „Allgemeinen Einleitung" den Strom der Erfahrungen als endlose Kette von Jetzt-Punkten (Eindrücken); jeder Punkt sei gleichsam eingebettet in eine Retention (einen soeben vorbeigegangenen Jetzt-Punkt) und eine Protention (eine Erwartung eines Jetzt-Punktes, der noch in der Zukunft liegt, aber ein Jetzt-Punkt der Gegenwart werden wird). Merlan (1947) folgte Husserls Gedankengang weiter und zeigte überzeugend, daß jeder Eindruck mit einer Retention oder Protention einhergehen muß. Folglich scheint Husserls (1913) Behauptung, daß „der Strom der Erfahrungen weder beginnen noch aufhören" könne, durchaus gerechtfertigt. Natürlich ist das nicht objektiv, sondern subjektiv gemeint (Merlan 1947). Es kann sich ja auch niemand an den Augenblick der Geburt erinnern — einen Eindruck ohne Retention — oder den eigenen Tod erleben — einen letzten Eindruck ohne weitere Protention. Merlan zog besonders aus dem ersten Teil dieser These wichtige Schlußfolgerungen; er schreibt: „Es kann keinerlei Wahrnehmung eines zeitlich ersten Ereignisses und keinerlei Wahrnehmung eines zeitlich letzten Ereignisses geben." So überzeugend die Argumentation ist, für die Wirklichkeit der seelischen Prozesse gilt sie nicht uneingeschränkt. Die Situation eines plötzlichen Gewecktwerdens durch äußere Reize aus dem tiefen Schlaf ermöglicht faktisch die Erfahrung eines ersten Eindrucks. In Übereinstimmung mit Husserls Untersuchung wird dieser erste Eindruck nicht zeitlich erlebt, weil er einer benachbarten Retention ermangelt. Ähnlich kann die Wahrnehmungswelt auch in Fieberzuständen zerfallen und nicht mehr Zeiterlebnisse vermitteln, sondern nur Aggregate von ersten Eindrücken. Dieser Fall ist eindeutig psychopathologischer Natur, während das zuerst genannte Beispiel als Element der normalen Psychologie aufgefaßt werden kann. Grotjahn (1942) spricht von der Wiedergeburt des Ich, und Silberer (1911) vergleicht in seiner Analyse eines hypnopompischen Traums das Erwachen mit dem Sterben. Das subjektive Erlebnis, plötzlich infolge äußerer Reize aus tiefem Schlaf zu erwachen, ist sehr schwierig zu beschreiben. Es ist nicht einheitlich, sondern variiert und enthält nicht selten völlige Desorientierung in zeitlicher und manchmal sogar in räumlicher Hinsicht. Der erste Eindruck (im Sinne Hussels) erinnert manchmal merkwürdig an Erlebnisweisen, die gelegentlich bei wahnhaften Eindrücken paranoider Patienten beschrieben werden. Aber der erste Eindruck bei plötzlichem Erwachen beweist, daß im Schlaf keine neuen Retentionen gebildet werden, das heißt, daß die Gegenwart völlig aufgehoben ist. Allerdings trifft dies nach meiner Ansicht nur für den Tiefschlaf zu. Die Versuche der Borings (1917) und von Brush (1930) haben mich nicht vom Gegenteil überzeugt, weil die Versuchsbedingungen keine Gewähr für tieferen Schlaf bildeten.

Aber die Zeit steht während des Schlafs nicht still. Die objektive Zeitspanne während des Schlafs wird keineswegs als Lücke im Zeitkontinuum erlebt; das Ich bleibt im Schlaf kontinuierlich erhalten. Wie ich glaube, gibt es davon gewisse Ausnahmen, so bei Ohnmachtsanfällen oder bei Zuständen der Bewußtlosigkeit nach Schädeltraumen. Auch Perioden der Bewußtlosigkeit infolge Blutmangels oder anderer pathologischer Umstände unterbrechen die kontinuierliche Existenz des Ich. Das heißt, die objektive Zeitspanne während einer Bewußtlosigkeit dieser Art wird oft retrospektiv als Lücke erlebt, sozusagen als Phase des Nichts, die der Traumatisierte mit irgendetwas auszufüllen trachtet, das ein Gefühl der Kontinuität wiederherstellen könnte. Der Schlaf hat niemals diese traumatische Wirkung auf das Ich. Der erwachte Schläfer blickt auf die jüngste, bewußtlose Vergangenheit nicht wie auf eine Lücke zurück. Zwischen den beiden Erinnerungstypen besteht ein qualitativer Unterschied. Obwohl im Tiefschlaf offenbar keine neuen Retentionen oder Eindrücke entstehen, ist der Schlaf als solcher wie ein zeitliches Ereignis aufzufassen, weil das Ich die vergangene Phase der Bewußtlosigkeit rückblickend als Teil der gelebten Vergangenheit anerkennt und sie nicht als Fremdkörper auffaßt.

Nach tiefem, traumlosem Schlaf erwacht der Mensch mit dem Gefühl der Verjüngung; tatsächlich ist er biologisch jünger als zur Zeit des Einschlafens.

Berücksichtigt man nun alle aufgezählten Faktoren — den Rückblick auf die durchlebte Zeit, die Verjüngung, das Erlebnis des ersten Eindrucks bei plötzlichem Erwachen, die totale Regression, das Fehlen neugebildeter Retentionen —, so kann man den Schluß ziehen, daß die subjektive Erfahrung der Kontinuität während des Schlafes durch das Erlebnis reiner Vergangenheit ermöglicht wird. Reine Vergangenheit ist — zumindest soweit ich es erkennen kann — die einzige Form des Zeiterlebens, die mit den fünf oben aufgezählten Faktoren in Einklang zu bringen ist.

Nun müssen wir auf eine viel schwierigere Frage eingehen. Ist die Erfahrung reiner Zukunft überhaupt möglich? Und wenn dem so ist, unter welchen Umständen? Aus der Diskussion über die Erfahrung reiner Vergangenheit ergibt sich, daß auch diese Erfahrung nur außerhalb des bewußten Zustands stattfinden kann, weil das Bewußtsein allen seinen Inhalten die Qualität des Gegenwärtigen aufnötigt. Das Erleben einer antizipierten Zukunft, wie in der halluzinatorischen religiösen Vision des Gläubigen, der sich zur Rechten von Gottes Thron sitzen sieht, stellt sich abermals nur in der Form eines gegenwärtigen Erlebnisses dar. Es wäre ein Gegenstück zum hypnotischen Zustand, in dem der Mensch die Vergangenheit als gegenwärtig erlebt. Die nun folgende Bemerkung gehört in die Metaphysik: Man kann den Zustand des Totseins als einen beschreiben, in dem reine Zukunft erlebt wird. Die Tatsache, daß der Tod das Ende des Lebens darstellt, wäre noch kein adäquates Argument gegen diese Konstruktion. Wenn der Tod jener künftige Zustand ist, zu dem das Leben konvergiert — und alle Lebensprozesse scheinen dieses Ziel zu verfolgen — dann erreicht der Mensch sein Endziel im Tode, einem Zustand, der seine permanente Zukunft ist und jenseits dessen keine neuen Inhalte oder Varianten von früheren Inhalten zu erwarten sind.

Mit anderen Worten: Wenn es richtig ist, daß der Tod kein akzidentelles Vorkommnis, sondern das notwendige, logische und sinngemäße Ergebnis aller Lebensprozesse ist, dann gelangt der Mensch durch sein Sterben in jenes Stadium, das seine gesamte Zukunft zu erfüllen bestimmt ist. Dann hört der Unterschied zwischen Gegenwart und Zukunft zu bestehen auf, dann wird die Erfahrung der Gegenwart eliminiert (wie es schon im Schlaf geschah), diesmal jedoch nicht auf regressivem Wege, sondern durch einen kontinuierlichen Vorstoß über das Jetzt hinaus. Totsein als Zustand wäre ein Gegenstück zum Schlaf; aber im Schlaf ist die Zukunft ausgeschlossen durch die Bindung an Vergangenes und die entsprechende Stillegung jener Strukturen, die die Dimension der zukünftigen Zeit organisieren; im Tod ist die Vergangenheit ausgeschlossen durch die Zerstörung aller gedächtnisbildenden Apparate. Von diesem Standpunkt aus ist es natürlich bedeutungslos, welchen Realcharakter der Zustand des Totseins haben mag; die hier gestellte Frage befaßt sich ausschließlich mit der Art und Weise, in der das Totsein in Bezug auf die Zeit beschrieben werden kann. Man könnte hypothetisch auch sagen, ein Wesen, das ständig nach der Gegenwart lebt, ohne diese Zukunft in der Form des Gegenwärtigen zu erfahren — ein wahrhaftig in der Zukunft lebendes Wesen —, wäre nicht fähig, überhaupt zu leben; sein Zustand wäre mit dem Leben nicht vereinbar. Für eine empirisch fundierte Psychologie des Todes ist es ohne Belang, ob eine solche Spekulation akzeptiert oder abgelehnt wird. Ihr Wert könnte sich jedoch erweisen, wenn man sie als Ausgangspunkt für eine kritische Diskussion der Existenzphilosophie wählt. Vom Standpunkt der empirischen Psychologie kann gesagt werden, daß der psychische Apparat nicht geeignet ist, das Erlebnis reiner Zukunft zu vermitteln, sich jedoch diesem Erlebnis annähert, wenn wirkliche oder vermeintliche Gefahr des sofortigen Todes einen Zustand tödlichen Schreckens induziert.

Im Zusammenhang mit einer Analyse der Zeitdimensionen im Schreckzustand, wie er durch die sichere Erwartung des sofortigen Todes herbeigeführt wird, möchte ich kurz einen Unterschied zwischen Angst und Schrecken herausarbeiten. Soweit sich klinisch feststellen läßt, bleibt in der Erwartung des ängstlichen Menschen — auch auf dem höchsten von einem Erwachsenen im Wachzustand erlebbaren Angstniveau — ein Unsicherheitsfaktor bestehen; diese Ungewißheit des gefürchteten Ereignisses mag so klein werden, daß das Ich es „fast sicher" erwartet, aber so lange die Angst besteht, bleibt ein Maß an Unsicherheit erhalten.

Mit der restlosen Aufhebung des Zweifels wandelt sich die Angst regelmäßig in einen anderen Gefühlszustand um. Das Ich mag zuweilen starke Furcht vor dem Ereignis erleben, aber auf den Augenblick seines Eintretens kann eine friedvolle Ruhe oder sogar Erleichterung folgen; oder das Ereignis wird mit Trauer, Kummer, Verzweiflung beantwortet. Wenn kein Zweifel am Eintreten des gefürchteten Ereignisses besteht, wird die Angst zum Schrecken. Für diesen Schrecken, dieses Entsetztsein, ist Gewißheit erforderlich, ob sie sich nun auf die Zukunft (auf das erwartete Ereignis) oder auf die Vergangenheit bezieht. Angst dagegen bezieht sich immer auf die Zukunft und immer auf ein ungewisses Ereignis.

Ich beschreibe im wesentlichen denselben psychologischen Sachverhalt, wenn ich sage, die Angst höre dann auf, wenn die Repräsentanzen der Alternativen stillgelegt wurden und der Gewißheit des künftigen gefürchteten Ereignisses Platz machten. Es ist verblüffend, daß Angstgefühle, die doch zu den schmerzhaftesten gehören, nur in Bezug auf eine ungewisse Zukunft auftreten können. Warum sollte sich das Ich regelmäßig so intensive Unlust aufbürden, wenn das Eintreten des gefürchteten Ereignisses noch gar nicht feststehen darf?

Im akuten Todesschrecken erlebt das Ich, daß es einen Zeitpunkt erreicht hat, an dem die Zeit zum Stillstand kommt und die ganze Zukunft sich punktuell auf den letzten Lebensaugenblick einengt. Die Vorstellung dieses letzten Moments entbehrt das Element der Dauer (der biologischen Gegenwart). Hier liegt ein Paradoxon vor. Die erwarteten Leiden des letzten Augenblicks wären für das Ich erträglicher, wenn es sich deren Wiederholbarkeit vorstellen könnte. Anders gesagt, der Mensch würde sich vielleicht mit dem Tod versöhnen, wenn der Tod ein endloses Aggregat letzter Augenblicke wäre — eine Situation, in der anscheinend ein Zuwachs an Schmerz eine Linderung des Schmerzes bewirkt.

Am Höhepunkt des Todesschreckens befindet das Individuum sich im Zustand der Verzweiflung. Die ausweglose Verkürzung der Zukunft auf den Punkt des letzten Augenblicks wird als Realität erlebt. Das Ich hat das Gefühl, als würde die gesamte mögliche Zukunft in diesem einen kurzen Augenblick erlebt; der freie Fluß der Zeit steht still; Zukunft wird nicht mehr in Gegenwart, Gegenwart nicht mehr in Vergangenheit umgesetzt. Die Persönlichkeit wächst nicht mehr in der Zeit, sondern erreicht einen tödlichen Stillstand. Es ist möglich, daß das Ich im Todesschrecken, wenn der Tod unausweichlich und unmittelbar Wirklichkeit wird, nahe an ein Erleben der reinen Zukunft gelangt. Es ist höchst bemerkenswert, daß in dieser Situation automatisch Verleugnungsmechanismen einspringen und eine erzwungene Regression in die Vergangenheit stattfindet (Pfister 1930), wie ich schon im ersten Teil des Buches ausgeführt habe. Diese zeitweilige Lösung, die für die Lust-Unlust-Ökonomie des Ich so angenehm und nützlich ist, kommt seltsamerweise kaum in Frage, wenn der Tod aus innerer Ursache einzutreten droht, oder wenn die Todesgefahr schon längere Zeit hindurch bestanden hat.

Die Angst vor dem Tod bezieht sich auf ein Ereignis, das objektiv mit Sicherheit stattfinden wird. Wenn das Ich von Todesangst gepackt wird, lautet die Frage nicht — wie in den meisten anderen Fällen von Angst —, ob das Ereignis eintreten werde oder nicht, sondern *wann* es stattfinden wird (Georg Simmel 1918; Heidegger 1927). Sicher geben auch andere Vorgänge Anlaß zur Angst, obwohl sie unvermeidlich stattfinden, zum Beispiel das Altern; aber diese spezielle Angst ist nur ein Vorläufer der Todesangst. Freud hat versucht, Todesangst in andere Komponenten zu zerlegen, zum Beispiel Kastrationsangst. Die klinische Untersuchung an Patienten, deren Befürchtungen um den Tod kreisen, unterstützt diese Auffassung. Die Analyse einer Präokkupation oder intensiven Furcht vor dem Tod führt fast regelmäßig zur Aufdeckung intensiver Kastrationsangst. Man findet jedoch bei solchen Patienten auch häufig Phantasien, in denen die Kastration deshalb gewünscht wird, weil sie der Preis für die Erhaltung des Lebens ist. Demnach scheint die bewußte und bereitwillig verbalisierte Furcht vor dem Tode im Dienst der Leugnung eines Kastrationswunsches zu stehen, und ich frage mich, ob die psychologische Untersuchung der Todesangst bei solchen Patienten unverfälschte Ergebnisse liefert. Ferner mag auch die Todestriebhypothese aus theoretischen Erwägungen eine Revision der Freudschen Theorie der Furcht vor dem Tod erforderlich machen.

Die Untersuchung von Patienten, deren Ich die Konkretheit des Todes akzeptiert hat und sich nicht mehr dem Glauben hingibt, daß ein ewiges Leben um diesen oder jenen Preis erkauft werden kann, würde vielleicht neues Licht auf die Psychologie der Todesangst werfen. Die Frage, ob ein Ich sich tatsächlich zu einem Standpunkt erheben kann, von dem aus der eigene Tod als Teil der Realität betrachtet werden kann, wird später in einem anderen Zusammenhang nochmals gestellt.

Hier ist auch eine Bemerkung über die Existenzphilosophie am Platz. Meiner Ansicht nach muß eine konstruktive Diskussion zwischen der Ontologie und einer empirischen Wissenschaft wie der Psychoanalyse an einer genauen Beschreibung und Definition der jeweiligen Begriffe von Angst ansetzen. Zwischen dem Wissenschaftler und dem Philosophen sind gewisse Mißverständnisse unvermeidlich, wenn der selbe Terminus ohne identischen Bezugspunkt verwendet wird (etwa, wenn ein Psychoanalytiker und ein Phänomenologe den Ausdruck „Ich" verwendet), oder wenn ein Begriff in einer der Disziplinen eine Schlüsselposition einnimmt, ohne in der anderen ein Gegenstück zu besitzen (zum Beispiel „Existenz"). Derartige Schwierigkeiten könnten umgangen werden, wenn die Diskussion von einem definierten Begriff wie „Angst" ausgeht. Der Ontologe kann allerdings mit der Darstellung einer Auffassung von Todesangst beginnen, über die sich der Analytiker nur negativ äußern kann.

Dennoch kann man erwarten, daß die Angst in Bezug auf den Tod ihren gebührenden Platz in der Psychologie behaupten wird. Sie ist die einzige Angst, die sich auf ein absolut sicheres zukünftiges Ereignis bezieht und — soviel ich weiß — als einzige verschwindet, wenn das Ich die ungebrochene Repräsentanz einer Zukunft zustande bringt, wie ich später zu zeigen versuchen will.

Ich habe vorhin Zustände erwähnt, in denen das Erlebnis reiner Zeitdimensionen stattfinden möglich scheint. Diese Zustände sind auch durch Beziehungen zu besonderen Erlebnissen der Lust-Unlust-Reihe gekennzeichnet.

Ich erwähne die mögliche Beziehung zwischen der Struktur des Zeiterlebens und den Lust-Unlust-Erlebnissen deshalb, weil gewisse Erlebnisse im Lust-Unlust-Bereich möglicherweise gerade durch die Struktur des Zeiterlebens gewährleistet werden. Freud (1905a) entwarf ein vereinfachtes Modell der Lust-Unlust-Erlebnisse, bei dem jeder Erregungszuwachs durch Unlust, jeder Rückgang der Erregung durch Lust gekennzeichnet war. Dieses Modell genügt wahrscheinlich bei Organismen mit relativ einfacher Struktur, aber gewiß nicht für Strukturen von der Komplexität und Differenzierungshöhe der menschlichen Persönlichkeit (Jacobson 1953). Freud schuf selbst die Basis für eine Revision dieses vereinfachten Modells, indem er den Zeitfaktor — als Gradient (Freud 1920a) und Rhythmus (1924b) — einführte, der die Lust-Unlust-Qualität eines energetischen Prozesses zusätzlich beeinflusse.

Das Verschwinden von Unlust, wenn eine reine Zeitdimension erlebt wird, wie zum Beispiel im Orgasmus und im Schlaf kann kein Zufall sein. Tatsächlich impliziert das Erleben einer reinen Zeitdimension eine Verneinung vorbewußten und bewußten Zeiterlebens. Die fortwährenden Umsetzungen von Zukunft in Gegenwart und Gegenwart in Vergangenheit sind unterbrochen. Das Selbst wird nicht mehr von jenem fortwährenden Strom inneren Wachstums getragen, der es von Augenblick zu Augenblick verändert, ohne dabei seine Identität aufzuheben. Möglicherweise liegt eine Lustquelle gerade darin, daß dieser Aspekt des Selbsterlebens verschwindet. Boas (1950) hat schlüssig die Spuren einer inneren Aversion nachgewiesen, die sogar für das logische Denken das Akzeptieren der Zeit erschwert. Das Zeiterleben hängt von vielfältigen Faktoren ab. Der biologische Zustand wirkt ständig als Modifikator; bei Fieber, Hunger oder Durst ändert sich das Zeiterleben. Ferner hängt es auch vom Alter ab. Bekannt ist der Kontrast zwischen dem erschreckend raschen Schwinden der Zeit im höheren Alter und dem fast eine Ewigkeit dauernden Abstand zwischen zwei Weihnachtsfesten in der Kindheit. Alle diese Variationen des Zeiterlebens sind, wie ich glaube, deshalb möglich, weil alle genannten Faktoren sich grundlegend auf die Gefühle auswirken. Das Wechselspiel der Gefühle, ihre Geschwindigkeit, ihre Gradienten, ihre Annahme oder Leugnung durch das Ich und viele weitere Faktoren, die beim Entstehen und Verschwinden von Gefühlen mitwirken, scheinen sich auf die Art des Zeiterlebens auszuwirken. Ich möchte im Gegensatz zur üblichen Ansicht, daß äußere Veränderungen (in den Wahrnehmungsinhalten) Quelle und Ursprung allen Zeiterlebens seien, primär die Veränderung innerhalb des seelischen Apparates betonen, die ich als unentbehrliche Quellen des Zeiterlebens erachte, ohne deshalb die Wirkung äußerer Faktoren zu unterschätzen. Einen dieser

Faktoren möchte ich eingehender besprechen. Es ist eines der unbestreitbaren Verdienste Spenglers (1918) — so recht seine Kritiker sonst haben mögen —, daß er die allgemeine Aufmerksamkeit auf die Tatsache lenkte, daß die Erlebnisweise und Bedeutung der Zeit mit der historischen Epoche zusammenhängt und mit dieser variiert. Allerdings ist meines Wissens nicht bekannt, wie das historische Klima einen so fundamentalen Einfluß auf diese tief im Unbewußten der Person verwurzelte Konfiguration ausüben kann. Man versteht schon eher, daß jede historische Periode die vorherrschenden Formen der Triebbefriedigung modifiziert, denn die Befriedigungsmöglichkeiten hängen teilweise von Recht, Brauch und Erziehung ab. Aber soweit mir bekannt ist, wurde das Zeiterleben an sich noch nirgends zum diskursiven Inhalt im Kontakt zwischen Individuum und Gesellschaft. Natürlich gibt es gesellschaftliche Einflüsse auf die Art der individuellen Zeiteinteilung, aber die Art des Zeiterlebens entsteht automatisch und entzieht sich dem bewußten Einfluß des Individuums. Ich glaube, daß der charakteristische Einfluß der Gesellschaft auf das Zeiterleben durch verschiedene indirekte Steuerungsformen zustande kommt, unter anderem durch den sozialen Einfluß auf das Gefühlsleben, auf die Beziehung der Person zu ihrem Körper und auf die Vorstellungen über den Tod.

Die Entstehung des individuellen Zeiterlebens ist an dieser Stelle nicht von Belang. Wir können uns mit der Feststellung begnügen, daß Individuen, die unter gleichartigen historischen Bedingungen leben, schaffen und handeln, hinsichtlich ihres Zeiterlebens etwas gemeinsam haben. Das bedeutet natürlich noch nicht, daß die Zeitvorstellung bei allen Mitgliedern einer Zivilisation dieselbe ist. Townsend (1946) hat sehr überzeugend die beträchtlichen Unterschiede zwischen den Zeitbegriffen eines Plato und Aristoteles dargestellt. Aber diese begrifflichen Unterschiede widerlegen auch nicht das Vorhandensein eines Hintergrunds von identischem subjektiven Zeitgefühl bei fast allen Mitgliedern der am Kulturfortschritt aktiv beteiligten Elite. Selbstverständlich wird die Idee und Bedeutung des Todes in einer Gesellschaft besonders deutlich gewisse Merkmale zeigen, die für das dazugehörige Zeiterleben kennzeichnend sind. Ebenso wird eine Veränderung in irgendeinem Bereich, der mit der Repräsentation des Todes zusammenhängt, auf die Form und Struktur des Zeiterlebens massiv zurückwirken. Wie zu erwarten ist, kann es lange dauern, bis eine solche Rückwirkung das in der gesamten kulturellen Gemeinschaft vorherrschende Zeiterleben reorganisiert hat. Die christliche Todesvorstellung stellte einen scharfen Bruch mit den korrespondierenden Vorstellungen der griechisch-römischen Welt dar. Obschon die neue Auffassung des Todes auf der geistigen Ebene rasch integriert wurde, dauerte es wesentlich länger, bis sie auch die Art des

Zeiterlebens so tief beeinflußte, daß es zu einem Wandel in Kunst, Architektur oder Plastik kam.

5. Euthanasie versus Orthothanasie

Angesichts des tiefen Einflusses, den das Todesgefühl, die Lehre vom Tod und die intellektuelle und künstlerische Repräsentation des Todes ausüben, ist es besonders bemerkenswert, daß fast während der gesamten Entwicklung der abendländischen Kultur das praktische Denken von Philosophen und Laien, soweit es den Tod betraf, sich auf die Euthanasie konzentriert hat. Glückliches oder leichtes Sterben, ein Tod in Harmonie oder wenigstens ohne Reue, Furcht und Zittern war allezeit das begehrteste Ziel; der Philosoph, der beweisen konnte, daß sein spezielles System ein sicheres Mittel gegen einen schmerzvollen Tod sei, konnte damit rechnen, daß seine Philosophie allgemein als wahr anerkannt wurde. Dieses allgemeine Streben nach der Ausdehnung des Lustprinzips auf die Situation des Sterbens sollte nicht als selbstverständlich hingenommen werden. Auf den ersten Blick wirkt die Sehnsucht nach einem Tod ohne Leiden natürlich und scheint keiner Erklärung zu bedürfen. Man kann dabei aber leicht übersehen, daß diese scheinbar selbstverständliche Sehnsucht eine ganz bestimmte Bewertung, oder besser gesagt, Entwertung des Todes voraussetzt: den Gedanken, daß der Tod auf jeden Fall unerwünscht sei, eine Art von summum malum, das zumindest mit möglichst wenig Unbehagen verbunden sein sollte, wenn es schon nicht zu vermeiden ist und uns von einer höheren Macht gegen unseren Willen auferlegt wurde; nach demselben Prinzip verzuckert man bittere Pillen. Da aber der Tod ein wichtiger Teil der Wirklichkeit ist, sollten wir doch versuchen, ihn nicht nur unter dem Aspekt des Lustprinzips zu berachten, wie es bei der Euthanasiefrage geschieht, sondern auch vom Realitätsprinzip her zu sehen. Der Begriff der Euthanasie soll also ein Gegenstück im Begriff der *Orthothanasie* erhalten; dieser Ausdruck würde ein Sterben in einer der Realität des Todes angemessenen Art und Weise bezeichnen.

Von den vielen Systemen, deren Zweck offenbar war, dem Tod den Stachel der Bitterkeit zu nehmen, möchte ich eines hier besprechen. Ein in seiner Art sehr charakteristischer Gedankengang ist der des Sokrates nach seiner Verurteilung zum Tode. Man kann den Schrecken, der von einer plötzlichen Todesnähe ausgeht, unter anderem damit bewältigen, daß man ihn mit anderen Arten von Unglück vergleicht und verhältnismäßig unbedeutend findet. Man könnte erwarten, daß dieser Gedanke gerade dann besonders trostreich sein sollte, wenn er ein Unglück betrifft, das wir oft erleben und leicht reproduzieren können. „Die Schwierigkeit", sagt Sokrates in der Apologie, „besteht nicht darin, den Tod zu vermeiden, sondern die Schande." Mit diesem Satz wird Rechtschaffenheit höher als das Leben bewertet; und weil kein Mensch von sich behaupten kann, allzeit rechtschaffen gehandelt zu haben, kann der Tod nicht schmerzlicher als die oft erlebten Gewissensbisse und die mit Unrechttun verbundene Schande sein. An dieser Stelle erfindet Sokrates auch die berühmte Dichotomie, nach der der Tod entweder ein traumloser Schlaf sei — oder eine Reise an jenen Ort, der allen anderen vorzuziehen sei, weil man dort in illustrer Gesellschaft wäre. Sokrates gibt der Hoffnung Ausdruck, daß der Tod ein Gut sei, während er von der Urteilsverkündung erklärt hatte, der Mensch wisse nicht, ob der Tod das höchste Gut oder Übel sei. An dem Tag, von dem er weiß, daß es sein letzter ist, geht er einen Schritt weiter — und auf eine unübertreffliche Weise, falls man seine Denkungsart überhaupt akzeptiert. Im Phaidon sagt er: „Und nun ... möchte ich euch beweisen, daß der wahre Philosoph Ursache hat, guter Dinge zu sein, wenn er sterben soll, und daß er hoffen kann, nach dem Tod das höchste Gut in der anderen Welt zu erringen."

Nun ist jeder Zweifel beseitigt; was zuerst als unbekannt galt und dann ein Gegenstand der Hoffnung wurde, ist nun eine letzte Gewißheit jenseits allen Zweifels, durch unangreifbare Argumentation erwiesen. Der wahre Philosoph, bekennt Sokrates, „befaßt sich immer mit Tod und Sterben." Die großen Verlockungen, die die Suche des wahren Philosophen nach Wissen und Wahrheit gefährden, sind die Lüste des Körpers: der Körper an sich und die Sinne im besonderen. Daher müsse die Trennung von Seele und Leib das höchste und ständige Ziel des Philosophen sein, ein Ziel, das im Tod erreicht wird. Menschliches Mißvergnügen beim Herannahen des Todes ist ein „hinreichender Beweis dafür, daß er nicht die Weisheit liebt, sondern den Körper, und wahrscheinlich zugleich auch Geld oder Macht, oder beides".

Hier scheint ein Grundmuster der Orthothanasie entstanden zu sein, zumindest für den einen Menschentyp, der die Weisheit wahrhaftig liebt. Sokrates scheint zu sagen, daß jemand, der wirklich ein wahrer Philosoph sein möchte, sich zwangsläufig über das Herannahen des Todes freuen muß. Der Schwerpunkt des Arguments liegt jedoch noch immer bei der Euthanasie; die Tatsache, daß die Beweisführung des Sokrates zur Euthanasie führt, wird als Beweis dafür anerkannt, daß es sich auch um Orthothanasie handle.

Der Zuhörer muß das Gefühl haben, ein Argument könne nicht falsch sein, wenn es den Sterbenden gegen die Todesangst feit, da der Mensch doch weiter nichts als einen schmerzlosen oder sogar freudigen Tod erstreben kann. Auch im Gedankengang des Sokrates hinterläßt also das Lustprinzip unverkennbare Spuren. Allerdings — wenn die Orthothanasie vom Lustprinzip absehen könnte, würde sich vielleicht zeigen, daß nicht die von Sokrates für den Liebhaber der Weisheit als einzig richtig erkannte Haltung, sondern eine völlig andere situationsgerecht wäre. Die beiden Prämissen für das System der Euthanasie, von denen Sokrates ausgeht, werden den zeitgenössischen Forscher nicht unbedingt überzeugen: weder, daß der Körper und die körperliche Lust der Suche nach Wahrheit und Erkenntnis hinderlich ist, noch, daß die Seele unsterblich ist. Die erste Prämisse mochte im Hinblick auf die Einstellung zum eigenen Körper bei den alten Griechen richtig sein, hat aber seither ihre Gültigkeit verloren. Die zweite Prämisse wird auch heute einer allgemein akzeptablen Orthothanasie im Wege stehen. Der Glaube an die Unsterblichkeit der Seele — auch wenn er der Grundstruktur des menschlichen Geistes entstammt, wahrscheinlich unvermeidlich ist und sich über Zustimmung und Widerspruch auf der intellektuellen Ebene einfach hinwegsetzt — dient natürlich dem Zweck, gerade die Unwiderruflichkeit und Endgültigkeit, die Unvereinbarkeit des Todes mit jeglicher Existenz, das heißt, das wesentliche Merkmal des Todes, zu verleugnen.

Der menschliche Glaube an die Unsterblichkeit der Seele ist in der Tat ein höchst bemerkenswertes Phänomen. Er scheint fast unüberwindlich zu sein, und zwar aus einer stattlichen Reihe psychologischer Gründe, auf die ich hier nicht eingehen möchte. Es sei mir aber eine knappe Bemerkung über die unterschiedliche Betrachtungsweise von Vergangenheit und Zukunft gestattet. Wie und wann der Mensch die Tatsachen der Fortpflanzung erkannte, ist eine noch offene Frage (Jones 1924); man kann aber immerhin annehmen, daß es einen wahrscheinlich langen Zeitraum gab, in dem die biologischen Abläufe bei der Schwangerschaft und Geburt nicht bekannt waren. Nach und nach wurde jedoch die biologische Fortpflanzung und der Beginn der individuellen Existenz an einem bestimmten Zeitpunkt von der Menschheit akzeptiert, obwohl ein starkes inneres Bedürfnis herrschte, die Fakten durch Phantasien zu verleugnen oder zumindest durch Zusatzhypothesen über den Ursprung der Seele zu korrigieren. Die Anerkennung der biologischen Gegebenheiten muß für den menschlichen Narzißmus ein schwerer Schlag gewesen sein. Auch heute wiederholt sich dieser Vorgang beim Kind, das die Wahrheit über seine Herkunft entdeckt; aber das Kind lernt, wie seinerzeit die Menschheit, die Wahrheit im Rahmen seines bewußten und realitätsangepaßten Denkens zu akzeptieren. Diese relativ vernünftige Behandlung der Vergangenheit, eine Unterwerfung des Menschen unter das Realitätsprinzip, fand keine Entsprechung in Gestalt einer ebenso realistischen Betrachtung der Zukunft. Obwohl der Mensch im allgemeinen nicht behauptet, sein persönliches Universum — was er sieht, hört, riecht, berührt, schmeckt oder ganz allgemein vorfindet — sei von ewiger Dauer, besteht er doch störrisch darauf, das Verwundbarste und Jüngste, nämlich sein Verstand oder seine Seele, sei zu ewigem Fortbestand befähigt. Einige Charakteristika der Zukunft als Zeitdimension erleichtern ihm diese Abweichung vom Realitätsprinzip. Die Vergangenheit bietet sich natürlich als Schirm, auf den Illusionen projiziert werden, individuelle ebenso wie solche über Gruppen und die Menschheit im ganzen. Die Projektion individueller Illusionen wird zum Beispiel bei den phantastischen Ideen von Neurotikern über ihre Vergangenheit deutlich — Ideen, die manchmal mit dem sicheren Gefühl ihrer Richtigkeit verbunden sind (Freud 1909 b); die Mythen über die nationale Vergangenheit oder über die Abstammung des Menschengeschlechts illustrieren die Projektion von Gruppenillusionen. Wenn es auch schwierig sein mag, solche Illusionen aufzugeben, besteht doch kein Zweifel, daß die Preisgabe von Illusionen über die Zukunft viel schwieriger ist. Wenn zum Beispiel ein Anthropologe, auf seine Ausbildung und seine Forschungsergebnisse gestützt, den Glauben an die biblische Erzählung von der Erschaffung der Menschheit aufgibt, so kann er doch noch immer das Dogma akzeptieren, das die Zukunft des Menschen beschreibt. Diese besondere Eignung der Zukunft als Projektionsschirm für Illusionen beruht zum Teil auf ihrem Charakter als potentielles Betätigungsfeld. Das Gefühl, man könne durch zielbewußtes Handeln der Zukunft eine den menschlichen Bedürfnissen gemäße Gestalt verleihen, scheint sich unwiderstehlich zur Versuchung zu steigern, an jene Zukunft zu glauben, in der solche Wünsche als erfüllt antizipiert werden. Die Vergangenheit, die schon endgültig und irreversibel ist, zwingt den Menschen nachdrücklicher, sich dem Realitätsprinzip zu beugen, als es die Möglichkeiten einer noch ungeformten Zukunft können. Weininger (1904) spielt auf dieses Problem an, wenn der die Lüge als den auf die Vergangenheit gerichteten Machtwillen bezeichnet.

An dieser Stelle darf ich eine Bemerkung über die Gefühlshaltung des Menschen gegenüber der Vergangenheit einfügen. Ich habe schon Meads (1932) Überlegung zu diesem Thema zitiert: die Vergangenheit ist in Wirklichkeit nicht irreversibel, sondern verändert sich ständig. Das Gefühl, Vergangenes lasse sich nicht ungeschehen machen, rührt wahrscheinlich von dem Spruch des Überichs her, daß der Böse seiner Bestrafung beziehungsweise der Rache nicht entgeht. Der Glaube an den irreversiblen Charakter der Vergangenheit findet sein Äquivalent in der anscheinend unwiderlegbaren Feststellung, die jeder wirklichen Persönlichkeitspsychologie zugrunde liegt und lautet, daß jeder Augenblick im Leben jedes Menschen einzigartig und unwiederholbar sei. Möglicherweise ist der Mensch aber auch in diesem Punkt das Opfer einer Illusion. Nietzsche (1881/82) fragt, wie der Mensch reagieren würde, wenn der Dämon ihm sagte:

„Dieses Leben, wie du es jetzt lebst und gelebt hast, wirst du noch ein Mal und noch unzählige Male leben müssen; und es wird nichts Neues daran sein, sondern jeder Schmerz und jede Lust und jeder Gedanke und Seufzer und alles unsäglich Kleine und Große deines Lebens muß dir wiederkommen, und Alles in derselben Reihe und Folge — ... Die ewige Sanduhr des Daseins wird immer wieder umgedreht — und du mit ihr, Stäubchen vom Staube."

Wenn man einige Grundaussagen der Wissenschaft ernst nimmt, kann man nach meinem Eindruck die gegenwärtige Anschauung von der Einzigartigkeit jedes Lebensaugenblickes durchaus bestreiten.

Wenn man annehmen kann, daß in irgendeinem Sektor des Universums eine kosmische Konstellation vorkommt, die mit einer Konstellation unseres Planetensystems zu irgendeinem Zeitpunkt identisch ist oder war, dann müßten auch alle Ereignisse auf dieser Erde sich dort wiederholen. Mit anderen Worten, wenn die chemischen und physikalischen Bedingungen zur Zeit der Bildung unseres Planeten sich in irgendeinem Abschnitt des Universums wiederholen würden, hätte dies dieselbe Entwicklung organischen Lebens zur Folge. Angesichts der Größe des Universums und der riesigen Zeiträume, die zur Verfügung stehen, ist eine Wiederholung nicht von vornherein undenkbar. Ich kann keinen Einwand gegen die Annahme erheben, daß möglicherweise gerade jetzt eine unbestimmte Anzahl mit mir identischer Personen dieselben Worte niederschreibt, oder daß in der Vergangenheit oder in der Zukunft eine unbestimmte Zahl von Wiederholungen dieser Situation existiert. Wenn allerdings der menschliche Geist dereinst alle Sektoren des Universums erforscht haben sollte, würde dieser Wiederholungscharakter fraglich werden, weil dann die Zahl der vergangenen, gegenwärtigen und künftigen Wiederholungen bekannt sein würde und dieser Faktor die Wiederholung identischer Ereignisse verhindert. Die Struktur des menschlichen Geistes könnte also schließlich die Möglichkeit identischer Wiederholungen ausschließen. Da unsere Reichweite derzeit die menschliche Welt dieses Planeten nicht überschreitet, hat die Möglichkeit identischer Wiederholungen der individuellen Existenz auf unsere gegenwärtige Forschung keinerlei Rückwirkungen; daher hat meine Bemerkung auch keine praktischen Konsequenzen. Sie sollte nur einen Bereich andeuten, in dem der menschliche Geist sich von einer narzißtischen Illusion täuschen lassen könnte; der menschliche Narzißmus spielt beim Gefühl der Gewißheit über den angenommenen Verlauf der Zukunft eine hervorragende Rolle.

Eine wissenschaftliche Orthothanasie muß auch Illusionen fallenlassen, die sich auf die Zukunft beziehen, wenn sie bestrebt ist, eine Verniedlichung des Todesproblems durch Verleugnung und andere Mechanismen zu verhindern.

Wenn man nur diese wenigen Faktoren in Betracht zieht, ist es schon unwahrscheinlich, daß Orthothanasie und Euthanasie allgemein koinzidieren werden. Trotz unserer Ignoranz über den Tod (und damit über Orthothanasie) kennen wir eine Situation, in der die Bindungen der Orthothanasie leicht definierbar sind und — in diesem Fall — merkwürdigerweise mit der Euthanasie koinzidieren. Ich meine damit den Tod des Märtyrers. Die Grundkonstellation ist dabei immer dieselbe, welcher Sache er sein Leben auch opfern mag. Der Tod jedes Märtyrers erfüllt zwei Bedingungen: (1.) Die Sache, für die er stirbt, ist ihm wichtiger als sein Leben; (2.) seine Einstellung zum Tod kann deutliche Auswirkungen auf das weitere Schicksal der Sache haben, für die er stirbt. Beim Märtyrer hat der Schwerpunkt des Narzißmus sich vom eigenen Selbst zu einer äußeren Struktur hin verschoben. Daraus ergibt sich, daß die Sache, die der Märtyrer am meisten liebt, wünscht oder hochschätzt, nicht mit ihm untergeht, sondern weiterbesteht. Die für ihn einzig wichtige Sache wird nicht nur weiterbestehen, sondern infolge der Vernichtung des Märtyrers in Sieg und Schönheit auferstehen. Der Märtyrer verläßt sich dabei nicht grundlos auf den Glauben, daß die tapfere und aufrechte Haltung eines Menschen, der den Tod erwartet, für die Gesellschaft beweist (oder doch dafür spricht), daß seine Überzeugung den Anspruch auf Wahrheit erheben kann. Natürlich ist dieser Glaube irrational; die Haltung eines zum Sterben Verurteilten hat kein Jota an Beweiskraft für oder gegen die Richtigkeit seiner Anschauung. Aber die soziale Wirksamkeit seiner Todesverachtung kann entscheidend werden. Hier sind Kräfte des archaischen Opferglaubens am Werk (Zilboorg 1943 b). Die Tapferkeit des Märtyrers im Angesicht des Todes wird als Urteil Gottes verstanden, daß er im Recht sein müsse. Die schreckliche Wirkung eines furchtlosen Todes der Elenden hat auch tatsächlich Weltreiche erschüttert. Die Mächtigen fürchten daher mit gutem Grund, daß die Verfolgten sich im Tode mit der Aura des Märtyrers ausstatten könnten. Anstelle der vielen Beispiele zur Psychologie des Märtyrers, die sich anführen ließen, begnüge ich mich mit einem. Der Abschiedsbrief von Walter Huse-

mann an seinen Vater, kurz vor der Hinrichtung durch die Nationalsozialisten geschrieben, lautet (Poelchau 1949): „Sei stark! Ich sterbe, als was ich gelebt habe: als Klassenkämpfer!
Es ist leicht, sich Kommunist zu nennen, solange man nicht dafür zu bluten hat. Ob man wirklich einer war, beweist man erst, wenn die Stunde der Bewährung gekommen ist. Ich bin es, Vater. Ich leide nicht, Vater, glaube mir das! ... Anständig aus dem Leben zu gehen, das ist die letzte Aufgabe, die ich mir gestellt habe. Erweise Dich Deines Sohnes würdig ... Ich sterbe leicht, weil ich weiß, warum ich sterben muß. Die mich töten, werden in nicht so langer Zeit einen schwereren Tod haben. Das ist meine Überzeugung. Hart bleiben, Vater! Hart! Nicht nachgeben! Denke in jeder schwachen Stunde an diese letzte Forderung Deines Sohnes Walter."
Hier kommt die in Todesnähe stattfindende Identifizierung des Märtyrers mit dem Überich bewegend zum Ausdruck.

Man könnte nun sagen: für den Märtyrer ist es leicht, den Tod tapfer zu erwarten, weil der Tod infolge der Verlagerung seines Narzißmus nicht zu der vom Ich so gefürchteten Vernichtung der Zukunft führt. In dieser Ausnahmssituation hat der Tod mehr Erfolg als das Leben und wird daher — wenn höchste Hingabe und Loyalität für eine Überzeugung gegeben sind — zum realitätsgerechten Ziel menschlichen Strebens. Gerade beim Märtyrer kann man beobachten, daß der Tod als psychologisches Problem wirklich mit der Erhaltung des Zeitstroms in die Zukunft zusammenhängt. Ein politischer Märtyrer kann als Atheist von der Endgültigkeit des Todes fest überzeugt sein, soweit dies menschenmöglich ist, er kann in der Blüte seiner Kraft stehen und von allen irdischen Begierden ergriffen sein, und dennoch vermag er angstfrei zu sterben, einzig deshalb, weil diese spezifische Konstellation die volle Beibehaltung zeitorientierter Repräsentanzen gestattet, selbst wenn zugleich die Überzeugung besteht, daß die totale Vernichtung der eigenen Person unmittelbar bevorstehe. Ich habe dabei den Beitrag der Aggression nicht berücksichtigt: zum Glauben des Märtyrers gehört auch, daß sein Tod zur Vernichtung des Gegners beiträgt, eines Gegners, dessen Niederwerfung mehr als das Aggressionspotential der Lebenden beansprucht. So findet also der Märtyrer ohne weiteres Nachdenken alle Bedingungen einer Orthothanasie, die allerdings in diesem Fall mit Euthanasie koinzidiert; denn jede Abweichung von der Orthothanasie würde zu Schmerz und Selbstvorwürfen im Augenblick des Todes führen, während die Einhaltung ihrer Bedingungen eine andere kaum erlangbare Seligkeit gewährleistet. Wir verdanken unsere relativ gute Kenntnis der Orthothanasie im Fall des Märtyrers allerdings dem Umstand, daß sein Tod eher ein *savoir vivre* als ein *savoir mourir* darstellt. Dem Zuschauer bietet der Märtyrertod ein schreckliches Schauspiel; der Märtyrer selbst hat jedoch das Gefühl, neues Leben zu zeugen.

Das Verhalten des Märtyrers angesichts des Todes wird durch einen Sittenkodex bestimmt, der für fast alle Situationen seines Lebens gilt; der Tod bringt prinzipiell keine Problemstellung mit sich, die eine spezielle Lösung erfordern würde. Die merkwürdige Folgerung, daß die Kunst zu sterben nur einen Spezialfall der Lebenskunst darstellt, ergibt sich nicht nur beim Märtyrer, sondern auch für das Sterben des wahren Christen, besonders des frommen Katholiken. Da der Tod für ihn nur das Tor zu einem neuen, besseren Leben ist, gehört zur Orthothanasie nicht mehr als die Vergebung seiner Sünden, eine Aufgabe, um die er sich bereits während seines gesamten Erwachsenendaseins bemüht hat. Über eine wissenschaftlich akzeptable Orthothanasie kann vorerst wenig ausgesagt werden. Die Wissenschaft hat das Thema vernachlässigt; vielleicht geschah dies aus den Gründen, die ich im einleitenden Teil des Buches darzulegen versuchte. Eigentlich hätte diesem Thema, das von einem der größten Bedürfnisse des Menschen handelt, besonders starke Beachtung geschenkt werden müssen. Wenn dieses Bedürfnis so selten zur Sprache gekommen ist, sollte uns dies nicht über eine Aktualität und Dringlichkeit hinwegtäuschen. Der Zeitgeist — speziell im modernen Amerika — ist durch eine äußerste Anstrengung gekennzeichnet, den Tod zu verleugnen, und dementsprechend liegt auch der Schwerpunkt bei der Gegenwart (wenn man nicht sogar von einer Gegenwartssüchtigkeit sprechen will). Dieser nachdrücklich gewahrte Vorrang für Aufgaben, die hier und jetzt zu bewältigen sind, der Widerwille, sich mit dringenden Bedürfnissen zu befassen, weil man sie einer fernen Zukunft zuordnen kann, die Weigerung, in der Gegenwart diese Zukunft zu antizipieren, all diese Haltungen können sowohl Ursachen wie auch Folgen der Verleugnung des Todes sein. Es ergibt sich die Frage, ob der Ausbau und die Verbreitung einer Orthothanasie auf dieses so gefährlich auf die Gegenwart beschränkte Zeiterleben einen Einfluß haben würde. Könnte eine zielbewußte Anstrengung überhaupt das Zeiterleben einer Epoche verändern? Die gewohnten Kanäle der Erziehung und Aufklärung reichen für diese Aufgaben sicher nicht aus; sie würden nur auf der intellektuellen Ebene wirken und kaum in jene Tiefe der psychobiologischen Einheit dringen, in der die Grundstruktur des Zeiterlebens ihren Ursprung hat. Die Einstellung zum Tod wirkt sich jedoch unweigerlich auf das Gefühlsleben aus und hat auch in der Kulturgeschichte auf das Zeiterleben tiefen Einfluß ausgeübt. Daher könnte die Orthothanasie der Umweg sein, über den die Wissenschaft diese vielleicht tiefste Schichte der Persönlichkeit ansprechen könnte. Von den Kirchen ist hier nicht viel zu erwarten. Wenn man die mittelalterliche Vorstellungswelt mit ihrer Todesfurcht wiederbeleben wollte, würde man nur das bestehende Verleugnungssystem festigen. Wenn die Wissenschaft einmal die Mittel hat, das Wesen des Todes zu erkennen und zu verstehen, und gleichzeitig aus ihren Erkenntnissen auch die Umrisse einer allgemeingültigen Orthothanasie ableitet, wird die Idee und Notwendigkeit des Todes vielleicht auch von den Zeitgenossen verarbeitet werden. Eine solche Orthothanasie müßte das neugewonnene Verständnis des Todes in das Bezugssystem der menschlichen Persönlichkeit einfügen. Sie müßte die individuelle Varianz und die sich daraus ergebende Reaktionsvielfalt gegenüber der einen objektiven Gegebenheit des Todes berücksichtigen. So sollte die Wissenschaft imstande sein, dem Menschen bei der Anpassung an den Tod den Weg zu zeigen. Wie in den meisten Fällen, wird sie auch hier das Thema nicht erschöpfend behandeln können, sondern hinreichend individuellen Spielraum bieten, so daß der einzelne dem letzten Lebensabschnitt sein persönliches Gepräge geben kann. Die Orthothanasie würde als rationaler Wegbegleiter in einem Bereich dienen, der möglicherweise für den menschlichen Geist immer etwas Irrationales behalten wird. Sie würde den Menschen gegen den Einbruch abergläubischer und irrationaler Ängste schützen und andererseits auch die unwürdige Verleugnung eines der schwerwiegendsten Probleme menschlichen Daseins hintanhalten. Sie wäre dem Menschen behilflich, wenn er bei diesem Problem um eine individuelle Lösung ringt, ohne ihm eine (mehr oder weniger willkürliche) Doktrin über die Seele und deren künftige Existenz aufzunötigen. Wenn der einzelne in unserer Gesellschaft auf diese Weise Hilfe erhält, könnte er den Mut finden, sich dem Problem des Todes in all seiner Größe und Schrecklichkeit zu stellen. Wenn das geschehen ist, würde der Gedanke an den Tod und die Vorbereitung auf ihn zu einem integralen Element unserer persönlichen Kultur geworden sein; dann könnte sich auch unser auf die Gegenwart beschränktes Weltbild erweitern; der Mensch könnte die voraussehbare Zukunft in seinen Verantwortungsbereich und in das Feld seines zielbewußten Handelns einbeziehen. Endlich könnte die vielleicht größte Gefahr für die Gesellschaft gebannt werden, und an die Stelle der alten schrecklichen Prophezeiung, nach der sich die Unzulänglichkeit der Väter bis ins dritte und vierte Glied der Generationenkette rächen wird, könnte — so wollen wir mit gutem Grunde hoffen — die erfreulichere Aussicht treten, daß jede Generation ihren Nachkommen zum Segen gereicht.

6. Aggression und Glaube an die Unsterblichkeit der Seele

Es ist eine erwiesene und bekannte Tatsache, daß zu den zahlreichen Faktoren, von denen die Liebesfähigkeit des Menschen abhängt, an keineswegs letzter Stelle auch die Vollständigkeit und Konkretheit seiner Selbst-Repräsentanz gehört. Schilder (1935), um nur ein Beispiel zu zitieren, hat gezeigt, daß eine mangelhafte Integration des Körper-Ichs mit aggressivem Verhalten korreliert ist, einem Verhalten, das auf die Zerstörung der körperlichen Integrität anderer zielt. Die Parallele zwischen einer Beziehungsstörung zum Du und einer entsprechenden gegenüber dem eigenen Ich könnte anhand zahlreicher Beispiele illustriert werden. Studiert man die Repräsentanz des Selbst, so wird man ganz allgemein feststellen, daß sie zwar mit Dauer ausgestattet ist und in die Zukunft reicht, aber den Tod und damit den Verlust der eigenen Existenz nicht enthält. Dieses Fehlen der zeitlichen Begrenzung der Selbstrepräsentanz hat möglicherweise einen tiefen Einfluß auf die mitmenschlichen Beziehungen. Die Unvollständigkeit der Repräsentation der Vergangenheit wurde hinlänglich untersucht. Bornstein (1948) und Olden (1953) haben die daraus resultierenden Schranken in der Beziehung des Erwachsenen zum Kind beschrieben. Den Erwachsenen hindert etwas daran, das Kind in dessen eigenen Kategorien zu sehen — vor allem deshalb, weil die Entwicklung des Erwachsenen nicht in ihrem vollen Ausmaß gegen die Vergangenheit hin repräsentiert ist. Der Erwachsene fühlt sich jedoch von den frühen narzißtischen Entwicklungsphasen des Kindes besonders angezogen; diese Phasen werden als statisch erlebt (Freud 1914), weil das Selbst des Erwachsenen noch immer einen Teil dieses frühen Narzißmus beibehält, nämlich den Glauben an seinen ewigen Fortbestand. Die Repräsentanz des Selbst als einer zeitlich unbegrenzten Einheit wird von außen, durch die religiöse Lehre von der Unsterblichkeit der Seele, kräftig unterstützt. Vielleicht muß die Untersuchung hier ansetzen, wenn man einen der Gründe dafür finden will, warum das Evangelium relativ wenig für die Zähmung destruktiver Triebe beim abendländischen Menschen geleistet hat — ein Umstand, der Außenstehenden leichter auffällt, wie zum Beispiel (Prescott 1843) dem Indianerhäuptling Hatuey, der, „auf dem Scheiterhaufen bedrängt, das Christentum anzunehmen, auf daß seine Seele Zugang zum Himmel fände", die Frage stellte, ob auch der weiße Mann dorthin ginge. Als dies bejaht wurde, rief er aus, „Dann will ich kein Christ sein; ich möchte nicht abermals an einen Ort gelangen, wo ich so grausame Menschen finde!" Auch einigen aufgeklärten Mitgliedern der abendländischen

Elite ist dieser Umstand aufgefallen; so sagte etwa Goethe: „Ich ein Heide? Nun, ich habe Gretchen hinrichten und Ottilie verhungern lassen! Ist das den Leuten nicht christlich genug? Was wollen sie noch christlicher?“ (Varnhagen von Ense 1843). Es klingt paradox, daß der Glaube an die Unsterblichkeit der Seele — auf den man gewöhnlich besonders stolz ist und den man als Zeichen besonderer ethischer Größe ansieht — für die menschliche Ethik ein Schaden sein soll. Das Thema ist ziemlich umfassend; seine Erörterung würde den Rahmen dieser Studie sprengen, und ich möchte daher nur eine zufällige Beobachtung wiedergeben, die ich an mir selbst anstellte. Als ich einmal jemandem, dem ich gerne geholfen hätte, statt dessen einen hoffentlich nicht schweren Schaden zufügen mußte, hatte ich plötzlich den Einfall — und zwar ganz im Gegensatz zu meiner Ansicht, daß der Mensch höchst sterblich ist —, Gott würde ihn nach seinem Tod für das Leid, das ich verursacht hatte, entschädigen. Ich weiß nicht, wie weit dieser irrationale Gedanke, der in einem quälenden Augenblick auftauchte, einer Regelmäßigkeit entspricht, aber ich könnte mir vorstellen, daß ein Selbst, das zeitlich unbegrenzt repräsentiert ist, anderen unbarmherziger begegnet als eines, das bewußt und unbewußt „weiß“, daß menschliches Dasein in allen Aspekten klar begrenzt ist. Die Orthothanasie könnte das Element der zeitlichen Begrenztheit in die psychische Repräsentanz des menschlichen Selbst einführen; dann könnte der Mensch diese Grenzen auch bei seinen Mitmenschen anerkennen und sie nicht mehr so großzügig dorthin expedieren, wo sie der angeblichen Unsterblichkeit ihrer Seelen teilhaftig werden können.

7. Individualität und physiologische Funktionen

Aus den vielen Antinomien im menschlichen Dasein möchte ich eine herausgreifen, die auf den ersten Blick nicht besonders wichtig zu sein scheint. Die Funktionsbreite des Menschen erstreckt sich von der Befriedigung biologischer Bedürfnisse bis zur Schaffung neuer, ursprünglicher und individueller Werte im Bereich der Kunst, Religion oder anderer Kulturgebiete. Während das biologische Extrem durch Monotonie auffällt, imponiert am kulturellen Ende der Skala vor allem die fast verwirrende Variabilität. Das Essen zum Beispiel hat sich in Jahrtausenden nicht wesentlich geändert, und welcher Sinngehalt dem Vorgang auch unterlegt worden sein mag, immer besteht er aus der monotonen Wiederholung von Beißen, Kauen, Schlucken. Wenn der Mensch sich hingegen über diese biologische Ebene erhebt, sieht man eine endlose Zahl individualisierender Akte, die den Beobachter fast glauben machen könnte, die Vielfalt der Kulturprodukte könne nicht der Aktivität einer einzigen Spezies entspringen, zumindest solange er nicht den Begriff der biologischen Evolution durch den der kulturellen Entwicklung ergänzt.

Was jedoch den ersten Teil dieser These anbelangt — die scheinbare Monotonie physiologischer Funktionen —, so zeigt eine eingehendere Beobachtung auch hier das Gesetz der Individualisierbarkeit (und darin liegt in meinen Augen eine der überraschendsten Entdeckungen Freuds). Für den Genetiker, Biologen und Physiologen sind die zahllosen Generationen menschlichen Daseins durch die wiederholte Kopulation von zwei Geschlechtern verkettet; dem Psychoanalytiker bietet die scheinbare Wiederholung des Gleichen das Bild einer Folge hochindividueller Akte. Bei einer psychologischen Untersuchung des Subjekts stellen sich die biologischen Abläufe, so monoton sie der Verhaltensforschung erscheinen, als individuell strukturiert dar. Diese Individualität erstreckt sich nicht nur auf die Objektwahl, auf den Sinn des biologischen Vorgangs für das Individuum oder auf die Rituale und Bräuche, die eine biologische Befriedigung umgeben, sondern sie reicht bis in die biologische Funktion als solche. Georg Simmels (1908) Aussicht über die Identität biologischer Prozesse, wie er sie in den soziologischen Bemerkungen über Sexualität und Ehe vertritt, scheint hier ihre Basis zu haben. Obwohl die Kopulation, wie Simmel feststellte, der einzige gemeinsame Nenner für alle bekannten Formen der Ehe ist, hat gerade dieser biologische Faktor für die Institution der Ehe die geringste Bedeutung, weil die sexuelle Beziehung eben nicht die Ehe ausmacht. „Was immer die Ehe sein mag“, setzt Simmel fort, „sie ist immer und überall mehr als Geschlechtsverkehr; so verschiedenartig die Richtungen sein mögen, in denen die Ehe über [den Verkehr] hinausgeht — nur der Umstand, daß die Ehe darüber hinausgeht, macht sie zu dem, was sie ist.“ Diese Bemerkung ist sicherlich treffend, aber ich frage mich, ob man heutzutage nicht zweifeln würde, ob und wie sich die Psychologie des ehelichen Verkehrs von der Psychologie außerehelicher Sexualbefriedigung wirklich unterscheidet.

Auf diese Einzelheiten habe ich mich deshalb eingelassen, weil ich skizzieren wollte, wie Freuds Psychologie der biologischen Prozesse unser Weltbild verändert hat; ich möchte noch hinzufügen, daß in der Psychologie biologischer Prozesse selbst die individuellste Facette einer Persönlichkeit gefunden werden kann. Biologische Prozesse bilden an sich jenen Bereich, in dem die Freiheit des Menschen am geringsten ist. Mit eiserner Faust zwingt die Natur den Menschen in unveränderliche biologische Befriedigungsformen; zugleich jedoch werden diese starren Formen nach dem Gesetz der Individualisierung variiert oder modifiziert. Gerade die Unterwerfung der Individualität unter einen scheinbar unveränderlichen Formenkanon, sozusagen die Begegnung der Individualität mit ihrem Todfeind, schafft hier einen Zugang zur Beobachtung der individuellsten Facetten einer Individualität. Hier bewährt sich die Individualität gewissermaßen am denkbar stärksten Widerstand. Wenn wir nun zum anderen Ende der Funktionsskala zurückkehren und wertschöpferische Funktionen betrachten, bei denen die Freiheit scheinbar ein Maximum erreicht, so beobachten wir etwas, das meiner Ansicht nach zumindest ebenso überrascht. Abstrahiert man nämlich von solchen Schöpfungen den Inhalt und studiert nur die kreative Funktion als solche, so fällt zumindest bei den sublimsten kreativen Akten auf, daß sich fast nichts Individuelles über sie aussagen läßt. Man kann zum Beispiel zwei so verschiedene Künstler wie Goethe und Rilke in der Entstehungsphase eines ihrer sublimsten Gedichte vergleichen:

Goethe berichtet, daß er oft aus dem Schlaf erwachte und ein fertiges Gedicht im Kopf hatte. Die Schwierigkeit bestand dann nur darin, eine Technik zur Niederschrift zu finden, bei der das Gedicht festgehalten war, ehe der Autor voll erwachte.

Rilke schildert einem Freund (von Salis, 1936) einen vergleichbaren Prozeß. Er war gewohnt, in einem Notizbuch festzuhalten, was ihm in den Sinn kam, ob es nun Bedeutung und Sinn haben mochte oder nicht. Solche Fragmente gerieten dann „in unerwartete Zusammenhänge"; er zitiert eine Gelegenheit, für die er ein Gedicht schreiben wollte. Dabei blätterte er im Notizbuch, griff ein französisches Wort heraus, das ihm zum Anlaß zu passen schien, und schrieb ein deutsches Gedicht mit diesem Wort als Zentralthema. Aber das Wort war französisch, und er fühlte ein Bedürfnis, das Gedicht nochmals in dieser Sprache zu schreiben. Er überließ sich seinen Einfällen, „wie es seine Art war, nichts absichtlich zu konstruieren, sondern gehorsam bereit zu sein, wenn Verse sich in seiner Vorstellung und unter seiner Feder bildeten." Er war überrascht, als das neue französische Gedicht eine andere Richtung einschlug als das frühere deutsche. Ich weiß, daß Gedichte auch auf andere Arten entstehen können, aber es beeindruckt mich doch sehr, wenn Goethe ebenso wie Rilke über den Augenblick höchster Inspiration nicht mehr zu sagen wissen, als daß „es geschah"; dabei waren beide im Begriff, etwas zu schaffen, das sie in alle Ewigkeit wesentlich von jedem anderen Menschen unterschied, der lebte oder leben wird.

Der Prozeß der Inspiration ist so wenig individuell, daß A. E. Housman ihn mit menschlichen oder tierischen Ausscheidungsvorgängen vergleichen konnte (Kris 1939). Die Antinomie von biologischen Funktionen als Medium der eindeutigsten Individuation im Gegensatz zu hochdifferenzierten Ichfunktionen, die an sich fast individuationsfrei sind und doch zu Inhalten von höchster Individualität führen, bleibt für die Psychologie des Todes nicht ohne Folgen. Wir sind so daran gewöhnt, das individuell Bedeutende in den Bereichen relativ großer Freiheit zu suchen, daß der Tod als Ergebnis der stärksten biologischen Macht uns zugleich als jeglicher Individualität ermangelnd erschien. Aber Rilke (1903) schrieb in einem — wie man sagen könnte — Gebet des Zwanzigsten Jahrhunderts:

Oh Herr, gib jedem seinen eigenen Tod,
das Sterben, das aus jenem Leben geht,
darin er Liebe hatte, Sinn und Not.
Denn wir sind nur die Schale und das Blatt.
Der große Tod, den jeder in sich hat,
das ist die Frucht, um die sich alles dreht.

HERR: wir sind ärmer, denn die armen Tiere,
die ihres Todes enden, wenn auch blind,
weil wir noch alle ungestorben sind.

Denn dieses macht das Sterben fremd und schwer,
daß es nicht unser Tod ist; einer, der
uns endlich nimmt, nur weil wir keinen reifen:
drum geht ein Sturm, uns alle abzustreifen.

In der Sprache des Dichters ist in diesen Versen viel gesagt, das zur Orthothanasie gehört. Es gibt eine biologische Richtung, ein Gesetz, eine Notwendigkeit oder wie man es nennen will, etwas, das den Tod unausweichlich macht. Der Tod kann ebensowenig wie andere biologische Mächte von der Individualität unberührt bleiben, die sich ihm unterwirft. In gewissem Sinne könnte man sagen: wir brauchen nicht zu Gott um unseren eigenen Tod beten, da es gar keine andere Möglichkeit gibt; aber Rilke hat insofern recht, als wir den Tod nicht als ein Ereignis sehen, das wir zur Reife gebracht haben (oder, wie er in einem anderen Gedicht sagt, ein Ereignis, das wir zur Welt bringen), sondern als eines, das uns hinwegnimmt.

Wir dürfen weder Rilke noch einer wissenschaftlichen Orthothanasie eine besondere Sehnsucht nach dem Tod unterstellen. Auch ein als sinnvoll und notwendig erkanntes Geschehen kann vom Ich mit aller Kraft bekämpft und hinausgezögert werden. In Rilkes Gedicht spürt man natürlich Todesangst. Tatsächlich hörte Rilke auch auf, vom Tod zu sprechen, sobald er sich von ihm gezeichnet fühlte — lange bevor sein Arzt die fatale Diagnose stellte (von Salis, 1936).

Ein ähnlicher Rückzug vor dem Wort „Tod" in jedem Zusammenhang wurde auch bei Goethe demonstriert (Simon 1949; siehe auch die zusammenhängende Darstellung bei Susman 1954); das Phänomen ist vielleicht sogar die häufigste sichtbare Reaktion auf das Gefühl eines veränderten Verhältnisses zum Tod. Als Rilke das zitierte Gedicht schrieb, war der Tod — trotz allen Schwelgens in der Bildwelt des Todes zu dieser Zeit — für ihn noch eine Abstraktion. Wenn man erstmals ahnte, daß einen der erste Streich getroffen hat, gewinnt der Tod erst die wesentlich neue Qualität der Konkretheit. Eine Orthothanasie hätte die Aufgabe, das jetzt erfolgende (und bei Goethe so überdeutliche) Zurückweichen zu verhüten, indem sie den Menschen für die Auseinandersetzung mit der nun konkreten Realität des Todes gestählt hätte. Eine Möglichkeit, aber gewiß nicht die einzige, hat Heidegger in seiner Ontologie mit der „Freiheit zum Tode" angedeutet.

Rilkes persönliches Motiv für die Abfassung des zitierten Gedichtes bestand offenbar darin, daß er die Todesvorstellung ichsynton machen wollte. Als rein biologisches Ereignis ist der Tod „kalt und schwer", aber der Mensch, der seinen eigenen Tod stirbt, hat das sonst Fremde integriert: der persönliche Tod wird zur Aufgabe, wie Rilke (1903/10) in den „Tagebüchern des Malte Laurids Brigge so zart andeutete: „Dieses ausgezeichnete Hôtel", schreibt er aus dem ältesten Pariser Krankenhaus, „ist sehr alt. Selbst zur Zeit König Chlodwigs sind in einer Anzahl von Betten Leute gestorben. Heute sterben sie hier in 559 Betten. Natürlich fabriksmäßig. Wo die Produktion so enorm ist, wird ein individueller Tod nicht so nett ausgeführt; aber am Ende macht das nichts aus. Was zählt, ist die Quantität. Wer schert sich heute um einen schön polierten Tod? Niemand. Sogar die Reichen, die sich schließlich den Luxus eines Todes in feinster Ausführung leisten könnten, werden langsam achtlos und gleichgültig, der Wunsch nach einem eigenen Tod wird immer seltener ... Man stirbt, wie's gerade kommt, man stirbt den Tod, der zur Krankheit gehört, die man hat (denn seit man alle Krankheiten kennengelernt hat, weiß man auch, daß die verschiedenen tödlichen Ausgänge zu den Krankheiten und nicht zu den Leuten gehören, und der kranke Mensch hat sozusagen nichts zu tun)."

Hier werden schmachvoller und edler Tod einander gegenübergestellt. Als Anhängsel einer Krankheit und in der Masse wie im Hôtel-Dieu von Paris, in einer Totenfabrik, zu sterben und vielleicht nicht einmal die Ankunft des Todes zu erkennen, ist anscheinend schimpflich. Dagegen ist ein Tod wie der von Maltes Großvater (Rilke beschreibt auf den folgenden Seiten, wie der alte Kammerherr Brigge zwei Monate lang alles in Atem hielt, weil er soviel Zeit zum Sterben brauchte) von dieser Schmach befreit. Rilkes Vorstellung vom Tod als Kastration ist sehr auffällig; die übermäßige Kastrationsangst verrät sich in der Symbolik seiner Dichtung. Die unbewußte Gleichung hinter dem Gebet um den eigenen Tod lautet wohl: Wenn ich schon kastriert werden muß, dann zu meinen Bedingungen und auf meine persönliche Art. Diese Art von Gleichung ist bei Neurotikern, die für solche Ängste besonders anfällig sind, nicht selten. Tod in der Schlacht oder nach heroischem Widerstand wird dann eine Lieblingsphantasie, die die Schande der Kastration wettmacht und immerhin soviel soziale Anerkennung findet, daß der Schlachtentod den Soldaten automatisch zum Helden macht. Dabei ist die Rückwirkung äußerer Umstände auf die Phänomenologie des Todes beachtenswert. In gewisser Hinsicht ist sie das Gegenteil von Rilkes Auffassung. Denn hier wird — unabhängig von der persönlich-subjektiven Form des Todes im Einzelfall — eine Gruppe von Faktoren, die mit dem Tod als solchem nichts zu tun haben, willkürlich in den Status von Merkmalen dieses Todes erhoben. Immerhin ist diese Einbeziehung des Peripheren in das Wesentliche vielleicht ein erster Schritt zur Individuation des Todes. Die Idee des individuellen Todes hat nicht selten in den Phantasien, mit denen die Zeitgenossen den Tod hervorragender Persönlichkeiten einkleiden, gewisse Spuren hinterlassen. Die letzten Worte, die man fälschlich Goethe in den Mund legt, sind wirklich ein Abglanz seines Lebens, und wenn Goethe die Wahl gehabt hätte, zu diesem Anlaß zwei Worte voll symbolischer Bedeutung zu suchen, die sein Leben so dramatisch wie möglich beschließen, hätte er keine bessere Wahl als die Urheber der Legende treffen können. Indirekt drückt also die schmückende Legende die Sehnsucht nach einem individuell gestalteten Tod aus.

Ich möchte hier eine Beobachtung einfügen, die mir als besonders geeignetes Beispiel für die Idee des individuellen Todes auffiel. Ein feinfühliger und intuitiv begabter Kunsthistoriker, Fr. G. Grossmann, war immer wieder vom Anblick eines bestimmten Portraits von Velasquez beeindruckt. Er hatte das Gefühl, der Gegenstand des Portraits, ein Kind, müsse bald nach der Vollendung des Bildes gestorben sein. Grossmann gewann seinen Eindruck — dessen Quelle nicht in Worte zu kleiden ist — aus dem Gesichtsausdruck des Kindes. Der Infant Philipp Prosper, um den es sich handelt, ist in der für Valesquez bei den Mitgliedern der Kaiserlichen Familie, besonders der Kinder, typischen Manier abgebildet. Der Infant steht aufrecht, ruhig und offiziell und stützt den rechten Arm voll Würde auf einen Stuhlrücken. Pose und Erscheinung sind charakteristisch; das Gesicht ist blaß, die Augen melancholisch. In Wirklichkeit war der Infant zur Entstehungszeit des Bildes erst zwei Jahre alt und starb mit vier (Justi 1888). Der Künstler starb ein Jahr nach der Vollendung des Portraits. War er selbst für die sanften Vorboten des Todes sensibilisiert, die hier im Antlitz eines Kindes

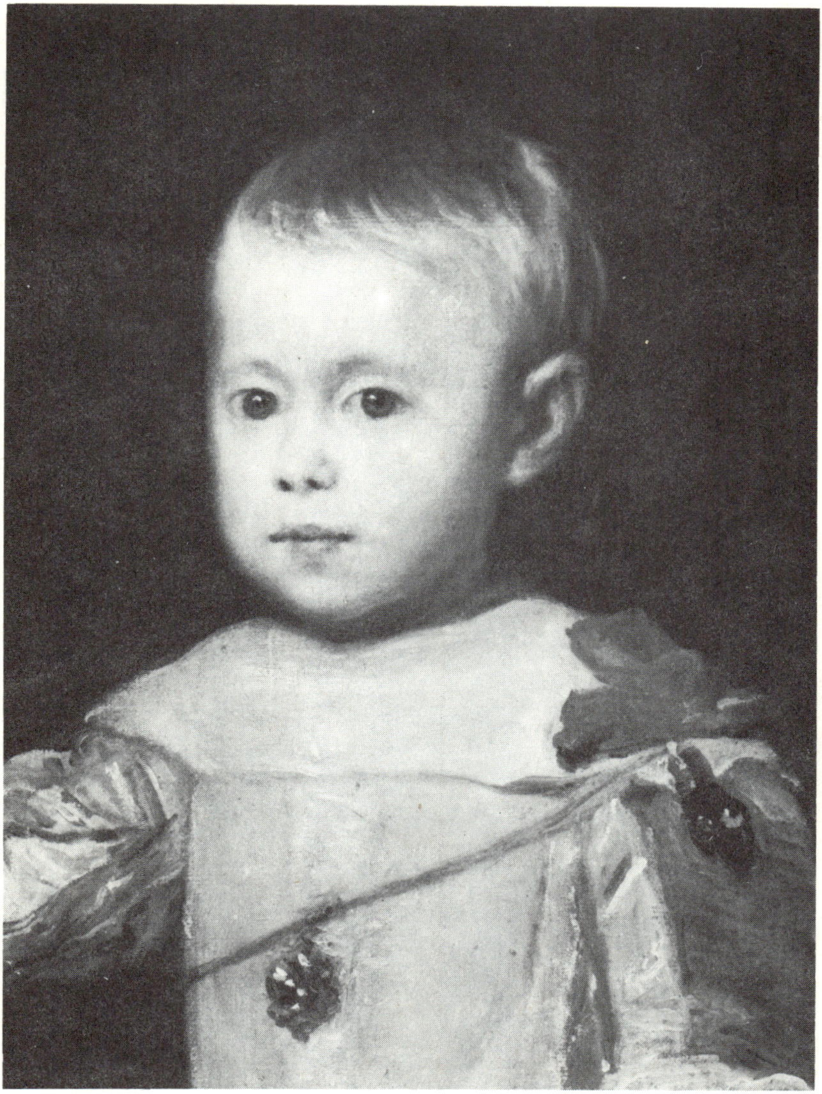

Kunsthistorisches Museum, Wien

Infant Philipp Prosper, von Velazquez

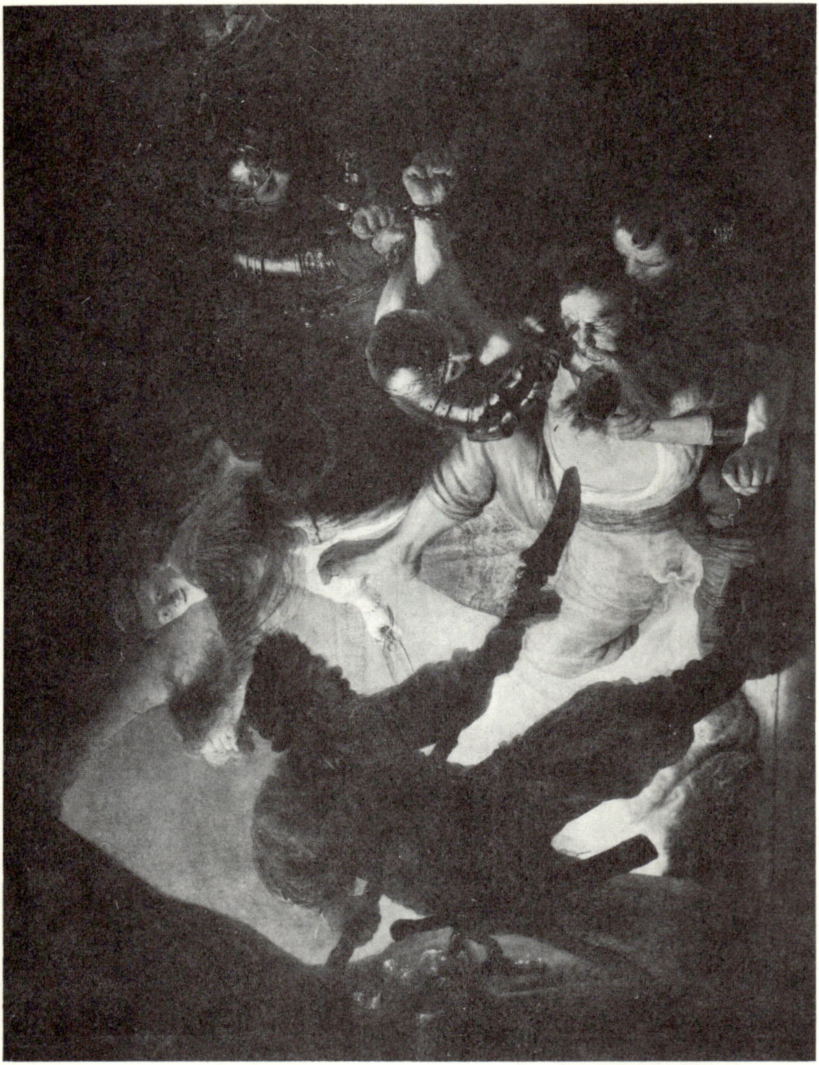

Städelsches Kunstinstitut, Frankfurt am Main

Samsons Gefangennahme und Blendung durch die Philister

erscheinen? Wie erstaunlich ist es, daß der Kopf eines Kindes so gemalt werden kann, daß dreihundert Jahre später ein intuitiver Geist aus den Augen zu lesen vermag: „Dieses Kind wird bald sterben."

8. Über Grundprinzipien der Orthothanasie

Wenn man die Idee eines individuierten Todes in alle Konsequenzen verfolgt, kann man auf entlegene Gebiete geraten. Rilke beschrieb 1914 in einem Brief seine Gedanken beim Anblick von Rembrandts Gemälde „Gefangenschaft und Blendung des Samson durch die Philister" aus dem Jahre 1636; damals war Rembrandt dreißig Jahre alt und hatte einen kritischen Punkt seines Lebens erreicht. Es lohnt sich, einen Augenblick gewisser Merkmale des Bildes zu gedenken, um Rilkes Reaktion darauf besser zu verstehen.

Das geschilderte Ereignis ist in seiner vollen, nackten Brutalität und mit einem unglaublichen Realismus der körperlichen und psychologischen Details dargestellt. Samson wird von fünf Soldaten überwältigt, gekettet und niedergehalten; während er geblendet wird, reißt man an seinem Barte. Jeder der fünf beteiligten Soldaten scheint seinen persönlichen sadistischen Impulsen zu folgen. Dennoch bewahrt die Gruppe ihre Einheit durch das Gesamtthema der Stärke, die von der Schurkerei der Schwachen überwältigt wird. Delila eilt zum Zelteingang und wendet den Kopf, um Samson nochmals besiegt zu sehen. In der Linken hält sie sein Haar, in der Rechten die verräterische Schere. Ihr Antlitz zeigt Triumph, Grauen und erotische Erregung in einer Mischung, die nur Rembrandt in einem menschlichen Gesicht wiedergeben konnte. Ihr Blick ist spähend, die Lippen halb geöffnet. Samson windet sich voll Schmerz am Boden und wird von einem Soldaten von unten festgehalten. Der rechte Arm, erhoben zum Schlag, wird durch den Philister, der ihn fesselt, aufgehalten. Das rechte Auge wird mit dem Dolch des Soldaten ausgestochen, der ihn am Barte reißt. Die Zehen des rechten Fußes, der fast genau die Bildmitte einnimmt, krümmen sich im Schmerz. Er ist ein bärenstarker Mann, hat aber den Zenit seiner Männlichkeit schon überschritten. Er muß über fünfzig sein. Sein Gesicht wirkt grob, und dieser Ausdruck wird durch akuten Schmerz vertieft. Delila sieht jung und reizvoll aus. Die Motive der sexuellen Ambivalenz des Weibes, der Anziehung und Abstoßung, der resultierenden Rachsucht, und das Thema der männlichen sexuellen Arroganz, die weiblicher List unterliegt, bilden den psychologischen Hintergrund. Das Kastrationsthema ist kaum je so eindringlich dargestellt worden, anschaulich bis zur äußersten Grenze des ästhetisch Vertretbaren. Bart, Augen und Haar sind sämtlich wohlbekannte Symbole. Das Bild zeigt die Kastration eines Vaterersatzes, zuerst durch einen jungen, verführerischen Mutterersatz, dann durch fünf Söhne, und das alles in einer Szene. Rembrandt selbst hatte drei ältere Brüder und eine ältere Schwester (Hofstede de Groot 1906). Seine jüngere Schwester war das Modell für die Gestalt der Delila in einem früheren Gemälde (Brown 1907). Trotz der Brutalität, um nicht zu sagen Rohheit des kompromißlosen Realismus im Detail, gerät jedoch das Gemälde als ganzes nie in Gefahr, dem Betrachter Abscheu und Grauen einzuflößen. Es bleibt immer auf sublime Weise schön.

Nach dieser Vorbemerkung wollen wir zu Rilke zurückkehren, der sich über das Gemälde äußerte und 1914 schrieb:

„... mir hats zu denken gegeben neulich, wie die äußerste Kunst das Grausamste unschuldig macht. Sehen Sie doch nur diesen Strom glücklichsten Lichts, der hereindringt, um die wahnsinnigste Gewalt an den hellsten Tag zu reißen: wer einen Märtyrer so darstellte, der hätte den erhabensten Geist auf seiner Seite —, aber hier geschieht ein Verbrechen, und das Bild lehnt sich nicht dagegen auf, das Bild umfaßt es wie Natur und die seligen Farben hinter dem unerhört schmerzvollen Fuß hören nicht auf, selig zu sein.

Was ist das? Gibt es im Leben ähnliches? Gibt es Herzverhältnisse, die das Grausamste einschließen, um der Vollzähligkeit willen, weil die Welt doch erst Welt war, wenn *Alles* darin geschieht, ich konnte mir Gott immer nur als Den denken, der *alles* zuläßt, dem fortwährend das ganze unerschöpfliche Geschehn abgewandelt gegenübersteht. Wer das jetzt durchaus wüßte, wie müßte der unbeirrt sein." (An Marianne von Goldschmidt-Rothschild am 5. Dezember 1914.) Ausgehend vom artistischen Kosmos zieht Rilke einen Schluß über die wirkliche Welt. Eine durch und durch verbrecherische Tat kann eine Quelle der Schönheit werden, selbst wenn der Künstler sich kein einziges Detail des grauenhaften Geschehens erspart. Die Farbe schönen Lichts — und wirklich tauchte Rembrandt die gräßliche Szene in ein wunderbares Graublau — macht das Böse ungeschehen, und wenn der Geist von der Schönheit des Gemäldes durchdrungen ist, wird das Böse zum akzeptablen Teil der Menschenwelt. Dieselben brutalen Details wären ganz unproblematisch, wenn sie den Tod eines Märtyrers illustrierten. Doch Böses sollte Böses zeugen, nicht Schönheit.

Hier wird die Frage gestellt, die in dieser oder jener Form die größten christlichen Denker bewegte: wie kann die unwiderlegbare Existenz des Bösen mit der Vorstellung eines allmächtigen und allgütigen Gottes vereinbart werden? Rilke vollführt hier eine großartige Umkehrung und sagt, daß alles, was in der Welt geschieht, was sie zu dem macht, was sie ist, von vornherein zu ihr gehört, denn die ganze Welt ist Gottes Schöpfung, und daher ist nichts, auch nicht das Böse, aus ihr zu eliminieren. Der Gute, der das Böse mit aller Kraft bekämpft, und das Böse, das sich immer wieder erneuert und stark wie vor Jahrtausenden bleibt, gehören gleichermaßen und notwendig zu der von Gott gewollten und bejahten Welt. Dieser Gedanke kann von moralischen Opportunisten leicht mißbraucht werden, ist aber philosophisch alles andere als opportunistisch. Hier finden wir einen mutigen Versuch — dem viele ähnliche vorangingen — zur Heilung einer Wunde, die in der gesamten jüdisch-christlichen Mythologie und Geschichtsvorstellung offen blieb. Eine ausgefeilte und ansprechende Vorstellung von dem, was der Mensch ist, von seinen Tugenden und Schwächen, von seiner Herkunft und Bestimmung, von seiner Beschränktheit und der Höhe, die er dennoch erreichen kann, weil er als Bild Gottes geschaffen ist — diese Vision wurde von Generation zu Generation als rationales System und historische Darstellung, ausgeschmückt von Legende und Folklore, im abendländischen Kulturkreis weitergegeben.

Jedes Problem der menschlichen Natur scheint in diesem umfassenden System der Rechtfertigung und Erklärung der Aufgabe und Stellung des Menschen im Universum seinen Platz zu finden. Die Frommen fühlen dankbar, daß sie in diesem Riesenbau aus Ideen, Theorien, Bildern und Beschreibungen aufgehen können, die alle durch ihre Schönheit zu einer Einheit verschmelzen und die menschliche Phantasie ebenso ansprechen wie das Verlangen nach Leitung und Frieden. Doch dieser glänzende Triumph des Menschen beruht auf einem tragischen Ereignis, das eine erste, mit keinem folgenden Ereignis vergleichbare Wende herbeiführte, nämlich auf dem Sündenfall, der das Schicksal des Menschen in ein wesensverschiedenes Davor und Danach geteilt hat.

Vor dem Sündenfall war der Mensch gegen den Tod gefeit, unwissend und frei von Versagung. Nachher war er sterblich, wissend, und entbehrte. Doch diese tragische Wende, seit der es — wie wir lernten — menschliches Elend und Leid gibt, hat viel mehr als nur Elend in die Welt gebracht. Das Böse machte sich als Neid und Zerstörungswut breit und gebar jenes Meer der Leiden, das nur zum geringen Teil von der Geschichte überliefert wurde und meist ungeschildert und ungerächt blieb; aber das ist nicht alles: der Mensch wurde auch ein Wesen, das zur Liebe und Hilfsbereitschaft fähig ist und ein Gefühl für Schönheit entfalten kann. Hier legt der abendländische

Mensch die Hand in die große Wunde des Christentums: sollen wir glauben, daß die Kathedralen, die Verse, die Musik, die ungezählten Akte der Selbstlosigkeit, Barmherzigkeit und Aufopferung, die tiefe Freude an Bäumen und Blumen, am Himmel, die verzehrende Sehnsucht nach Gefährten — sollen wir glauben, daß alle diese Segnungen die Frucht von Adams Sündenfall sind, daß der Mensch ohne die Sünde Adams noch immer im Garten Eden wandeln würde? Beschäftigt womit? — meditierend, ob er doch, oder lieber doch nicht, vom Baum der Erkenntnis des Guten und Bösen essen sollte? Denn mehr gab ihm der Herr nicht zu tun, wenn er nicht sündig werden wollte. Wenn alles Übel aus dem Sündenfall folgt, dann danken wir ihm doch auch alles Gute, das wir lieben, denn im Paradies stand der Mensch jenseits von *beidem*. Doch dann — so lautet der Schluß — würde jedes vernünftige Wesen den Zustand nach dem Sündenfall vorziehen und der schrecklichen Folgen nicht achten, die der Mythos für Adams Entscheidungstat ausmalt; in einer Zeile der „Nachtgedanken" von Young heißt es so schön: „Death gives us more than was in Eden lost" [Ungefähr: So viele Gaben sind mit Eden uns verloren, doch reichere gewährt der Tod; Anm. d. Ü.]. So erscheint uns Adam als der eine, der größer als sein Schöpfer war. Hinter den Büßerlumpen des reuigen Sünders tritt die Gestalt des Prometheus ans Licht. Solche Folgen waren für den sensitiven und Gott liebenden Dichter nicht erträglich; er gab Gott den ihm gebührenden Platz zurück — die Rolle des Schöpfers der ganzen Welt und damit auch des Todes.
Der Mythos vom Sündenfall ist hier so wichtig, weil der christliche Glaube zum Schluß zwingt, daß „die Unsterblichkeit Adams ... ihm gewährt worden wäre, wenn der die an Gottes Versprechen geknüpften Bedingungen erfüllt hätte" (Smith 1949) oder, nach den Worten von Paulus, „durch einen Mann die Sünde in die Welt kam, der Tod der Sünde folgte und so auf alle Menschen übergriff, denn alle Menschen sündigten". Die Gleichsetzung von Sünde und Tod zerstört das tiefste Band des Menschen zur Natur. Sie bedeutet, daß der göttliche Wille alles Lebende zum Untergang verurteilt hat, während der Mensch als einzige Ausnahme eines Gesetzes vorgesehen war, das überhaupt erst das Leben ermöglicht. Wenn der Tod tatsächlich eine Folge bösen Tuns wäre, käme dem Menschen eine isolierte Stellung außerhalb der Natur zu, und er wäre nicht ein Endprodukt einer langen Entwicklung, die schließlich zu einer mit unvergleichlichen Fähigkeiten begabten Struktur geführt hat. Er wäre ein verurteilter Sünder, der nur zur Strafe für seine ruchlose Tat ins Reich der Natur verstoßen wurde. Als Ausgleich für diesen Makel bietet das Christentum dem Menschen, der sich an das göttliche Gebot hält, die Aussicht auf einen künftigen Zustand, der dem paradiesischen vor dem Sündenfall fast gleichkommt.

So inakzeptabel es ist, daß eine höhere Macht jemals den Menschen nach ihrem Bilde geschaffen haben soll, um ihn dann in einen Garten Eden zu sperren, so erfreulich klingt es, daß der Mensch in ferner Zukunft in einen Zustand ewiger Seligkeit gelangen soll. Was wäre wünschenswerter, als daß der Mensch nach all seiner Mühe und Plage, seinen Kämpfen und Konflikten und seinen Enttäuschungen endlich den gerechten Lohn in Form einer letzten und ewigen Synthese empfange, die mit der Seligkeit ausgestattet ist, von der er auf seinem Erdenweg so wenig kosten darf. Doch abermals würde man der göttlichen Macht so viel Gutmütigkeit und Weisheit zutrauen, diese Synthese der ganzen Menschheit zu gönnen und nicht selbst dem menschlichen Zwang zu unterliegen, alles und jedes als gut oder böse zu klassifizieren.

Die Orthothanasie muß die tröstliche Illusion des ewigen Lebens zerstören, gibt aber dem Tod seine Stellung außerhalb von gut und böse zurück. Der Tod wird zum natürlichen Vorgang, der zwar nicht vom unbewußten Teil der Persönlichkeit, aber immerhin von der Vernunft erfaßt werden kann.

Die Orthothanasie wird — wie die meisten Wissenschaften — das Leben in mancher Hinsicht leichter, in anderer schwieriger machen. Ihr Hauptzweck kann nicht Trost sein, sondern nur die Hilfestellung beim Erkennen der Realität. Die Realität ist immer — und ganz besonders in diesem Fall — kompliziert, ernst und schwer auszuhalten. Man kann die Inhalte nicht vorhersagen, die die Orthothanasie lehren wird. Vielleicht schafft sie größere Klarheit über den Schrecken des Todes als jede frühere Lehre, vielleicht sind ihre Ergebnisse auch ganz anders. Geht man von früheren Erkenntnissen der Psychologie als Modell aus, so würde sich wahrscheinlich ergeben, daß der Tod sich trotz seiner Monotonie hinsichtlich der körperlichen Folgen doch als eine jener biologischen Formen erweist, die der Individuation in hohem Maße zugänglich sind. Weil hinter dem Tod die stärkste biologische Kraft des menschlichen Universums steht, und weil das Ich ihm deshalb auch am wenigsten gewachsen ist, bildet der Tod die größte Herausforderung und damit vielleicht den einen großen Anlaß, bei dem die Individualität sich zu ihrer differenziertesten Gestalt aufschwingen kann. Ob diese Gestalt ein Bild des Grauens oder der Harmonie sein würde, heißt eine falsche Frage stellen.

Die Orthothanasie wird dem Individuum auf seinem eigenen Weg zum letzten Ende helfen. Dieser Weg wird vor allem eine Synthese der Vergangenheit des Individuums und der objektiven Bedeutung des Todes sein. Wie Jaspers (1919) schrieb: „Der Tod ist zugleich eine universelle Befindlichkeit der Welt und eine spezifisch individuelle.“ Ein allgemeingültiges Modell der

Orthothanasie wird sein Bezugssystem aus mehreren Quellen gewinnen. Es wird die Persönlichkeit des sterbenden Menschen berücksichtigen müssen, seine Lebensgeschichte, seinen biologischen Zustand, seinen Zukunftssinn, die ihn umgebende Kultur, und nicht zuletzt seine Verantwortung gegenüber den Zeitgenossen und der Nachwelt. Innerhalb all dieser variablen Faktoren wird jedoch noch etwas übrig bleiben, das universelle Geltung hat.

Die Orthothanasie wird das Individuum daran zu hindern trachten, sich dem Ereignis des Todes in einem illusionistischen Zustand zu nähern, gleichgültig ob die Illusionen der historischen Tradition entspringen oder individuell erworben wurden. Der Mensch hat schon oft der Wahrheit tapfer die Stirn geboten; die Wahrheit über den Tod könnte den größten Mut erfordern. Doch die Wahrheit, so bitter sie sein kann, erweitert das menschliche Selbst und hat es schon oft getan — und der Mensch, einer weiteren Leugnung ledig, mag sich des gewonnenen Spielraums freuen, obwohl er die Unbarmherzigkeit der Realität, von der er ein Teil ist, anerkennt. Der Mythos der griechischen Antike, daß der Mensch aus dem Blut der Titanen geschaffen sei (Guthrie 1935), mag der psychologischen Wahrheit nähergekommen sein als jener andere, wonach er aus Staub gemacht wurde.

Bibliographie

Aichhorn, August
(1925), Wayward Youth. New York: Viking Press, 1939, pp. xiii + 236. [Verwahrloste Jugend. Wien 1925.]

Alexander, Franz and *French, Thomas M.*
(1946), Psychoanalytic Therapy. New York: Ronald Press Co., pp. xiii.+353.
— and *Staub, Hugo* (1929), The Criminal, the Judge and the Public. New York: The Macmillan Co., 1931, pp. xx + 238.

Anthony, Sylvia
(1940), The Child's Discovery of Death. London: Kegan Paul, pp. xvi.+231.

Augustinus: Confessiones,
zitiert nach den Übersetzungen von William Watts, Harvard University Press, und F. J. Sheed, New York: Sheed & Ward.

Bergler, Edmund and *Róheim, Géza*
(1946), Psychology of Time Perception. Psychoanalytic Quarterly, 15:190—206.

Bernfeld, Siegfried and *Feitelberg, Sergei*
(1930), The Principle of Entropy and the Death Instinct. International Journal of Psycho-Analysis, 12:61-68, 1931.

Bettelheim, Bruno
(1943), Individual and Mass Behaviour in Extreme Situations. Journal of Abnormal and Social Psychology, 38:417-452.

Bibring, Edward
(1936), The Development and Problems of the Theory of the Instincts. International Journal of Psycho-Analysis, 22:102-131.
— (1943), The Conception of the Repetition Compulsion. Psychoanalytic Quarterly, 12:486-519.

Bloch, Oscar
(o. J.), Vom Tode. Stuttgart: Junker Verlag, pp. 562.

Boas, George
(1950), The Acceptance of Time. University of California Publications in Philosophy, 16:249-270.

Bonaparte, Marie
(1938), Time and the Unconscious. International Journal of Psycho-Analysis, 21:427-468.

Boring, Lucy D. and *Edwin, G.*
(1917), Temporal Judgments After Sleep; pp. 255—279 in Studies in Psychology. Worcester, Mass.: Louis N. Wilson, pp. 337.

Bornstein, Berta
(1948) Emotional Barriers in the Understanding and Treatment of Young Children. American Journal of Orthopsychiatry, 28:691-697.

Bradley, A. C.
(1904), Shakespearean Tragedy. London: Macmillan, pp. xi + 498.

Bromberg, Walter and *Schilder, Paul*
(1936), The Attitude of Psychoneurotics towards Death. Psychoanalytic Review, 23:1-25.

Brooks, Cleanth
(1947), The Well Wrought Urn. New York: Reynal & Hitchcock, pp. xi + 270.
Brown, G. Baldwin
(1907), Rembrandt. London: Duckworth, 1907, pp. xi + 341.
Brun, Rudolf
(1953), Über Freuds Hypothese vom Todestrieb. Psyche, 7:81-111.
Brunswik, Egon
(1929), Zur Entwicklung der Albedowahrnehmung. Zeitschrift für Psychologie, 109:40-115.
— (1934), Wahrnehmung und Gegenstandswelt. Wien: Deuticke, pp. xi + 244.
— (1947), Systematic and Representative Design of Psychological Experiments. University of California Syllabus Series No. 304. Berkeley and Los Angeles: University of California Press, pp. vi + 60.
Brush, Edward N.
(1930), Observations on the Temporal Judgment during Sleep. American Journal of Psychology, 42:408-411.

Coleman, Rose W., Kris, Ernst and *Provence, Sally*
(1953), The Study of Variations of Early Parental Attitudes. The Psychoanalytic Study of the Child, 8:20-47. New York: International Universities Press.

Davidson, Henry A.
(1952), Forensic Psychiatry. New York: Ronald Press, pp. vii + 398.
Deutsch, Felix
(1936), Euthanasia: A Clinical Study. Psychoanalytic Quarterly, 5:347-368.
— (1949), Applied Psychoanalysis. New York: Grune & Stratton, pp. 244.
Deutsch, Helene
(1930), The Significance of Masochism in the Mental Life of Women. International Journal of Psycho-Analysis, 11:48-60.
— (1933), Homosexuality in Women. International Journal of Psycho-Analysis, 14:34-56.
Doflein, Franz
(1919), Das Problem des Todes und der Unsterblichkeit bei den Pflanzen und Tieren. Jena: Fischer, pp. 119.

Ehrenberg, Rudolf
(1923), Theoretische Biologie. Berlin: Springer, pp. 348.
— (1946), Der Lebensablauf. Heidelberg: Lambert Schneider, pp. 274.
Euripides: Alcestis
The Complete Greek Drama, Vol. I, translated by Richard Aldington. New York: Random House, 1938

Federn, Paul
(1929), Selbstmordprophylaxe in der Analyse. Zeitschrift für psychoanalytische Pädagogik, 3:379-389.
— (1930), The Reality of the Death Instinct Especially in Melancholia. Psychoanalytic Review, 19:129-151.

Fenichel, Otto
(1939), The Counter-Phobic Attitude. International Journal of Psycho-Analysis, 20:263-274.
— (1942), Neurotic Disturbances of Sleep. International Journal of Psycho-Analysis, 23:62-64.
Ferenczi, Sandor
(1924), Thalassa: A Theory of Genitality. New York: Psychoanalytic Quaterly, Inc. 1938, pp. 110.
Fliess, Robert
(1953), Countertransference and Counteridentification. Journal of the American Psychoanalytic Association, 1:268-284.
Ford, Clellan S. and *Beach, Frank A.*
(1951), Patterns of Sexual Behavior. New York: Harper, pp. viii + 307.
Freud, Anna
(1936), The Ego and the Mechanisms of Defense. New York: International Universities Press, 1946, pp. x + 196.
Das Ich und die Abwehrmechanismen. Wien 1936.
— (1950), On Sleeping Disturbances, paper read at Clark University, Worcester, Mass., on April 21, 1950.
Freud, Sigmund.
Die zitierten Texte sind in den „Gesammelten Werken" (18 Bände; London: Imago Publishing Co. und Frankfurt a. M.: S. Fischer) enthalten.
— (1893c) Quelques considérations pour une étude comparative des paralysies motrices organiques et hystériques. (I:37.)
— (1900a) Die Traumdeutung. (Bd. II/III.)
— (1905c) Der Witz und seine Beziehung zum Unbewußten. (Bd. VI.)
— (1905d) Drei Abhandlungen zur Sexualtheorie. (V:27.)
— (1909a) Allgemeines über den hysterischen Anfall. (VII:233.)
— (1909c) Der Familienroman der Neurotiker. (VII:225.)
— (1909d) Bemerkungen über einen Fall von Zwangsneurose. (VII:379.)
— (1912—13) Totem und Tabu. (Bd. IX.)
— (1913f) Das Motiv der Kästchenwahl. (X:23.)
— (1914c) Zur Einführung des Narzißmus. (X:137.)
— (1915a) Bemerkungen über die Übertragungsliebe. (X:305.)
— (1915b) Zeitgemäßes über Krieg und Tod. (X:323.)
— (1915c) Triebe und Triebschicksale. (X:209.)
— (1917a) Eine Schwierigkeit der Psychoanalyse. (XII:1.)
— (1917b) Eine Kindheitserinnerung aus ‚Dichtung und Wahrheit'. (XII:13)
— (1917e) Trauer und Melancholie. (X:427.)
— (1918b) Aus der Geschichte einer infantilen Neurose. (XII:27.)
— (1920a) Über die Psychogenese eines Falles von weiblicher Homosexualität.
— (1920g) Jenseits des Lustprinzips. (XIII:1.)
(XII:269.)
— (1921c) Massenpsychologie und Ich-Analyse. (XIII:71).
— (1923b) Das Ich und das Es. (XIII:235.)
— (1924c) Das ökonomische Problem des Masochismus. (XIII:369.)
— (1924d) Der Untergang des Ödipuskomplexes. (XIII:393.)
— (1930a) Das Unbehagen in der Kultur. (XIV:419.)

— (1933a) Neue Folge der Vorlesungen zur Einführung in die Psychoanalyse. (Bd. XV.)
— (1937c) Die endliche und die unendliche Analyse. (XVI:57.)
— (1940a) Abriß der Psychoanalyse. (XVII:63.)

Friedlander, Kate
(1940), On the „Longing to Die." International Journal of Psycho-Analysis, 21:416-426.

Gill, A. Morton
(1947), Pain and the Healing of Peptic Ulcers. Lancet, March 8, 1947, pp. 291-294.

Goddard, Harold C.
(1951), The Meaning of Shakespeare. Chicago: The University of Chicago Press, pp. xii + 691.

Goette, Alexander
(1883), Über den Ursprung des Todes. Hamburg and Leipzig: Leopold Voss, pp. 81.

Goetz, Bruno
(1952), Erinnerungen an Sigmund Freud. Neue Schweizer Rundschau, 20:3-11.

Graber, Gustav Hans
(1930), Zeugung, Geburt und Tod. Baden-Baden: Merlin Verlag, pp. 180.

Grotjahn, Martin
(1942), The Process of Awakening. Psychoanalytic Review, 29:1-19.

Guthrie, W. K. C.
(1935), Orpheus and Greek Religion. London: Methuen, pp. xix + 287.

Guttmacher, Manfred S. and *Weihofen, Henry*
(1952), Psychiatry and the Law. New York: Norton, pp. viii + 476.

Hartmann, Heinz
(1939), Ich-Psychologie und Anpassungsproblem. Internationale Zeitschrift für Psychoanalyse und Imago, 24:62-135.
— (1947), On Rational and Irrational Action. Psychoanalysis and the Social Sciences, 1:359-392. New York: International Universities Press.
— (1948), Comments on the Psychoanalytic Theory of Instinctual Drives. Psychoanalytic Quarterly, 17:368-388.
— (1950), Comments on the Psychoanalytic Theory of the Ego. The Psychoanalytic Study of the Child, 5:74-96. New York: International Universities Press.
— (1953), Contribution to the Metapsychology of Schizophrenia. The Psychoanalytic Study of the Child, 8:177-198. New York: International Universities Press.
— *Kris, Ernst* and *Loewenstein, Rudolph M.* (1946), Comments on the Formation of Psychic Structure. The Psychoanalytic Study of the Child, 2:11-38. New York: International Universities Press.

Hartmann, Max
(1906), Tod und Fortpflanzung. München: Ernst Reinhardt, pp. 37.

Heidegger, Martin
(1927), Sein und Zeit. Halle: Max Niemager, pp. xi + 438.
Heim, Karl
(1949), Christian Faith and Natural Science. New York: Harper, pp. 256.
Hofstede de Groot, C.
(1906), Die Urkunden über Rembrandt. Quellenstudien zur holländischen Kunstgeschichte, Vol. 3. Haag: Martinus Nijhoff.
Husserl, Edmund
(1905-1910), Vorlesungen zur Phänomenologie des inneren Zeitbewusstseins, hrsg. von Martin Heidegger. Halle: Niemager, 1928, pp. v + 367-496.
— (1913), Ideen zu einer reinen Phänomenologie und phänomenologischen Philosophie. Allgemeine Einführung in die reine Phänomenologie, Bd. I. Haag: Martinus Nijhoff, 1950, pp. xvi + 483.

Jacobson, Edith
(1953), The Affects and Their Pleasure-Unpleasure Qualities in Relation to the Psychic Discharge Process, pp. 38-66 in Drives, Affects, Behavoir, ed. by Rudolph M. Loewenstein. New York: International Universities Press, pp. 399.
Jahoda, Ernst
(1948), Sterben und Sterben Lassen. Wien: Selbstverlag, pp. 39.
Jankélévitch, S.
(1910), La mort et l'immortalité d'après les données de la biologie. Revue Philosophique, 69:358-380.
Jaspers, Karl
(1919), Psychologie der Weltanschauungen. Berlin: Springer, 1925, pp. xiii + 486.
Jones, Ernest
(1911), On „Dying Together." Essays in Applied Psycho-Analysis, 1:9-15. London: Hogarth Press, 1951.
— (1912), An Unusual Case of Dying Together. Essays in Applied Psycho-Analysis, 1:16-21. London: Hogarth Press, 1951.
— (1924), Mother-Right and the Sexual Ignorance of Savages. Essays in Applied Psycho-Analysis, 2:145-173. London: Hogarth Press, 1951.
— (1927a) The Early Development of Female Sexuality, pp. 438-451 in Papers on Psycho-Analysis. Baltimore: Williams & Wilkins, 5th ed. 1948, pp. vii + 504.
— (1927b), Discussion on Lay Analysis. International Journal of Psycho-Analysis, 8:174-198.
Jung, C. G.
(1910), Über Konflikte der kindlichen Seele. Jahrbuch für psychoanalytische und psychopathologische Forschungen, 2:33-58. Revidierte Ausgabe in: Psychic Conflicts in a Child, pp. 8-35 in The Development of Personality. New York: Pantheon Books, 1954, pp. viii + 235.
Justi, Carl
(1888), Diego Valesquez und sein Jahrhundert, 2 Bde. Bonn: Max Cohen.

Kammerer, Paul
(1923) Tod und Unsterblichkeit. Stuttgart: Moritz, pp. viii + 122.

Keiser, Sylvan
(1949), The Fear of Sexual Passivity in the Masochist. International Journal of Psycho-Analysis, 18:162-171.

Keller, Gottfried
Der Landvogt von Greifensee. Züricher Novellen, Vol. VI. Stuttgart, Berlin: I. G. Kottasch, 1912.

Kelsen, Hans
(1943), Society and Nature. Chicago: University of Chicago Press, pp. viii + 391.

Kris, Ernst
(1939), On Inspiration, pp. 291-302 in Psychoanalytic Explorations in Art. New York: International Universities Press, 1952, pp. 358.

Lessing, Gotthold Ephraim
Brief an Johann Joachim Eschenburg am 31. Dezember 1777. Lessings Werke, 1:47. Auswahl hrsg. v. Julius Petersen et al. Berlin: Bong, o. J.

Lipschütz, Alexander
(1915), Allgemeine Physiologie des Todes. Braunschweig: Vieweg, pp. viii + 184.

Mann, Thomas
(1949), Die Entstehung des Doktor Faustus: Roman eines Romans. Amsterdam: Bermann-Fischer, pp. 204.

Mauthner, Fritz
(1922-1924), Der Atheismus und seine Geschichte im Abendlande, 4 Vols. Stuttgart, Berlin: Deutsche Verlagsanstalt.

Mead, George Herbert
(1932), The Philosophy of the Present. Chicago, London: Open Court Publishing Co., pp. xv + 199.

Menninger, Karl A.
(1938), Man Against Himself. New York: Harcourt, Brace, pp. xii + 485.

Merlan, Philip
(1947), Time Consciousness in Husserl and Heidegger. Philosophy and Phenomenological Research, 8:23-54.

Montgomery, Thos. H.
(1906), On Reproduction, Animal Life Cycles and the Biographical Unit. Transactions of the Texas Academy of Sciences, 9:75-94.

Mühlmann, M.
(1910), Das Altern und der physiologische Tod. Sammlung anatomischer und physiologischer Vorträge und Aufsätze, No. 11, ed. by E. Gaupp and W. Nagel. Jena: Fischer.

— (1914), Beitrag zur Frage nach der Ursache des Todes. Virchow's Archiv, 215:1-77.

Müller-Freienfels, Richard
(1920), Psychologie der Kunst, Vol. 1. Leipzig: Teubner, 1922, pp. vii + 248.

Muir, Kenneth
(1952), Some Freudian Interpretations of Shakespeare. Proceedings of the Leeds Philosophical Society (Literary and Historical Section), 7:43-52.

Needles, William
(1953), A Note on Orgastic Loss of Consciousness. Psychoanalytic Quarterly, 22:512-518.

Nietzsche, Friedrich
(1881/82), Die fröhliche Wissenschaft. Nietzsches Werke, Bd. VI. Leipzig: Kroener.

Nothnagel, Hermann
(1900), Das Sterben. Vienna: Moritz Perles, pp. 55 (Darin: Faksimile der Aufzeichnungen des Verfassers über seinen körperlichen Zustand wenige Stunden vor seinem Tode.)

Nunberg, Hermann
(1932), Allgemeine Neurosenlehre auf psychoanalytischer Grundlage. Bern: Huber.

Olden, Christine
(1953), On Adult Empathy with Children. The Psychoanalytic Study of the Child, 8:111-126. New York: International Universities Press.

Oparin, A. I.
(1936), The Origin of Life. New York: Dover Publications, 1953, pp. xxv + 270.

Park, Roswell
(1912), Thanatology. Journal of the American Medical Association, 58:1243-1246.

Parrot, Thomas Marc
(1949), Shakespearean Comedy. New York: Oxford University Press, pp. xi + 417.

Perroux, François
(1954), The Gift: Its Economic Meaning in Contemporary Capitalism. Diogenes, No. 6 (Spring), 1-21.

Pfister, Oscar
(1930), Schockdenken und Schockphantasien bei höchster Todesgefahr. Internationale Zeitschrift für Psychoanalyse, 16:430-455.

Platon
Apology. Phaedo. The Dialogues of Plato, translated by M. A. Jowett. New York: Random House, 1937.

Poelchau, Harold
(1949), Die letzten Stunden. Berlin: Volk und Welt, pp. 152.

Prescott, William H.
(1843), History of the Conquest of Mexico and History of the Conquest of Peru. New York: Modern Library, n.d., pp. xxxvi + 1288.

Pütter, August
(1911), Vergleichende Physiologie. Jena, Fischer, pp. vii + 72.

Quiller-Couch, Sir Arthur
(1926), Introduction to the Merchant of Venice. London: Cambridge University Press, 1953, pp. xxxiii + 193.

Rank, Otto
(1911), Ein Beispiel von poetischer Verwertung des Versprechens. Zentralblatt für Psychoanalyse, 1:109-110.
Reich, Annie
(1951), On Counter-Transference. International Journal of Psycho-Analysis, 32:25-31.
Reichenbach, Hans
(1951), The Rise of Scientific Philosophy. Berkeley, Los Angeles: University of California Press, pp. xi + 333.
Rilke, Rainer Maria
(1903/10), The Notebooks of Malte Laurids Brigge, übersetzt von M. D. Herter Norton. New York: Norton, pp. 237.
— (1903), Das Stunden-Buch. Drittes Buch: Das Buch von der Armut und dem Tode. Gesammelte Werke, Vol. II. Leipzig: Insel Verlag, 1930.
— (1914) Brief an Marianne von Goldschmidt-Rothschild vom 5. Dezember, in Briefe. Wiesbaden: Insel Verlag, 1950.
— (1925), Briefwechsel in Gedichten mit Erika Mitterer. Aus Rainer Maria Rilkes Nachlass, 2. Folge. Wiesbaden: Insel, 1950, pp. 63.
Rivers, W. H. R.
(1911), The Primitive Conception of Death, pp. 36-50 in Psychology and Ethnology. New York: Harcourt, Brace, pp. xxviii + 324.
Rosenzweig, Franz
(1921), Der Stern der Erlösung, Frankfurt a. M.: J. Kauffmann, pp. 532.
— (1953), His Life and Thought, presented by Nahum N. Glatzer. New York: A Schocken Book published with Farrar, Straus & Young, pp. xxxviii + 400.

Schilder, Paul
(1921), Über die kausale Bedeutung des durch Psychoanalyse gewonnenen Materials. Wiener klinische Wochenschrift, 29:355-356.
— (1925) Introduction to a Psychoanalytic Psychiatry. New York: International Universities Press, 1951.
— (1927), Theorie der Psychoanalyse, pp. 1-12 in Bericht über den II. allgemeinen ärztlichen Kongress für Psychotherapie. Leipzig: Hirzel.
— (1935), The Image and Appearance of the Human Body. New York: International Universities Press, 1950, pp. 353.
Schiller, F. C. S.
(1935), Are all Men Mortals. Mind, 44:204-210.
Schorr, G.
(1931), Die Thanatologie in ihrer Bedeutung für die Person, pp. 347-424, In Die Biologie der Person, Vol. 2, ed. by Th. Brugsch and F. H. Lewy. Vienna, Berlin: Urban & Schwarzenberg.
Silberer, Herbert
(1911), Symbolik des Erwachens und Schwellensymbolik überhaupt. Jahrbuch für psychoanalytische und psychopathologische Forschungen, 3:621-660.
Simmel, Ernst
(1926), The „Doctor Game“, Illness and the Profession of Medicine. International Journal of Psycho-Analysis, 7:470-483.

Simmel, Georg
(1908), Soziologische Untersuchungen über die Formen der Vergesellschaftung. Leipzig: Duncker & Humblot, pp. 782.
— (1910), Zur Metaphysik des Todes. Logos, 1:57-70.
— (1918), Tod und Unsterblichkeit, pp. 99-153 in Lebensanschauung: Vier Metaphysische Kapitel. München, Leipzig: Duncker & Humblot, pp. 245.
Simon, Ernst
(1949), Religious Humanism, pp. 305-325 in Goethe and the Modern Age, ed. by Arnold Bergstraesser. Chicago: Henry Regnery Company, 1950, pp. xii + 402.
Smith, George D.
ed. (1949), The Teaching of the Catholic Church, 2 Vols. New York: Macmillan Co.
Spengler, Oswald
(1918), The Decline of the West, 2 Vols. New York: Knopf, 1926. [Der Untergang des Abendlandes.]
Spielrein, Sabine
(1923), Die Zeit im unterschwelligen Seelenleben. Imago, 9:300-317.
Stengel, Erwin
(1935), Zur Kenntnis der Triebstörungen und der Abwehrreaktionen des Ichs bei Hirnkranken. Internationale Zeitschrift für Psychoanalyse, 21:544-560.
Sterba, Richard
(1932), The Cosmological Aspect of Freud's Theory of Instincts. American Imago, 6:157-161, 1949.
— (1948), On Hallowe'en. American Imago, 5:213-224.
Stone, Irving
(1943), They Also Ran: The Story of the Men Who Were Defeated for the Presidency. New York: Doubleday, pp. xi + 389.
Stone, Leo
(1951), Psychoanalysis and Brief Psychotherapy. Psychoanalytic Quarterly, 20:215-236.
Sullivan, J. W. N.
(1927), Beethoven, His Spiritual Development, New York: Knopl. pp. 144.
Susman, Margarete
(1954), Goethes Verhältnis zum Tod, pp. 24-37 in Gestalten und Kreise. Stuttgart, Konstanz: Diana, pp. 366.
Szasz, Thomas S.
(1952), On the Psychoanalytic Theory of Instincts. Psychoanalytic Quarterly, 21:25-48.

Tansley, Sir Arthur
(1952), Mind and Life. London: George Allen, Unwin, pp. xi + 171.
Townsend, H. G.
(1946), On the History of Philosophy. University of California Publications in Philosophy, 16:159-178.
Trotter, Wilfred
(1919), Instincts of the Herd in Peace and War. New York: Macmillan, 1947, pp. 270.

Türck, Hermann
(1899), Die Bedeutung der Magie und Sorge in Goethes Faust. Jena: Historisch-Philosophische Gesellschaft.

Turner, W. J.
(1938), Mozart, the Man and His Works. New York: Doubleday, 1954, pp. 392.

Ullmann, Hans
(1926), Die Lebensdauer des Menschen, pp. 859-1024 in Die Biologie der Person, Bd. I, hrsg. von Th. Brugsch und F. H. Lewy. Wien, Berlin: Urban & Schwarzenberg.

Varnhagen von Ense
(1843), Tagebücher von K. A. Varnhagen von Ense. Aus dem Nachlass Varnhagens von Ense, Vol. 2. Leipzig: Brockhaus, 1861, pp. 423.

Von Saaz, Johannes
Der Ackermann aus Böhmen des Johannes von Saaz, ed. Alois Bernt. Altdeutsches Schrifttum aus Böhmen, Vol. I. Heidelberg: Carl Winters Universitätsbuchhandlung, 1929.

Von Salis, J. R.
(1936), Rainer Maria Rilkes Schweizer Jahre. Frauenfeld, Leipzig: Huber, pp. 223.

Von Üexküll, J.
(1926), Theoretical Biology. New York: Harcourt, Brace, pp. xvi + 362.

Wach, Joachim
(1934), Das Problem des Todes in der Philosophie unserer Zeit. Tübingen: J. C. B. Mohr, pp. 48.

Walker, Kenneth
(1942), The Circle of Life. London: Jonathan Cape, pp. 156.

Weininger, Otto
(1904), Über die letzten Dinge. Wien: Braumüller,, 1912, pp. xxiii + 178.

Weismann, August
(1884), Über Leben und Tod. Jena: Gustav Fischer, 1892, pp. 68.

Weiss, Edoardo
(1935), Todestrieb und Masochismus. Imago, 21:393-411.

Wilder, Thornton
(1937), The Bridge of San Luis Rey. New York: Grossett & Dunlap, pp. 235.

Worringer, Wilhelm
(1906), Abstraction and Empathy. New York: International Universities Press, 1953, pp. xv + 144.

Zilboorg, Gregory
(1943a), Mind, Medicine and Man. New York: Harcourt, Brace, pp. vi + 344.
— (1943b), Some Primitive Trends in Civilized Justice. Journal of Criminal Psychopathology, 4:599-604.

Zuckerman, S.
(1932) The Social Life of Monkeys and Apes. New York: Harcourt, Brace, pp. xii + 356.

(Wörtliche Zitate aus deutschen Originalquellen wurden mit freundlicher Hilfe des Verfassers meist aus diesen genommen; einige Zitate mußten aus technischen Gründen zurückübersetzt werden.)

Register